"十二五"职业教育国家规划教材

经全国职业教育教材审定委员会审定

21世纪高等院校智慧健康养老服务与管理专

老年人康复辅助器具应用

（第二版）

主　编　李高峰　朱图陵

副主编　张晓龙　赖　卿

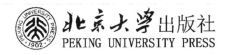
北京大学出版社
PEKING UNIVERSITY PRESS

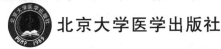
北京大学医学出版社

内 容 简 介

本书编者基于已达成世界共识的《国际功能、残疾和健康分类》(ICF)和 ISO 9999 两大国际框架文件及世界卫生组织相关文件,参考美国、德国等国家和地区的辅助器具资源库,针对老年人的功能障碍及潜能状况,以实现老年人无障碍的独立生活和活动参与为目标,着重阐述了选择、使用合适的康复辅助器具,创建老年人的移动、自我照护、居家管理、健康管理、休闲娱乐等无障碍环境的方法。书中图文并茂地展现了国内外老年人康复辅助器具的结构特点、适应证、使用方法等,可有效增强学生、使用者、照护者、养老服务相关从业人员等对老年人康复辅助器具的感性认识,提高其根据老年人的障碍和潜能为老年人正确选择康复辅助器具,引导老年人或其照护者正确使用康复辅助器具的技能。

本书可作为智慧健康养老服务与管理、老年保健与管理、康复辅助器具技术等专业的教材,也可作为养老服务相关从业人员、康复辅助器具服务人员、社区康复工作者、老年人及其家属或照护者、临床康复人员等的参考用书。

图书在版编目(CIP)数据

老年人康复辅助器具应用/李高峰,朱图陵主编. —2 版. —北京:北京大学出版社,2022.6

21 世纪高等院校智慧健康养老服务与管理专业规划教材

ISBN 978-7-301-33020-3

Ⅰ.①老… Ⅱ.①李…②朱… Ⅲ.①老年人 – 康复训练 – 医疗器械 – 使用 – 高等学校 – 教材
Ⅳ.①R496

中国版本图书馆 CIP 数据核字(2022)第 083510 号

书　　　名	老年人康复辅助器具应用(第二版)
	LAONIANREN KANGFU FUZHU QIJU YINGYONG(DI-ER BAN)
著作责任者	李高峰　朱图陵　主编
责 任 编 辑	巩佳佳
标 准 书 号	ISBN 978-7-301-33020-3
出 版 发 行	北京大学出版社
地　　　址	北京市海淀区成府路 205 号　100871
网　　　址	http://www.pup.cn　新浪微博:@北京大学出版社
电 子 邮 箱	编辑部 zyjy@pup.cn　总编室 zpup@pup.cn
电　　　话	邮购部 010-62752015　发行部 010-62750672　编辑部 010-62704142
印 刷 者	大厂回族自治县彩虹印刷有限公司
经 销 者	新华书店
	787 毫米×1092 毫米　16 开本　20.75 印张　575 千字
	2013 年 8 月第 1 版
	2022 年 6 月第 2 版　2024 年 8 月第 5 次印刷
定　　　价	65.00 元

第二版前言

2013 年第一版《老年人辅助器具应用》出版以来,受到学术界和产业界的关注与引用,为一些院校开展专业教育提供了教材或参考用书,为一些企业了解康复辅助器具产品提供了素材或指引。近年来,老龄产业和康复辅助器具产业快速发展,国家出台了多个文件对相关术语进行了规范和完善。2016 年,国务院发布了《国务院关于加快发展康复辅助器具产业的若干意见》(国发〔2016〕60 号),同年,国家质量监督检验检疫总局和国家标准化管理委员会颁布了《康复辅助器具 分类和术语》(GB/T 16432—2016),两个文件均明确了"康复辅助器具"或简称为"康复辅具"的称谓。此外,随着我国人口老龄化程度进一步加深,日益扩大的老年群体对老年人康复辅助器具的需求快速增长。但是,我国老年人康复辅助器具市场活力尚未充分激发,有效供给能力难以满足老年群体多样化、多层次的消费需求。为积极开展应对人口老龄化行动,推动老龄事业全面、协调、可持续发展,健全养老体系,2017 年,国务院发布了《"十三五"国家老龄事业发展和养老体系建设规划》,明确指出要加强康复辅助器具配置人才的培养。2019 年民政部发布了《民政部关于进一步扩大养老服务供给 促进养老服务消费的实施意见》,指出要满足老年人康复辅助器具需求。2019 年,工业和信息化部等五部门印发《关于促进老年用品产业发展的指导意见》,以引导包括老年人康复辅助器具在内的老年产品产业高质量发展。在教育领域,越来越多的学校开设了"智慧健康养老服务与管理""老年保健与管理"专业和"康复辅助器具技术"专业。基于我国现实的发展和变化,亟需编者完善修订《老年人辅助器具应用》。

本书贯彻落实党的二十大精神,积极吸收国家新出台的相关标准,如依据《老年人能力评估》(MZ/T 039—2013)、《老年人居住建筑设计规范》(GB 50340—2016)、《社区老年人日间照料中心设施设备配置》(GB/T 33169—2016)、《老年人照料设施建筑设计标准》(JGJ 450—2018)、《养老机构等级划分与评定》(GB/T 37276—2018)等,对项目一和项目八部分进行了更新。同时,紧跟国际发展趋势,依据世界卫生组织 2016 年发布的《关于老龄化与健康的全球报告》和《国际功能、残疾和健康分类》(International classification of functioning, disability and health, ICF)对项目一做了完善,依据世界卫生组织倡导的全球辅助健康技术合作(Global Cooperation on Assistive Technology, GATE)计划和国际标准化组织发布的《功能障碍者用辅助产品——分类与术语》(ISO 9999-2016)对全书内容进行了完善。

本书继承了第一版中产教融合、校企合作的成功经验。本书编写分工为：北京社会管理职业学院（民政部培训中心）李高峰、中国康复研究中心康复工程研究所朱图陵担任主编，并负责项目一、项目二和项目八；北京社会管理职业学院（民政部培训中心）张晓龙、赖卿担任副主编，协助主编进行统稿和文字校对工作，赖卿负责项目三和项目四；北京社会管理职业学院（民政部培训中心）魏晨婧负责项目五；北京社会管理职业学院（民政部培训中心）徐凌娇负责项目六；北京社会管理职业学院（民政部培训中心）朱小棠负责项目七。深圳市养老服务业协会监事长、前海君午投资咨询（深圳）有限公司执行董事赵云午协助完成项目六和项目七；北京社会管理职业学院（民政部培训中心）肖天骄协助完成项目二。

老年人康复辅助器具产品种类众多且更新换代迅速，产品应用场景日趋多样，本书不能穷尽所有内容，请读者多提宝贵意见。

编　者
2023 年 8 月

前　言

随着现代社会流动性的增强,我国老龄化社会日益呈现高龄化、空巢化的趋势,需要照料的高龄、独居、半失能、失能老人数量不断增加,加强社会养老服务体系建设的任务十分繁重。总体上,我国社会养老服务体系建设还处于起步阶段,存在着与新形势、新任务、新需求不相适应的问题,其中养老服务队伍专业化程度不高、专业人员数量不足表现得尤为突出。近年来,残疾人辅助器具的应用与服务在我国已得到迅速推广和发展,辅助器具应用在养老服务中的重要地位也日趋凸显。在我国社会养老服务体系建设规划中,明确提出要对老年人提供辅助器具配置、无障碍建筑环境改造、生活照料、康复护理、医疗保健等服务,要加强养老服务职业教育培训,有计划地增设养老服务相关专业和课程。

本书图文并茂地展现了国内外常见老年人辅助器具的结构特点、性能参数、适应证、使用和保养方法等,描述了通过选择合适的辅助器具能够创建老年人无障碍的生活环境、行动环境、交流环境、文体娱乐环境、居家环境和公共环境,促进老年人生活质量的提高。本书为一线养老服务专业人员和辅助器具服务人员提供了重要的参考工具,填补了该领域专业书籍的空白,具有引领专业和行业发展的重要作用。

本书是校企合作、集体智慧的结晶,由北京社会管理职业学院李高峰和深圳市残疾人辅助器具资源中心朱图陵担任主编,参编人员均为北京社会管理职业学院一线专职教师。主编除编写本书的部分章节外,还负责全书总体框架和编写提纲的设计、研讨和确定,并负责统稿及对部分参编人员的稿件进行适当的调整和修改。本书编写工作的具体分工为:项目一由朱图陵、李高峰编写,项目二由李高峰编写,项目三和项目四由赖卿编写,项目五由魏晨婧编写,项目六由徐凌娇编写,项目七由朱小棠编写,项目八由朱图陵、李高峰编写。

在编写本书的过程中,编者得到了北京社会管理职业学院院长邹文开教授、社会福利系主任孟令君教授、假肢矫形康复系主任方新教授、深圳市残疾人辅助器具资源中心主任范佳进高级工程师的大力支持与帮助,也得到了上海互邦医疗器械有限公司总经理贺一峰、总工程师赵次舜的指导和建议;在资料整理和文字修订上,蔡红波、谢新和张静做了许多细致的具体工作。在此,一并表示真诚的感谢。

本书依据国际先进的健康与残疾观、辅助器具服务的理念和经验,广泛收集国际最新辅助器具的信息和资料,参考了有关论文,引用了美国辅助技术信息资源网

（AbleData）、欧洲辅助技术信息网（Eastin）、德国职业康复信息系统（Rehadat）的一些产品信息，以及世界卫生组织的相关文件、国际标准化组织的相关标准、有关企业和组织网络文献等，在此向有关作者致谢。同时，向为本书的出版付出大量辛勤劳动的北京大学出版社编辑表示衷心的感谢。

由于时间紧促和编者水平有限，书中难免存在不足之处，恳请广大读者批评指正。

编　者

2013 年 6 月

目　　录

1

项目一

认知老年人康复辅助器具

学习目标

✓ 能够根据《国际功能、残疾和健康分类》来理解老年人的功能障碍及其康复需求；
✓ 能够推介老年人到专业机构接受康复辅助器具服务；
✓ 能够正确运用康复辅助器具相关术语；
✓ 熟悉康复辅助器具及其服务流程。

人口老龄化和老年康复是目前全球瞩目的共性问题。老年人随着年龄增长，各种能力，如听力、语言、视力、智力、记忆力、反应力，以及四肢关节活动能力等逐渐减退，甚至出现功能障碍，导致活动和参与困难。一方面，功能减退是由器官的退行性改变引起，而不是由疾病引起，因此，他们还不能算病人；另一方面，我国的残疾分为六类四级，有严格定义，虽然许多老年人有功能障碍，但尚未达到残疾标准，因此，从这个角度讲，他们也不算残疾人，通常称他们为失能老人。然而，失能老人和残疾人又有密切的联系，除年轻残疾人会自然老化为老年残疾人外，老年人随着年龄增长，退行性改变加重其功能障碍，达到阈值时就会成为老年残疾人。所以老年残疾人的群体会越来越大。如 2011 年世界卫生组织发布的《世界残疾报告》指出，澳大利亚残疾人中 35.2％为老年人，那些 80～89 岁人群的残疾流行率更高。《第二次全国残疾人抽样调查主要数据公报》指出：65 岁及以上的残疾人为 3755 万人，占 45.26％。即我国残疾人中接近一半是 65 岁以上的老年人。

老年残疾的致残原因很多。就听力残疾而言，主要致残原因是老年性耳聋、中耳炎、全身性疾病、噪声和爆震、创伤或意外伤害。而肢体残疾的主要致残原因是脑血管疾病、骨关节病、其他外伤、交通事故等。对老年人威胁最大的是平衡障碍，他们在不注意的情况下会突然摔倒，轻者骨折，特别是股骨颈骨折，重者脑出血，危及生命。此外，老年人还有体能衰弱、足部问题以及大小便失禁等。至于视力残疾，主要致残原因是视网膜色素膜病、角膜病、屈光不正、视神经病变、外伤等。多数老年人看近物需要老花镜，白内障更是老年人失明的主要疾患。精神残疾主要由精神分裂症、痴呆、器质性精神疾病、心境障碍、神经症性障碍等引起。智力残疾主要由脑疾病、遗传、其他外伤、不良社会文化因素、交通事故等引起。言语残疾主要由脑梗死、听力障碍、脑出血、智力低下、喉舌疾病术后导致。年龄越大，老年人的残疾程度越重。尽管每位老人的失能程度不同，但失能是多数老年人的共同特点。至于如何评价老年人的失能，可根据民政部行业标准《老年人能力评估》(MZ/T 039—2013)，该标准提出了 4 个一级指标和 22 个二级指标(如表 1-1 所示)，并将评估结果分为 4 级：能力完好、轻度失能、中度失能、重度失能。

表 1-1　老年人能力评估指标

一级指标	二级指标
日常生活活动	进食、洗澡、修饰、穿衣、大便控制、小便控制、如厕、床椅转移、平地行走、上下楼梯
精神状态	认知功能、攻击行为、抑郁症状
感知觉与沟通	意识水平、视力、听力、沟通交流
社会参与	生活能力、工作能力、时间/空间定向、人物定向、社会交往能力

　　老年人的失能有五大特点：① 独特性，每位老年人的失能情况是不一样的；② 广泛性，多数老年人都有失能，且随年龄增加失能者会逐渐增多；③ 多样性，世界卫生组织（World Health Organization，WHO）2016 年发布的《关于老龄化与健康的全球报告》指出，一个重要挑战完全源于老年人的健康和功能状态的多样性，它反映了随时间推移而逐渐发生的生理变化，失能的种类会随年龄增长越来越多；④ 进行性，失能是不可逆的，而且会随年龄增长越来越重；⑤ 长期性，失能出现后将伴随老年人终生。

　　2001 年世界卫生组织发布了《国际功能、残疾和健康分类》。该文件认为人类健康与否取决于四大要素：身体机能（b）是否损伤，身体结构（s）是否损伤，活动和参与（d）是否困难，环境因素（e）是否有障碍。该文件首次提出环境影响健康，环境是导致功能障碍者（包括老年功能障碍者）活动和参与困难的重要因素。可见，老年人活动和参与困难是以下两方面交互作用的结果：一方面是老年人自己的失能，另一方面是环境障碍。2011 年世界卫生组织发布的《世界残疾报告》指出，康复措施大体上分为三类：康复医学、治疗学、辅助技术。而对永久损伤的失能老年人来说，主要应通过辅助技术创建无障碍环境来克服损伤（机能和结构）及环境障碍，以实现活动和参与并提高生活质量。《世界残疾报告》还指出：康复也包含对个体环境的改造（如安装厕所扶手），康复目标应通过改善个体的功能（如改善个体独立完成吃喝的功能）来实现。

　　为此，社会、相关部门及人员需要及早地为老年人提供相应的康复辅助器具，以补偿、代偿或帮助其适应功能障碍，预防和减少残疾，这是老年社会的重要福利服务。我国的老年人目前多数生活在家庭和社区，主要需要在生活环境、行动环境、交流环境、居家环境和公共环境为其提供相应康复辅助器具，以为他们创建无障碍环境。此外，还需要将医疗康复作为综合康复的保障。通过评估、选择应用合适的康复辅助器具，为老年人创建无障碍环境构成了贯穿本书的主线。

任务一　认知康复辅助器具

◇◇◇◇ 情境引入 ◇◇◇◇

　　王爷爷，65 岁，退休在家，因长期接触爆破声及中耳炎致混合性失听，他想使用助听器改善听力，可不知在何处购买。有人说助听器是医疗器械，须到医院购买；有人说助听器是康复器具，须到康复机构获取；还有人说助听器是康复辅助器具，可到残联部门申请，等等。大家所说的光是这具那具的就让王爷爷晕乎了。你能弄清楚这些术语的异同吗？

知识要点

自有人类以来就有残疾人、伤病人。他们为了生活和劳动不得不使用一些简单器具(如拐杖、假肢、矫形器等)来弥补已失去的功能,这些器具的名称在国内外都有上千年的历史,且都是单件作坊式制作。第一次世界大战后,出现了大批截肢者,德国奥托·博克先生于1919年开设工厂,专门生产假肢配件,这标志着这些器具从作坊的单件制作到行业生产的转变。20世纪80年代后,人口老龄化和残疾人的增加使康复辅助器具的需求急速增长,进而使康复辅助器具在世界范围内得到快速发展并形成巨大的产业。纵观康复辅助器具的发展史,从作坊的单件制作到行业生产,再到最终形成产业,也就是最近的100多年。而残疾人所需器具的共性名称,在国内外都是近20多年才出现的。至于把技术作为一种工具用于功能障碍者,也就是最近一段时期的事情。

一、康复辅助器具及其相关术语

(一)康复辅助器具

根据等同采用《功能障碍者用辅助产品——分类与术语》(ISO 9999-2011)而发布的《康复辅助器具 分类和术语》(GB/T 16432—2016),康复辅助器具的定义为:"功能障碍者使用的,特殊制作或一般可得到的用于如下目的任何产品(包括器械、仪器、设备和软件)。

——有助于参与性;

——对身体功能(结构)和活动起保护、支撑、训练、测量或替代作用;

——防止损伤、活动受限或参与限制。"

我国对"康复辅助器具"的称谓有一个认识过程。1988年国务院批转的《中国残疾人事业五年工作纲要》中首次提出了"辅助器具"这个词,后因认识不足而未得到推广。1990年在制定《中国残疾人事业"八五"计划纲要(1991—1995)》(以下简称《纲要》)时,残疾人不知道有哪些器具能帮助自己克服功能障碍,也没有地方提供这些器具。为此《纲要》中大致介绍了肢体残疾、视力残疾、听力残疾、智力残疾所需器具,并冠以"残疾人用品用具"的统称。《纲要》还要求各地残联建立相应的残疾人用品用具服务站,来为残疾人提供用品用具,"残疾人用品用具"成为专用名词并被认可。1996年《残疾人辅助器具——分类》(GB/T 16432)(等同采用第一版国际标准ISO 9999-1992)发布后,"辅助器具"的称谓得以广泛应用,各地残联的"残疾人用品用具"单位均更名为"残疾人辅助器具中心"。辅助器具在我国香港被称为复康用具,在我国台湾被称为辅具。

2001年世界卫生组织发布的《国际功能、残疾和健康分类》提出了"辅助产品"(Assistive products)的概念后,逐渐被广泛认可,而且已被国际标准ISO 9999认可。国际标准ISO 9999明确指出,辅助产品不包括药品、植入器,以及非技术解决办法,比如他人辅助、导盲犬、唇读。可见,辅助产品一定是体外装置。简言之,能帮助残疾人克服功能障碍的任何产品都是辅助产品。应该指出,目前国际通用的术语是《国际功能、残疾和健康分类》提出的辅助产品,辅助产品与康复辅助器具的最主要区别在于:辅助产品中包括功能障碍者需要的软件(如读屏软件、屏幕放大软件、语音输入和输出软件等),这些都不是器具。由于国家标准仍将 Assistive Products 翻译为康复辅助器具,考虑到名称的认可需要时间,故本书仍采用"康复辅助器具"的称谓,但在介绍国际标准时,为了与国际接轨,采用"辅助产品"的称谓。

(二)残疾人与功能障碍者

2011 年世界卫生组织发布的《世界残疾报告》提出：残疾是人类状况的一部分,几乎每个人在生命的某一阶段都会有暂时或永久性的损伤,而那些活到老龄的人将经受不断增加的功能障碍。这说明"残疾"与"功能障碍"都是人类的一种状态,对于二者的联系和区别,我们可以参考 2013 年出版的《ICF 核心分类组合临床实践手册》,书中指出了世界卫生组织根据功能明确了残疾的最新定义：具体而言,在每一个领域,残疾是指在功能完全发挥到功能完全丧失范围内的某一个确定阈值之下的功能水平。因此,不规定阈值,就无法界定残疾。功能阈值是处于连续体中间的某个位置,最可能是靠近功能完全丧失的这一端。世界卫生组织用图 1-1 来描述功能完全发挥和功能完全丧失两个概念之间的连续体关系,并指出功能阈值并非由世界卫生组织决定,而是基于科学与实践、流行病学及人口常模的研究,同时,也基于对现有经济情况和政策的判断。因此,功能阈值由各国卫生专业人员和实践者群体来确定。

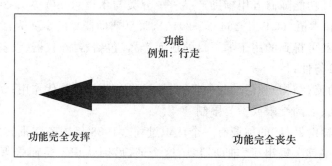

图 1-1　功能完全发挥和功能完全丧失之间的连续体关系

图 1-1 中的左端为没有任何功能障碍的健全人状态,右端为功能完全丧失状态,从左端至右端是渐变,但可以规定阈值。我国对六类残疾都有规定阈值,例如,视力残疾的阈值为最佳矫正视力<0.3～0.1,听力残疾的阈值为较好耳平均听力损失在 41～60 dBHL 之间等。达到阈值后才能称为"残疾"状态和残疾人,并发给残疾证;而未达到阈值的只能称为"功能障碍"状态和功能障碍者。这就是二者的联系和区别。由于各国规定的阈值不一样,因此,各国残疾人的比例也不同。我国 2007 年 5 月发布的《第二次全国残疾人抽样调查主要数据公报》显示,我国残疾人占全国总人口的比例为 6.34%,多数发达国家的这一数据都超过 10%。一个肾被摘除、心脏安装支架或搭桥者,这类人在国际上均属于残疾人,而在我国不算。

至于过去残疾人的英文称谓"disabled persons"与现在"persons with disabilities"的区别,笔者曾与同为国际标准 ISO 9999 起草小组成员的美国康复辅具数据库专家斯蒂芬·罗伊(Stephen Lowe)先生多次交流。他一再说,没有什么大的区别,指的是同一类群体。例如,就一名具体的残疾人而言,几十年前我们叫他"disabled person"或"the disabled",这没问题,他本人也没有反感。但随着人们对残疾认识的提高,对残疾人的称谓改为"persons with disabilities"。因为在"disabled persons"的称谓中,第一特征是"disabled",强调的是他们"不能够"(not able)。而实际上残疾人几乎总是"能够"参加社交、业务和文化活动。残疾人的第一特征是人(person),因此,他们应该享有人的一切基本权利,其次才是他们有残疾。由于在我国的"残疾人"是指功能达到阈值后有"残疾证"的七类人,有严格定义和四个等级(一级最重,四级最轻),因此,我们认为"disabled persons"或"the disabled"译成"残疾人",作为专用名词是可以沿用的。但是"persons with disabilities"就不能再译为"残疾人",因为其中包括了那些不够残疾等级但又有某种轻度或过渡性功能障碍的人。persons with disabilities准确的翻译应为"人伴有功能障碍",但这样翻译不通顺,为此建议翻译为"功能障碍者"。而且在"功能障碍者"中也包括健全人,因为很多环境对健全人也存在障碍。例如,出国时遇到的语言障碍是属于社会环境的障碍,健全人的听不懂和说不出与聋哑人的听不见和说不了效果一样,都有听觉和言语障碍,都属于"听觉言语障碍者"群体。又如,健全人在伸手不见五指的黑暗环境里,就与盲人一样看不见东西,都属于"视力障碍者"群体。而很多动物(如老鼠和猫)在黑暗里是看得见的。这进一步说明《国际功能、残疾和健康分类》的分类是有道理的,功能障碍与环境密不可分。我们不能脱离环境来看健全人、残疾人和功能障碍者,在一定的环境下,健全人也可能是功能障碍者。

(三) 相关术语

1. 康复工程

克立福德(Clifford)在《康复工程导言》一书的序言中指出,康复工程(Rehabilitation Engineering,RE)是一个新兴发展的领域,但源自古代。公元前 1500 年埃及石碑上出现的拐杖,正是古代康复工程的实践。战争刺激了康复工程的发展,中世纪的首位假肢师也就是第一位康复工程师。然而,术语"康复工程"出现在相对较近的年份,由吉姆·瑞斯维克(Jim Reswick)于 20 世纪 70 年代提出,而且他于 1979 年 8 月在北美康复工程学会(the Rehabilitation Engineering Society of North America,RESNA)筹备会议上当选为该学会的首任主席。随后他在美国政府资助下成立了五个康复工程中心,且康复工程被纳入美国《康复法(1973)》。

康复工程是康复与工程相结合的综合学科,包括康复工程学的理论研究和康复工程产品的开发。康复工程产品可以分为五种类型:

① 康复评定设备,如运动功能评定设备(肌力测试仪、步态分析仪、平衡测试仪等)、心肺功能评定设备(肺功能仪、运动平板等)、电生理评定设备(针肌电图仪、诱发电位仪、表面肌电图仪等);② 康复治疗与训练设备,如物理因子治疗设备和康复训练器械;③ 内置式假体,如人工关节、人工耳蜗、植入式仿生眼、骨植入式假肢等;④ 康复预防设备与保健器械,如健身器具(功率自行车、跑步机)、其他家用保健器具等;⑤ 康复辅助器具。

前三种类型的康复工程产品主要用于医院康复科及相关科室,对象是来医院就诊的患者,目的是看病和恢复健康,属于医疗器械。而康复预防设备与保健器械是通用产品,只有康复辅助器具是用于残疾人和老年人等功能障碍者的。康复器械是康复工程产品的总称。

康复辅助器具与医疗器械既有密切的联系，又有区别。在国际标准中列出的许多康复辅助器具有不少是医疗器械。为此，我们曾与日本残疾人辅助器具标准化技术委员会（ISO/TC 173）的首席代表、日本国立康复中心研究所前所长山内繁先生进行过详细讨论。根据山内繁先生1998年在东京"老年人和残疾人辅助技术研讨会"上提出的看法，我们进行了整理和补充，得到表1-2。

表1-2　康复辅助器具和医疗器械的区别

项　　目	康复辅助器具	医疗器械
使用对象	残疾人和老年人	病人、医务人员
使用目的	发挥潜能，克服障碍	治病和挽救生命
服务性质	福利服务	医疗服务
使用方式	多数为个人专用	多数为公用
使用时间	个人长期使用	短期轮流使用
设计特色	个性化	通用化
安装特色	体外装置	体内、体外均有
购买方式	多数为个人购买	多数为机构购买
价格要求	追求物美价廉	受价格影响小，昂贵也买

2006年12月，第61届联合国大会通过了《残疾人权利公约》，其中，"第九条　无障碍"要求各国创建无障碍环境。而创建无障碍环境所需要的硬件也都是康复工程产品，但既不是医疗器械，也不是康复器具，全都是康复辅助器具。因为它们的使用对象是残障者，目的是发挥潜能、克服障碍。

2. 辅助技术

辅助技术（Assistive Technology，AT）1988年由美国公共法100-407（《1988年残疾人技术援助法》）提出后，在《1998年辅助技术法案》中得到再次肯定，并被定义为"用于辅助技术装置和辅助技术服务的设计技术"，这已被国际认可和采用。可见，辅助技术是硬件技术（辅助技术装置）与软件技术（辅助技术服务）的综合。国际康复工程与辅助技术著名专家库克（Cook）更明确地指出："帮助个人进行功能性活动的技术被称为辅助技术。"从这个角度看，辅助技术涵盖的范围就更加广泛。《1998年辅助技术法案》中的辅助技术装置（Assistive Technology Device，ATD）被定义为："任何项目、设备或产品系统，不管它是从市场直接获得的，还是改制或定制，只要是用于增加、保持或改善功能障碍者的功能能力。"目前，辅助技术装置在国外的很多文献里出现，已被国际认可。

如前指出，《国际功能、残疾和健康分类》中提出了辅助产品的概念，并已被国际标准ISO 9999认可和规定为体外装置。而辅助技术装置，根据定义是没有这个限制的。它可以是体外的装置（即辅助产品），也可以是体内的装置，它是能帮助功能障碍者克服障碍的任何产品。辅助产品与体内辅助技术装置的区别（以听力障碍、视力障碍、言语障碍和肢体障碍为例）如表1-3所示。

表1-3 辅助产品与体内辅助技术装置的区别(以听力障碍、视力障碍、言语障碍和肢体障碍为例)

项 目	听力障碍	视力障碍	言语障碍	肢体障碍
辅助产品	助听器	助视器、假眼	电子人工喉	假肢、假牙、机械关节
体内辅助技术装置	人工耳蜗、人工中耳	视觉假体(人工晶体、人工角膜、人工视网膜)	植入式人工喉	骨植入式假肢、种植牙、人工关节

应该指出,表1-3中的全部产品都属于康复工程产品,即康复器械,特别是表中的体内辅助技术装置。一方面,体内辅助技术装置不仅属于康复治疗的康复器械,也是医疗器械,但不是辅助产品,因为它们是由医生在手术台上安装的内置式假体;另一方面,使用它们又是功能障碍者康复的重要措施,有时甚至是唯一途径,例如,植入人工耳蜗是先天性聋儿康复的唯一途径;植入人工晶体是白内障患者复明的唯一途径;置换人工关节是髋关节或膝关节完全损坏后康复的唯一途径。因此,康复辅助器具工作者也应该对体内辅助技术装置有所了解,特别是当体外康复辅助器具不能解决功能障碍者的活动困难时,还可以考虑采用体内辅助技术装置。实际上,如心脏起搏器、心血管支架等,也都属于心脏康复必需的体内辅助技术装置。

至于康复工程与辅助技术这两个术语的联系和区别,正如克立福德(Clifford)指出的,研究和开发是20世纪70年代康复工程的主要焦点,并导致成立了北美康复工程学会,这标志着康复工程这个术语被康复界认可。但20世纪80年代后,出现了强调提供辅助技术服务的情形。这反映出美国政府和康复界已经认识到仅有康复工程的学术研究和产品开发,而服务未跟上,不能使残疾人真正受益,不能解决社会问题。所以1988年美国公共法100-407首次提出了"辅助技术"(出现87次),以及"辅助技术装置"和"辅助技术服务",而没有再出现"康复工程"。为此,国际康复工程界的主要组织——北美康复工程学会于1995年6月更名为北美康复工程与辅助技术学会(the Rehabilitation Engineering and Assistive Technology Society of North America,缩写 RESNA 不变),而且该组织当年就启动了为提供辅助技术服务的专业人员制定认证计划。经《1998年辅助技术法案》再次肯定,以及2001年世界卫生组织发布的《国际功能、残疾和健康分类》在环境因素里提出了辅助技术,加之2011年世界卫生组织发布的《世界残疾报告》明确指出,康复措施主要是康复医学、治疗学和辅助技术,这就标志着辅助技术这个术语已经被国际康复界认可。

针对康复工程向辅助技术的过渡,从时间顺序来看,"康复工程"出现在早期,是从工程师的角度来看残疾人的需要和困难的,采用工程手段帮助残疾人康复,这是人们对残疾问题认识的初级阶段。随着人们对残疾认识的提高,以及对残疾人所需技术的认识的提高,辅助技术和辅助技术服务的重要性就突显出来。"辅助技术"的提出正反映了残疾人视角,是以人为中心的概念,残疾人不仅需要辅助技术装置,还需要辅助技术服务,社会有责任和义务为残疾人提供辅助技术。

二、康复辅助器具的必要性

根据《国际功能、残疾和健康分类》的分类,残疾人的功能障碍表现在活动和参与(d)有困难。其二级分类有9个,即d1~d9。例如,盲人和聋人主要是交流(d3)的困难;肢残者主要是行动（d4）和自理（d5）的困难。究其原因，有先天性的，也有后天性的，这些困难主要是由于残疾人的自身损伤（机能损伤、结构损伤）和环境障碍相互作用而造成的。

（1）身体机能的损伤造成活动和参与困难。

身体机能的二级分类有 8 个（b1～b8）。例如，脑瘫包括精神、感觉、发声和言语、肌肉、骨骼和运动等身体机能的损伤造成的困难；偏瘫是身体一侧的机能损伤造成的困难。

（2）身体结构的损伤造成活动和参与困难。

身体结构的二级分类有 8 个（s1～s8）。例如，盲人和聋人就是眼、耳和有关结构的损伤（s2）造成的困难；截肢者的肢体缺如就是与运动有关的结构损伤（s7）造成的困难。

（3）环境因素的障碍造成活动和参与困难。

环境因素的二级分类有 5 个（e1～e5）。六类残疾人在这些环境里都遇到了不同程度的障碍。

老年人对康复辅助器具的需求可以分为主观和客观两类。所谓主观需求，是指老年人对失能的自我评价和对康复辅助器具的认知。所谓客观需求，是指专业评估人员对失能老人的评估和建议，其间有时差异很大。例如，对 70 岁以上的老人，一旦出现步履蹒跚的轻微平衡障碍，要及时配备手杖，这是移动障碍中最重要的，也是最简单的康复辅助器具，对轻度中风患者更要及时配备四脚手杖或助行器，特别是有跌倒史的老人，但这是客观需求。实际上，许多老人由于爱面子、逞能或其他原因，主观认为不需要这些康复辅助器具，从而导致骨折甚至偏瘫，这样的惨痛教训不在少数。

老年人对生活、移动、交流、居家和公共环境的康复辅助器具需求最多。瑞典的相关研究指出，在日常生活中应用最多的是浴室和移动康复辅助器具，用于瑞典 85 岁老年人中的 77%，助行器在瑞典老年人中被认为是最常用的康复辅助器具之一。瑞典医学所老年医学专家葛丽塔（Greta）等人研究了瑞典老年人使用康复辅助器具的情况，指出，70 岁以上者使用康复辅具的比例为 21%，而 76 岁时这一比例就提高到 43%，86 岁时这一比例为 69%，到 90 岁时这一比例高达 92%。年龄越大，需要康复辅助器具的种类和数量会越多。迅速发展老年人康复辅助器具，使老年人尽可能地独立活动并减轻护理者的负担，是现代康复业发展的重要目标。

既然残疾是自身损伤与环境交互作用的一种状态，说明它不是固定不变的。而对于我国的七类残疾人，自身损伤是永久的，无法改变，只能依靠改变环境来改变残疾状态，也就是用康复辅助器具来创建无障碍环境。康复辅助器具不仅是帮助残疾人实现活动和参与的重要工具，也是改变残疾人的"残疾"状态并"赋能"甚至"脱贫"的唯一手段，同时又是为全社会创建无障碍物质环境的必要器具。因为人人都可能生病或受伤，需要使用康复辅助器具，而且人人都必然会进入老年，离不开康复辅助器具，所以人人迟早都要用康复辅具，这是全社会的需要。

三、康复辅助器具的功能

康复辅助器具主要具有补偿、代偿和适应三个方面的功能。

（一）补偿功能——增强型康复辅助器具

当残疾人或老年人由于身体机能减弱或丧失导致某些活动困难,但如果还有残存潜能可利用时,则可以通过改造环境的康复辅助器具来补偿原有器官的机能,已减弱的身体机能增强后,便可以实现活动和参与。例如,有残存听力者,通过助听器的放大声音功能补偿减弱的听力后,就可以重新听到外界的正常声音了;有残存视力者(主要是三、四级低视力者,但也有个别一、二级盲人),通过助视器的放大图像功能补偿减弱的视力后,就可以重新看到外部世界了;有残存言语能力的言语障碍者,通过扩音器或电子人工喉补偿减弱的言语能力后,就恢复正常沟通功能了;上肢功能障碍者借助自助具可以进行饮食、洗浴等自理活动,用长杆取物器可以取物;下肢截肢者丧失了行走功能,安装下肢假肢后,便能恢复行走功能;脊髓灰质炎患者,偏瘫、脑瘫和截瘫患者丧失了行走功能,而在下肢矫形器、助行器或拐杖的帮助下,便能恢复行走功能。以上康复辅助器具都在相关领域通过补偿或增强原有器官的机能帮助残疾人或老年人实现了活动和参与。

（二）代偿功能——替代型康复辅助器具

当残疾人或老年人的原有机能基本丧失(无潜能),又无法通过补偿方式来增强原有机能时,就只能通过改造环境因素的康复辅助器具发挥其他机能来代偿原有器官的机能,以实现活动和参与。例如,盲人可以通过使用发挥触觉和听觉潜能的康复辅助器具(如盲杖、盲文读物、语音血压计等)来代偿失去的视觉机能;聋人可以通过使用发挥视觉和触觉潜能的康复辅助器具(如闪光门铃、电视字幕和振动闹钟等)来代偿失去的听觉机能;言语障碍者可以通过使用沟通板来代偿失去的言语机能;下肢功能障碍者可以通过使用轮椅来代偿失去的行走功能;上肢功能障碍者可以通过使用脚控鼠标或头控、嘴叼操纵杆来代偿手操作电脑。以上康复辅助器具都在相关领域通过代偿或替代原有器官的机能帮助残疾人或老年人实现了活动和参与。

（三）适应功能——适应型康复辅助器具

当残疾人或老年人失去的原有机能已不能通过康复辅助器具来补偿或代偿时,就只能改造环境,通过创建无障碍环境来帮助其实现活动和参与。例如,老年人如厕时若出现蹲厕困难,就要改坐厕,甚至需要增高坐便器座和扶手,若还是有困难,就只能用电动马桶起身椅来适应,可以安全地从接近站立位逐渐坐下,如厕后再慢慢起身;助听器佩戴者参加报告会时,当会场嘈杂影响他们听报告时,则可安装感应环路以帮助其直接听到报告者的声音;盲聋人过马路时既看不见红绿灯,又听不到蜂鸣器,可借助于震动触摸板;肢残人乘轮椅遇到台阶时,可用坡道和扶手来适应高度差;四肢瘫痪残疾人出行时可采用护理轮椅;常年卧床的重度肢残人可以采用眼控鼠标或红外鼠标来操作电脑;对重度肢残人,可以为其安装呼气和吸气开关来帮助其操控室内器具,等等。以上提到的康复辅助器具都属于适应型康复辅助器具。

现实生活中还会遇到残疾人或老年人失去的原有机能已不能通过康复辅助器具来补偿、代偿或适应的情况,如老年人摔倒后导致股骨颈骨折,老年人白内障失明,先天性聋儿的康复等。这些都是体外康复辅助器具解决不了的难题，只能通过体内辅助技术装置重建新器官或新通道来解决。例如，当老年人摔倒后导致股骨颈骨折时，可以通过安装人工髋关节来重建行走功能；先天性聋儿和重度听力损失的老年人可以通过安装人工耳蜗来重建听力通道；白内障失明者可以通过安装人工晶体来复明；盲人可以通过仿生眼来重建视觉通道；喉切除者可以通过植入式人工喉来重建言语通道，等等。这些体内的辅助技术装置也属于医疗器械，是由医生在手术台上来完成的。

此外，康复辅助器具有两面性。康复辅助器具既能促进一些功能，又能抑制另一些功能；既能赋能（enabler），又可能会导致失能（disabler），对老年人的康复既有利，又有弊。所以，长期使用康复辅助器具时，两方面都要考虑，因为对老年人来说，失去的功能是不可能恢复的。例如，能用拐杖或助行器独立行走时就不鼓励坐轮椅，否则其行走和平衡功能将逐渐萎缩直至丧失；能用手动轮椅时，即使速度慢、行进距离有限，也不鼓励用电动轮椅或护理轮椅，否则上臂功能、心肺功能将逐渐减退并导致身体状况恶化。

四、康复辅助器具的分类

残疾人、伤病人和老年人使用的康复辅助器具是因人而异、千变万化的，所以康复辅助器具的种类比较多。为了便于查询、应用和管理，以及便于建立和使用康复辅助器具数据库，可以将康复辅助器具分为不同的种类。

（一）根据康复辅助器具的使用人群进行分类

康复辅助器具的服务对象是功能障碍者，因此可按六类残疾人对应的六类功能障碍者（视力障碍者、听力障碍者、言语障碍者、肢体障碍者、智力障碍者、精神障碍者）来分类。这样，如老年人的视力障碍需要老花镜、肢体障碍者需要手杖等也包括在内了。这种分类方法的优点是比较方便，有利于使用者；缺点是某些康复辅助器具，如帮助残疾人服药的配药盒，视障和智障都需要，这说明该分类方法的辅助器具代码不是唯一的。

（二）根据康复辅助器具的使用环境进行分类

不同的康复辅助器具用于不同的环境。《国际功能、残疾和健康分类》在环境因素的第1章"产品和技术"中列出了普通产品和辅助产品，现将有关辅助产品的编码和名称列出如下：

e1151 个人日常生活用辅助产品和技术；

e1201 个人室内或室外移动和运输用辅助产品和技术；

e1251 交流用辅助产品和技术；

e1301 教育用辅助产品和技术；

e1351 就业用辅助产品和技术；

e1401 文化、娱乐和体育用辅助产品和技术；

e1451 宗教和精神活动实践用辅助产品和技术。

此外，有关无障碍建筑的两个二级分类及下面的三级分类均属于辅助产品，现仅将其二级分类的编码和名称列出如下：

e150 公共建筑物的设计、施工及建造的产品和技术；

e155 私人建筑物的设计、施工及建造的产品和技术。

可见,《国际功能、残疾和健康分类》将康复辅助器具的使用环境分为：生活用、移动用、交流用、教育用、就业用、文体用、宗教用、公共用、居家用九种。该分类方法的优点是使用方便、目的性强、康复医生写辅助产品建议和康复工作者制订辅助产品方案时很实用；缺点是某些辅助产品,如电脑,教育和就业环境都需要,这说明该分类方法的辅助器具代码不是唯一的,且对治疗师和康复辅助器具工作者的实操来说,又很不够用。

(三) 根据辅助产品的使用功能进行分类

目前,国际上对功能障碍者辅助产品的分类有国际标准 ISO 9999,该标准是按辅助产品的功能进行分类的。第五版 ISO 9999—2011《功能障碍者用辅助产品——分类与术语》,也已被我国等同采用为《康复辅助器具 分类和术语》(GB/T 16432—2016),该文件将 794 种辅助产品分为 12 个主类、130 个次类和 781 个支类。该文件中的主类、次类和支类的数量如表 1-4 所示。

表 1-4 　《康复辅助器具 分类和术语》(GB/T 16432—2016)的主类、次类和支类数量

主　类	次类与支类
04 个人医疗辅助器具	下分 18 个次类和 64 个支类
05 技能训练辅助器具	下分 10 个次类和 49 个支类
06 矫形器和假肢	下分 9 个次类和 101 个支类
09 个人生活自理和防护辅助器具	下分 18 个次类和 128 个支类
12 个人移动辅助器具	下分 16 个次类和 103 个支类
15 家务辅助器具	下分 5 个次类和 46 个支类
18 家庭和其他场所的家具和适配件	下分 12 个次类和 72 个支类
22 沟通和信息辅助器具	下分 13 个次类和 91 个支类
24 操作物品和器具的辅助器具	下分 8 个次类和 38 个支类
27 环境改善和评估辅助器具	下分 2 个次类和 17 个支类
28 就业和职业培训辅助器具	下分 9 个次类和 44 个支类
30 休闲娱乐辅助器具	下分 10 个次类和 28 个支类

该分类方法的优点是每一类康复辅助器具都有自己的 6 位数字代码(前两位是主类,中间两位是次类,后两位是支类),这个代码是唯一的,而且此代码能反映出各类康复辅助器具在功能上的联系和区别,有利于统计和管理；缺点是老年人和残疾人在选用时,不太方便。

此外,康复辅助器具还可以按个人用和机构用来划分,在《康复辅助器具 分类和术语》(GB/T 16432—2016)的 12 个主类中有 8 个是个人用,而另外 4 个(05、18、24 和 28 主类)是个人和机构都用,这说明康复辅助器具是以个人用为主。

国际标准《功能障碍者用辅助产品——分类与术语》(ISO 9999-2016)中辅助产品的主类、次类和支类数量如表 1-5 所示。

表 1-5 《功能障碍者用辅助产品——分类与术语》(ISO 9999-2016)的主类、次类和支类的数量

主　类	次类与支类
04 测量、支持、训练或替代身体机能的辅助产品	下分 17 个次类和 64 个支类
05 教育和技能训练辅助产品	下分 11 个次类和 51 个支类
06 支撑神经、肌肉、骨骼或有关运动功能而附加到身体的辅助产品（矫形器）和替代解剖结构而附加到身体的辅助产品（假肢）	下分 8 个次类和 110 个支类
09 自理活动和自我参与的辅助产品	下分 19 个次类和 131 个支类
12 为活动和参与的个人移动及转移的辅助产品	下分 16 个次类和 105 个支类
15 家务活动和参与家庭生活的辅助产品	下分 6 个次类和 50 个支类
18 在室内和室外人造环境里支持活动的家具、固定装置和其他辅助产品	下分 12 个次类和 76 个支类
22 沟通和信息管理辅助产品	下分 14 个次类和 92 个支类
24 控制、携带、移动和操作物体及器具的辅助产品	下分 9 个次类和 40 个支类
27 用于控制、调整或测量物质环境元件的辅助产品	下分 2 个次类和 17 个支类
28 工作活动和参与就业的辅助产品	下分 9 个次类和 42 个支类
30 娱乐和休闲辅助产品	下分 9 个次类和 24 个支类

五、康复辅助器具的特点

康复辅助器具主要具有以下六个特点。

（一）独特性——因人而异

（1）障碍类别不同，所需康复辅助器具不同。例如，肢体障碍者需要使用移动和生活自理辅助器具，视力障碍者和听力障碍者需要使用不同的沟通辅助器具。

（2）障碍类别相同，症状不同，则所需康复辅助器具不同。例如，肢体障碍者中的截瘫者需要电动轮椅，脑瘫者需要坐姿保持椅等。

（3）障碍类别相同，年龄不同，所需康复辅助器具不同。例如，同是脑瘫患者，幼儿脑瘫患者的康复辅助器具以保持或帮助其重建身体正确姿势为主；学龄期脑瘫患者的康复辅助器具以帮助其行走和学习为主；成人脑瘫患者的康复辅助器具以帮助其发挥潜能，实现生活自理或就业为主。

（4）障碍类别相同，障碍程度不同，所需康复辅助器具不同。例如，同是成年的肢体障碍者，一级残（重度）的四肢瘫与二级残（中度）的截瘫和三级残（轻度）下肢障碍者，由于功能障碍程度不同，生活自理困难不同，所需康复辅助器具也不同。

（5）障碍类别相同，所处环境不同，所需康复辅助器具不同。例如，生活在农村的下肢截肢者，每天要到山坡上种树，他与生活在城市的下肢截肢者所需假肢不同。前者需要假肢的踝关节能与山坡坡度相适应的活动范围，后者只需要较小关节活动范围的假肢即可。

因此，对康复辅助器具的需求与老年人或残疾人的障碍类别、症状、年龄、障碍程度、环境等密切相关，呈现出极强的独特性。

（二）适配性——适用为主

世界卫生组织康复处主管普普林（Pupulin）博士曾提出了著名的康复辅助器具 3A 特色，即适用技术（Appropriate Technology）、适用思路（Appropriate Thinking）、适用质量（Appropriate Quality）。

也就是说，对康复辅助器具而言，其技术、思路、质量都不是越高越好，而是要适用，讲究实际，以解决老年人或残疾人的实际问题为宜。只有当康复辅助器具具有适合的价格、适当的质量和适配使用对象时，它才能充分发挥作用。实际上，在 ISO 9999 列出的全部康复辅助器具中，除电子导向、机器人等高技术产品外，绝大多数康复辅助器具采用的都是一般技术，而且是多数人需要的普通型康复辅助器具。这些康复辅助器具也一定要适配，绝不是越贵越好。

（三）广泛性——人人需要

在人类社会中，除健全人外的三个群体——伤病人、残疾人和老年人，都需要通过使用康复辅助器具来克服障碍。此外，人人都可能得病或受伤，从而成为伤病人，而且人人都会进入老年阶段，所以，可以说人人迟早都要用康复辅助器具。

（四）多样性——品种繁多

正因为康复辅助器具的独特性和广泛性，所以，康复辅助器具还具有多样性的特点。国际标准 ISO 9999 从 1992 年的第一版到 2016 年的第六版，该标准中康复辅助器具的种类从 622 种增加到 815 种。而每一种康复辅助器具，除共性功能外，还可以有不同的材质、结构、尺寸、外观、厂家等，所以市场上的康复辅助器具品种就有成千上万种。目前，国际上最大的康复辅助器具数据库是 ESATIN，该数据库介绍了近 7 万种康复辅助器具。

虽然康复辅助器具的品种繁多，但每一种康复辅助器具的需求量相差很大。例如，深圳市曾开展"真挚关爱"康复辅助器具适配调查项目，参与评估的 145 人中有对 222 件康复辅助器具的需求。其中最多一个品种的需求量才 13 件，占总量的 5.8%，有 7 个品种的需求量 >10 件，有 30 个品种的需求量在 5 件以下，有 14 个品种的需求量为 1 件。

（五）及时性——越早越好

早发现、早介入、早使用、效果好。功能障碍者在医疗康复期就应该有康复辅助器具介入，早使用可减缓障碍进一步加重，起到防范二次伤害、促进心理和生理康复的作用。例如，听力障碍需要助听器或视力障碍需要助视器时，越早佩戴越好；截肢者最好是在手术台上就安装即时假肢；矫形器更是如此，如各种畸形（偏瘫足下垂、X 形腿、O 形腿、脊柱侧弯等）的矫正式矫形器和骨折的固定式矫形器都是越早使用越好。特别对儿童和新障碍者（障碍在 6 个月以内）应优先选用。

（六）长期性——终身使用

功能障碍者一旦使用康复辅助器具（如助听器、助视器、轮椅、拐杖等），就很难离开它。多数康复辅助器具是个人使用，有的甚至伴随使用者一生。

六、老年人对康复辅助器具的需求

如前所述，康复辅助器具是帮助老年人或残疾人克服功能障碍的。就老年人来讲，康复辅助器具的最大作用是帮助其提高生活质量（Quality of Life，QOL）和减轻护理者的负担。其中，提高生活质量涉及三个人类基本活动环境——生活环境、行动环境、交流环境，即康复辅助器具可以帮助老年人实现生活自理、行动自由、交流自如。因此，老年人主要对以下康复辅助器具有需求。

（1）检测身体各项指标的康复辅助器具，如血压计、血糖计、体温计、体重计等。

（2）护理身体的康复辅助器具，特别是帮助护理排泄物的辅助器具。

（3）安全报警的康复辅助器具，如个人意外报警器、癫痫病发作报警器、监测和定位系统等。

（4）监测环境的康复辅助器具，如温度计、湿度计等。

（5）有益于身体状况的康复辅助器具，主要是04主类的个人医疗辅助器具，如配药盒、运动器械等。

（6）协助日常生活活动的康复辅助器具，如对于有手部灵活性障碍的老年人，包括不能将拇指和其他手指紧紧地并在一起或不能把它们分得很开，都需要相应的康复辅助器具，主要有06主类、09主类和24主类的康复辅助器具，且要易于操作（包括尺寸、外形和重量），最好哪只手都可以操作，方便抓握。

（7）移动康复辅助器具，有些活动不便的老年人需要轮椅或助行器的帮助，主要是12主类的康复辅助器具，要适配和易于操作，并且在它们周围要有额外的空间，以便移动和操作设备。

（8）社会活动及精神活动的康复辅助器具，主要有05主类、22主类解决沟通障碍，以及30主类的康复辅助器具。

关于上述康复辅助器具的具体介绍见本书后续部分。

任务训练

向咨询的老年人详细阐述康复辅助器具的作用及特点。

任务二　熟悉辅助技术服务

◇◇◇◇ **情境引入** ◇◇◇◇

毛女士于2019年脑卒中致使右侧肢体出现功能障碍，无主动运动，在外力扶持下可站立、步行，日常生活活动大部分依赖家人，现个人需要一台轮椅，以便参与户外活动。其家人去康复辅助器具服务中心购买，结果中心服务人员回答需要患者本人到场，要进行身体尺寸测量、功能评估等，毛女士的家人觉得不就是买个轮椅嘛，还要这么麻烦？你觉得呢？

知识要点

　　我国在康复辅助器具适配服务过程中走过许多弯路,早期是"打补丁"式的项目服务——康复辅助器具服务单位筹集资金,买一批康复辅助器具,配发给有需要的人。这是以物(康复辅助器具)为中心进行的配发,康复辅助器具服务的数量和质量取决于服务单位的资金和能力。由于项目资金来源不同,又都要为功能障碍者服务,经常导致重复配发。后来,我国不断向欧美等国家和其他发达地区学习后,得知他们是以人(功能障碍者)为中心开展辅助技术服务的,之后,我国不断引进国际上先进的辅助技术服务理念和经验。

一、辅助技术服务基础知识

(一)辅助技术服务的定义

　　辅助技术服务(Assistive Technology Services,ATS)1988 年由美国公共法 100-407 提出后,经《1998 年辅助技术法案》再次肯定,并被定义为:直接帮助功能障碍者来选择、获取或使用辅助技术装置的任何服务。该定义已被国际认可和广泛采用。该定义的内容也正是我国近 20 年来辅助器具工作者对功能障碍所做的工作,只是我国的称谓是"辅助器具适配服务"。

(二)辅助技术服务的内容

　　参与提供辅助技术服务的人员有:各类康复治疗师、社工、临床医生、心理咨询师、康复辅助器具评估师、基层残疾人协会的专职委员,以及服务商中的技术人员等。由于康复辅助器具需求者的个体差异较大,相关人员需要提供多样的辅助技术服务才能满足他们的个性化需求。因此辅助技术服务的内容包括但不限于以下几点:
　　(1)评估服务,包括需求评估、功能评估、康复辅助器具评估、环境评估等;
　　(2)适配服务,包括康复辅助器具的选用、设计、装配、定(改)制等;
　　(3)适应性训练;
　　(4)居家环境改造;
　　(5)人—机—环境结合检验;
　　(6)康复辅助器具的保养、维修或更换服务;
　　(7)康复辅助器具的购买、租赁或其他相关服务;
　　(8)协调其他康复治疗、服务中使用康复辅助器具的服务;
　　(9)康复辅助器具宣导服务、需求筛查、咨询服务、个案服务、转介服务、心理辅导服务、定(改)制服务等。

(三)辅助技术服务的特点

　　辅助技术服务是众多服务中的一种,除了具有服务的过程性、无形性、不可分离性、可变性及非储存性等特点外,还要考虑功能障碍者与康复辅助器具之间、与环境之间所产生的联动服务。康复辅助器具的服务不同于一般商品的售后服务,它是售前、售中、售后均要服务,甚至要提供终身服务。辅助技术服务是个性化产品的适配服务,且专业性和技术性都很强。辅助技术服务主要具有如下特点。

1. 独特性

每位功能障碍者的障碍不同、需求不同、所处环境不同,需要的康复辅助器具不同,因此,需要的辅助技术服务也不同。在辅助技术服务中,关注使用者需求比关注康复辅助器具本身更重要,因此,需求识别、分析到位是辅助技术服务的良好开端,因人而异的独特性是辅助技术服务的最主要特点。

2. 多样性

多数功能障碍者不是只有一种困难,只需要一种康复辅助器具。特别是老年人,他们随着身体器官的老化,活动困难增加,往往逐渐需要多种康复辅助器具,这就导致辅助技术服务具有多样性。

3. 连续性

针对功能障碍者的辅助技术服务,一旦开案,就需要连续服务,包括评估、适配、训练、维修等,直至被服务者获得满意的康复辅助器具,此后还要定期进行跟踪服务。

4. 长期性

由于功能障碍者自身的机能损伤和结构损伤可能是永久的,而且随着年龄的增长,他们的能力及需求会不断变化,因此,辅助技术服务是一项长期的服务,有时甚至是终身服务。

5. 专业性

辅助技术服务从开案到结案包括很多环节,需要很多专业知识,以及需要不同专业人士组成的专业团队来实施服务。为此,从事辅助技术服务的人员,特别是康复辅助器具评估人员,要经过专业培训并取得资质认证,才能保证服务质量。

二、辅助技术个案服务流程

辅助技术的个案服务与医疗服务相似,需要在准确的评估下开展。因此,其适配服务质量的高低由需求评估、专业评估及适配过程的科学性所决定。在实际工作中,适配服务团队由医疗人员、工程技术人员及其他专业人员组成。由于各专业背景不相同,因此在康复辅助器具适配过程中,既要发挥各专业人员在每个环节的作用,又要协调不同专业的各个环节之间按顺序的啮合,只有这样才能建立良好的工作流程。为加强各专业间流转表单的规范化、标准化,促进各专业用语被非本专业人员正确理解,减少适配过程中由于对专业用语理解不到位而产生的误差,并增强流程中每个岗位的基础专业互换性,往往在规范的流程中使用统一的表单来确保适配服务的有效性,并提升康复辅助器具的使用率。辅助技术个案服务的流程如图 1-2 所示。

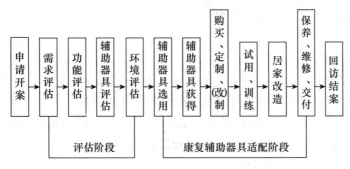

图 1-2　辅助技术个案服务的流程

由图 1-2 可见,辅助技术个案服务的流程包括 4 个阶段:申请开案、评估、康复辅助器具适配、回访结案,具体包括 12 个环节。

三、康复辅助器具的选用

在上述辅助技术个案服务流程的 12 个环节中,康复辅助器具工作者要熟练地掌握康复辅助器具的选用原则和选用顺序。

(一)康复辅助器具的选用原则

1. 以年龄划分的选用原则

(1)儿童——以认知学习康复辅助器具、训练重建身体功能的康复辅助器具、预防和矫正畸形的康复辅助器具为主,例如,脑瘫儿童以训练卧、坐、站及认知康复辅助器具为主。

(2)中青年——以生活自助具、家庭康复训练、利用残余功能学习和就业、提高生活质量的康复辅助器具为主。

(3)老年人和重度残疾人——以保护性康复辅助器具、帮助看护者的康复辅助器具为主。

2. 按个体终极目标排序的选用原则

(1)独立生活——功能障碍者在康复辅助器具的帮助下,能提高独立吃饭、喝水、排泄大小便、睡觉,以及听、说、读、写等能力,可选用补偿相应功能的康复辅助器具。

(2)接受教育(教育康复)——功能障碍者在康复辅助器具的帮助下,能在学校或支援教室里得到教育,可选择能帮助其得到教育、沟通和交流的康复辅助器具。

(3)从事职业(职业康复)——功能障碍者在康复辅助器具的帮助下,能从事一份有意义的工作,体现个人的价值,可选择能帮助其从事某种工作的康复辅助器具。

(4)社会康复——功能障碍者在康复辅助器具的帮助下,能参与社区、文化、体育、休闲等活动,可选择能够帮助其提高个体的参与能力的康复辅助器具。

（二）康复辅助器具的选用顺序

1. 首选康复辅助器具主类

根据障碍类型和功能评估结果，再参照国家标准《康复辅助器具 分类和术语》（GB/T 16432-2016），康复辅助器具评估师可以在 12 个康复辅助器具主类中初步确定选用所需康复辅助器具的主类。例如，肢体障碍者要选用主类 06、09、12 的康复辅助器具，视力障碍者、听力障碍者、言语障碍者要选用主类 22 的康复辅助器具。

2. 次选康复辅助器具的次类和支类

康复辅助器具主类确定后，考虑到每个康复辅助器具主类中均包含很多次类和支类，在众多的次类和支类中来选用康复辅助器具时，要参考本项目任务一中康复辅助器具的三大功能，根据功能障碍者的活动和参与困难程度来进行选择，且要充分发挥功能障碍者的潜能。一般来讲，应以补偿型康复辅助器具优先，代偿型康复辅助器具次之，适应型康复辅助器具最后的顺序进行选择。只要有残留潜能，就应用康复辅助器具帮助功能障碍者充分发挥潜能，以实现身体原有的活动功能。例如，下肢移动有困难的老年人，如果是轻度和中度困难，则可选用补偿型康复辅助器具中的手杖或助行器；如果是重度困难，则可选用代偿型康复辅助器具中的手动轮椅；如果是完全困难，就只能选用适应型康复辅助器具中的护理轮椅或电动轮椅。简言之，根据功能选择康复辅助器具时，应按照能补则补，不能补则代，不能代再适应的顺序进行。

3. 再选康复辅助器具产品类型

在康复辅助器具的主类、次类和支类确定后，就要选择康复辅助器具的产品类型。这时一定要考虑康复辅助器具的两面性，要尽可能发挥功能障碍者的身体潜能，减少抑制功能，即产品类型对活动的限制越少越好。例如，下肢功能障碍者需要补偿型的矫形器时，先考虑足部矫形器，次考虑踝足矫形器，再考虑膝踝足矫形器。如果用踝足矫形器能独立行走而采用了膝踝足矫形器的话，一旦脱下膝踝足矫形器后，则可能导致使用者无法独立行走，带来二次伤害。又如，偏瘫者失语时，应先选用低技术的文字和图片沟通板，然后再考虑高技术的语音沟通板。总之，选用康复辅助器具产品类型时，应遵循由简至繁，低技术的康复辅助器具优先的顺序。

4. 最终决定康复辅助器具的具体产品

最终决定康复辅助器具的具体产品时，要考虑康复辅助器具的可获得性。建议参考我国台湾地区的 B、A、D 顺序。

（1）购买（Buy，B）——即在现有康复辅助器具中选购。此种方式的优点是经济、快捷；缺点是适配性较差。

（2）改制（Adapt，A）——当从市场上购买不到合适的成品时，可选择功能相近的康复辅助器具并对其加以修改。此种方式的优点是适配性较好；缺点是比较费时。

（3）设计（Design，D）——当市场上的成品无法满足要求或者市场上找不到合适的产品时，就不得不重新设计，量身定制。此种方式的优点是适配性好；缺点是获取周期长，成本较高。

简言之,选用康复辅助器具具体产品时,能买则买,买不到则改,改不了再设计制作。

四、辅助技术服务团队

　　康复辅助器具需求的个性化特点强,在康复辅助器具多样性的选择下增加了辅助技术服务的复杂性。在服务初期需要进行需求评估,中期需要医工结合来开展康复辅助器具适配工作。康复辅助器具适配流程贯穿整个服务过程:需求评估(包括功能障碍、潜能、个人兴趣及文化背景的评估等)—功能评估—康复辅助器具评估—环境评估—人体测量、取型—康复辅助器具设计—康复辅助器具的定制、改制或采购—康复辅助器具试用及适应性训练—成品加工—交付使用—跟踪回访等各个环节,不同的阶段需要不同技能的人员。要想使得辅助技术服务达到良好的效果,需要不同专业人员的合作。因此,辅助技术服务是跨专业、跨领域、多成员的团队服务。其团队成员的主要结构是:临床各类医生+各类治疗师+各类康复辅助器具适配师+各类工程技术人员+社工+心理咨询师。不同类别服务的团队成员组成各不相同,辅助技术服务团队成员列表如表1-6所示。

表 1-6　辅助技术服务团队成员列表

服务类别	基本成员	团队主要成员			应用领域成员	
		医生类	治疗师类	工程技术人员	就学	就业
肢体残疾康复辅助器具服务	社工或康复咨询师	骨科、神经科、康复科医生	康复治疗师(物理治疗师、作业治疗师)	假肢制作师、矫形器制作师、电动轮椅维修师、工程师、技术工人(钳工、铣工、木工、皮工、电工、缝纫工等)	特教老师	职业指导师
视力残疾康复辅助器具服务		眼科医生	视光师、定向行走训练师	验光师、打磨工		
听力残疾康复辅助器具服务		耳鼻喉科医生	听力检测师、听力言语训练师	助听器验配师、耳模制作师		

　　目前国内的辅助技术服务队伍情况是:一方面除听力康复辅助器具服务有较完整的团队外,其他服务的专业队伍十分匮乏,且人员结构不完整;另一方面在现有专业人员中,缺乏纵向的高、中、初级人才梯队,专业队伍远不像卫生系统那样,无论是主岗的医生,还是辅岗的护士、药剂师等,都建有完整的三级人才梯队,因此,各康复辅助器具专业的人才培养,以及专业的形成及梯队的打造都需要通过整合不同领域的资源,团队打造成功才能保证辅助技术服务的最终绩效。

五、老年人辅助技术服务的特点

　　老年人辅助技术服务主要具有如下三大特点。

（一）服务地点——上门服务

目前各国的老年人都主要生活在社区和家庭，特别是家庭护理越来越受到重视，所以上门服务是老年人辅助技术服务的主要特点。

（二）服务方式——综合性和长期性

老年人辅助技术服务具有综合性和长期性的特点。这是由老年人的功能障碍是综合性和长期性决定的。

（三）服务内容

1. 安全第一

安全问题中的首要问题是防摔跤。因此，老年人居住的室内外地面要用防滑材料，浴室要有防滑垫，卧室要有夜明灯等。同时，还要为老年人配备报警系统，住宅里要安装火报警、烟报警、煤气泄漏报警等系统；外出可配备防遗失报警等康复辅助器具。在日本，有为行动不便的老年人设计的防摔气囊。它配有内置的传感器，当探测到老年人将要摔倒时，气囊能在 0.1 秒内迅速打开，对老年人的颈部和背部起到保护作用。

2. 提高交流能力

许多重度功能障碍者的最大困难是沟通障碍，如偏瘫老人、脊髓侧索硬化症，由于缺乏交流，他们容易形成孤独、孤僻，甚至暴躁的性格，生活质量极差。其实许多采用简单实用的高级音频编码技术的产品（如文字图片沟通板）就能解决很多沟通障碍。因此，可为有沟通障碍的老年人配备相应的康复辅助器具。

3. 提高生活自理能力

提高生活自理能力，减轻照顾者的负担，是老年人及其家属的迫切愿望。其实，很多吃饭、喝水、排泄大小便、睡觉等方面的自助器具都能提高老年人的自理能力，目前这方面的宣传和普及不足，有待提高。

4. 综合关怀模式

2016 年世界卫生组织发布的《关于老龄化与健康的全球报告》中提出了包括建立关爱老年人的环境的目标，需要卫生体系从以疾病为基础的医疗模式向以老年人需求为核心的综合关怀模式转变。老年人失能的多样性决定了其辅助技术服务需要综合关怀模式。

◤任务训练

向有需求的老年人详细介绍辅助技术服务的流程。

项目二

老年人移动辅助器具的选配

学习目标

- √ 熟悉老年人常见手杖、助行器、轮椅等移动辅助器具的种类、结构特点、适应证;
- √ 掌握老年人常见手杖、助行器、轮椅等移动辅助器具的使用和维修保养方法;
- √ 能够正确评估老年人对手杖、助行器、轮椅等移动辅助器具的需求;
- √ 能够根据需求评估报告帮助老年人正确选择合适的手杖、助行器、轮椅等移动辅助器具;
- √ 能够指导老年人正确使用选择的手杖、助行器、轮椅等移动辅助器具;
- √ 掌握与老年人沟通交流的方法和技巧。

随着年龄的增加,老年人的身体机能退化衰弱,他们逐渐出现平衡感差、动作缓慢、自主性差、易摔倒、不能很好地行走等情况。这使得老年人的活动受到一定的限制,社会参与度下降,进而影响老年人的健康状况和生活质量。

无论是居家生活,还是户外活动,移动性对于人的重要性不言而喻。俗语说"人老腿,马老嘴"。老年人的健康和生活质量与其自身维持的移动能力紧密相连,活动等级越高的老年人对移动性的需求也越高。当老年人的移动能力减弱、受损,甚至丧失(通常是上肢或腿脚的不灵便或失用)的时候,一般就认为他们存在移动障碍。这时,通过提供合适的工具、器械、设备,可以辅助老年人站立或行走,甚至可以帮助他们自由地在户内户外活动、驾车等。这些辅助老年人进行移动的工具、器械、设备,诸如常见的手杖、助行器、轮椅等,称为老年人移动辅助器具或老年移动辅助器具。

本书所称的移动不仅是自身的移动,还包括在外在器具辅助下的移动或运输;不仅是传统意义上的通过改变姿势或位置而进行的运动,抑或从一个地方到另一个地方的转移,还涉及运动时的频率和独立程度;不仅是居家的活动,还包括在社区之外的公共环境的活动。

本项目重点阐述在评估老年人的移动障碍和潜能的基础上,为其选择适合其个人需求和环境要求的移动辅助器具,并指导其正确使用和保养辅助器具。

任务一　为老年人选择合适的步行辅助器具

众所周知，手杖是老年人的好伙伴。有了手杖的帮忙，老年人行之可助脚，站立可倚身，在外遛弯、上楼下楼都方便多了。对行走不便的老年人来说，手杖更是不可少。但有时有些老年人用着手杖却不舒服，甚至还会因此摔跤。这是怎么回事呢？看看使用的手杖，质量还不错，价格也很高，怎么就用着不顺手呢？

生活中也有些老年人，身体还很硬朗，就开始使用手杖了。实际上，有了手杖就有了依赖，过早使用手杖不仅会让人体本身的能动性变差，而且会让人不自觉地把重心渐渐偏向拄手杖的一边，从而会加剧弯腰驼背的症状。

老年人究竟什么情况下应该开始使用手杖？又该如何选择和使用手杖呢？

知识要点

步行辅助器具是指辅助人体支撑体重、保持平衡和行走的器具。步行辅助器具可分为单臂操作步行辅助器具和双臂操作步行辅助器具。在选用此类产品时，应全面了解老年用户的情况，评估其平衡能力、下肢承重能力、步态、上肢控制能力、认知能力、个人生活方式及爱好、所处环境要求等因素，并明确其应用步行辅助器具的目的。

一、单臂操作步行辅助器具

单臂操作步行辅助器具是用于步行时的支撑器具，可单个或成对使用。此类产品结构简单、体积小、操作方便、便于携带，适用于平衡能力较好者，包括手杖、肘拐、前臂支撑拐、腋拐等。

（一）手杖

手杖用单侧手扶持，分为单脚手杖、助站手杖、三脚手杖、多脚手杖和带座手杖等。手杖适于有一定平衡能力，一侧手握力好，上肢支撑力强，步态不稳的轻度肢体功能障碍者和体弱者。

1. 手杖的种类与特点

（1）单脚手杖（普通手杖）。

① 功能结构特点：单脚手杖有一个支脚和一个手柄，用单侧手支撑而不支撑前臂，高度可调节。单脚手杖有直杆和弯杆（如图 2-1A 所示）之分，材料分为木质、金属、高分子材料等，可带光源（如图 2-1B 所示）。

② 适用范围：单脚手杖适用于下肢功能轻度障碍但上肢支撑能力较强者、平衡能力欠佳者，以及体弱者。该类型手杖与地面仅有一个接触点，因此，虽使用轻巧，但由于提供的支撑与平衡作用较少，所以多适用于较慢的步伐。

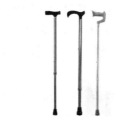

A. 直杆单脚手杖和弯杆单脚手杖　　B. 带光源的单脚手杖

图 2-1　单脚手杖

③ 使用要求：单脚手杖要求使用者手有一定握力，有一定平衡能力。

（2）助站手杖。

① 功能结构特点：助站手杖有一个支脚和两个手柄（如图 2-2 所示），支撑单侧手而不支撑前臂，使用者可利用中间的扶手从坐位起身到站位。

② 适用范围：助站手杖适用于下肢功能轻度障碍者、平衡能力欠佳者，以及体弱者。

③ 使用要求：助站手杖要求使用者手有一定握力，有一定平衡能力。

（3）三脚手杖。

① 功能结构特点：三脚手杖有三个支脚和一个手柄（如图 2-3 所示），支撑单侧手而不支撑前臂。三脚手杖的支撑面积比单脚手杖大，因此三脚手杖比单脚手杖稳定。三脚手杖的手杖杆有直杆和弯杆之分。

② 适用范围：三脚手杖适用于下肢功能轻度障碍者，更适用于平衡能力欠佳而且使用单脚手杖不安全者和体弱者。该类型手杖与地面有三个接触点，由于底面积较大，因此能提供比一般手杖更好的支持与稳定性。三脚手杖尤适用于不平路面。

③ 使用要求：三脚手杖要求使用者手有一定握力，有一定平衡能力。

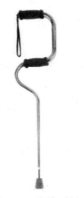 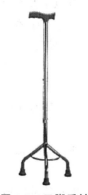

图 2-2　助站手杖　　　　　　　　　图 2-3　三脚手杖

（4）多脚手杖。

① 功能结构特点：多脚手杖有四个及以上支脚和一个手柄（如图 2-4 所示），支撑单侧手而不支撑前臂。多脚手杖的支撑面积比单脚手杖大，因此多脚手杖比单脚手杖稳定。多

脚手杖有直杆和弯杆之分,支撑脚可分为大四脚和小四脚。

② 适用范围:多脚手杖适用于下肢功能轻度障碍者,更适用于平衡能力欠佳而且使用单脚手杖不安全者、臂力较弱或患有帕金森病且对上肢有影响者。该类型手杖与地面有四个或更多接触点,偏瘫的脑卒中患者在刚开始康复的时候,多脚手杖可以提供不错的稳定性。但因四个或更多点可以构成很多个平面,在路面不平时,多脚手杖反而容易造成摇晃不稳的情况,所以建议最好在室内使用。多脚手杖的使用多半是暂时性的,当患者步伐愈来愈稳且可以走向室外时,可以改用一般手杖。

③ 使用要求:多脚手杖要求使用者手有一定握力,有一定平衡能力。

（5）带座手杖。

① 功能结构特点:带座手杖有一个或多个支脚及一个可折叠座位（如图2-5所示）。带座手杖结合了手杖及椅子的功能,当使用者借助手杖走累时,可将其改成椅子,坐着休息,但因椅面小,底盘又不够稳,需小心使用。在坐下休息时使用者应采用手柄在前方的骑坐姿势。

② 适用范围:带座手杖适用于下肢功能轻度障碍者、平衡能力欠佳者,以及体弱者。

③ 使用要求:带座手杖要求使用者手有一定握力,有一定平衡能力,且坐姿平衡感较好。

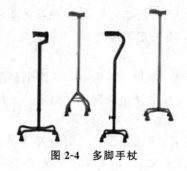

图 2-4　多脚手杖

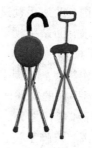

图 2-5　带座手杖

2. 手杖的功能

手杖主要具有以下几个方面的功能。

（1）增加步行时支撑的面积,以减缓下肢或身体骨骼结构必须承担的负荷。一般情况下,以健侧手使用手杖时,可以减少患侧下肢所承受重量的 20%～25%。

（2）可分担患者脚部的载重,减少因下肢肌肉无力、关节活动受限（如骨关节炎患者）所产生的跛行现象。

（3）降低走路转弯时所需的肌肉力量,对于周围血管病变的患者,可以减轻下肢血液循环的压力。

（4）可以提供行动时感觉判断的信息,例如,视力减退的老年人可借助手杖判断所遇到的障碍。

（5）对于截肢后穿戴假肢的使用者来说,借着手杖增加使用者载重的力臂,可降低残肢与假肢间的作用力。

3. 使用手杖的时机

使用手杖的时机主要有以下几个。

（1）平衡能力差,需要借助支撑物才能保持身体平衡时;

（2）需要减缓关节疼痛时；

（3）需要减轻发炎或受伤部位的承重力量时；

（4）需要对衰弱的肌肉提供辅助功能时；

（5）当作探知周遭环境的工具，视力不佳的老年人需要使用手杖探知周围的环境，避让行动途中的障碍及危险时；

（6）患有严重骨质疏松症的老年人，需要使用手杖防止摔倒受伤时。

4. 手杖长度的选择

长度合适的手杖，可以让使用者行走起来更舒服、更安全，也可以让使用者的手臂、肩膀、背部得到充分锻炼。对于直立无困难的使用者，手杖长度的正确测定方法为：使用者穿平底鞋站直，两臂自然下垂，取立正姿势，肘关节应当有 20°～30° 的屈曲，此时，测量出手腕部皮肤横纹至地面的距离，测量结果就是使用者使用手杖的理想长度；或者测量股骨大转子至地面的高度（如图 2-6 所示）。使用者以手杖着地的时候，肘关节应保持 20°～30° 屈曲，以使手臂能自由向前活动，而不影响身体重心的改变。实际测量的时候，由手掌量到第五趾骨外侧 15 cm 处最为适当。对于直立有困难的使用者，则应仰卧测量。

手杖太长，会增加承重时肘关节的弯曲度，增加上臂三头肌的负担；也会使手腕向外溜，降低握力；还会使肩膀向上提，造成脊柱侧弯。

手杖太短，肘关节要完全伸直，向前时躯干要跟着往前屈，不但会加重腰部肌肉的负担，而且会增加上下楼梯的困难。

5. 手杖的拿法

在使用手杖的过程中，手肘最好屈曲 20°～30°，两肩保持水平，手杖应该用患肢的对侧手（即健侧手）握持。例如，右下肢为患肢时，手杖应由左手来拿，这与一般人的观念不一样。这种拿法符合生理原理，正常走路时对侧手脚是一起迈动的，所以为了分担患肢的承重，应当由患肢对侧手来拿手杖。这样，可以提供较大的支持底面积，可以让重心转移保持在较小范围内，降低能量的消耗。

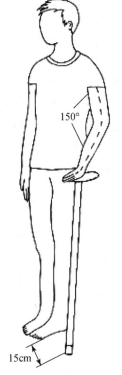

图 2-6 手杖长度的
正确测定方法

6. 手杖的使用方法

手杖通常有以下几种使用方法。

（1）手杖三点步行：手杖先往前移一步，患侧足迈出一步，最后是健侧足向前移。一般而言，使用者比较容易适应这种步态。手杖三点步行具体又可分为三种类型。

① 手杖三点步行后型：健侧足迈出的步幅较小，健侧足落地后足尖在患侧足足尖之后。该步行模式步行稳定性好，康复早期患者常用此种步行方式。

② 手杖三点步行并列型：健侧足落地后足尖与患侧足足尖在一条横线上。

③ 手杖三点步行前型：健侧足迈出的步幅较大，健侧足落地后足尖超过患侧足足尖。此种步行模式稳定性最差。

（2）手杖两点步行：同时伸出手杖和患侧足合并支撑体重，再迈出健侧足，手杖与患侧足作为一点，健侧足作为一点，交替支撑体重步行。

（3）利用单只手杖和楼梯扶手上下楼梯：开始时健侧手扶楼梯扶手，手杖放于患侧，利用单只手杖和楼梯扶手上下楼梯。

① 利用单只手杖和楼梯扶手上楼梯：健侧手先向前向上移动，健侧下肢迈上一级楼梯，将手杖上移，最后迈上患侧下肢。

② 利用单只手杖和楼梯扶手下楼梯：健侧手先向前向下移，手杖下移，患侧下肢下移，健侧下肢下移。

对于平衡能力欠佳及体弱的老年人，若身体两侧无明显的受累情况，则两侧可交替使用手杖。

7. 手杖的材料

手杖的材料影响手杖的重量。手杖重了，使用起来费力；手杖轻了，扶着又有飘忽感。

一般手杖大多为木制、藤制、竹制或铝制；三脚手杖及四脚手杖通常是不锈钢制或铝制。选择时还要注意手杖材料的承重性能。

手杖支脚用于步行辅具的底部，起防滑、减震和耐磨的作用，可保证步行的安全。手杖支脚多采用橡胶材料，不论是何种制品或种类的辅具，与地面接触的部位都必须加上橡胶垫，才能避免打滑的危险。

手杖的手柄不宜太小，否则对使用者的手关节不利；如果使用者的手掌容易出汗，应避免使用塑料握柄，软木或乳胶质的手柄最好抓握。市场上也有很多区分左右手的手杖，采用人机工程学相关原理，使手柄与手掌接触部轮廓一致，使用者抓握时会更舒服有力，且有可更换的通风换气零部件。

（二）肘拐

肘拐，又叫臂杖、臂拐、前臂拐杖、欧式拐、洛氏拐等，是有一个或多个支脚、一个手柄和非水平的前臂支撑架或臂套的步行辅助器具（如图2-7所示）。肘拐需要使用者利用前臂和手共同支撑，分散腕关节的压力，不对身体局部产生压迫。肘拐的臂托通过对前臂的包容，使肘拐与手自成一体，支撑更加稳固、挥动更加自如。

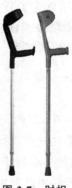

图 2-7　肘拐

使用者可单侧手使用肘拐，也可双侧手同时使用，双肘拐同时使用可减轻下肢的承重，提高行走的稳定性。肘拐的上下两端均可调节，通过调节上端可以使肘拐适应前臂长度，通过调节下端可以改变肘拐的高度。

1. 肘拐的适用范围和使用要求

肘拐适用于下肢功能中度、轻度障碍者,双侧下肢无力或不协调、双上肢无使用手杖的足够力量者,肘关节伸展力弱者。肘拐可减轻患肢负重的 40%～50%。

肘拐要求使用者手有一定握力,前臂具有一定的支撑能力。

2. 肘拐的使用方法和选择

肘拐的把手高度测量、使用时机、使用肘拐的步行模式等知识参见手杖的相关内容。

(三)前臂支撑拐

前臂支撑肘拐由一个或多个支脚,一个高度可调的垂直套管、带手柄的前臂水平管、前臂垫和前臂固定带组成,是利用前臂支撑,辅助行走的步行辅助器具。前臂支撑拐的手柄角度可以调整,有直柄和弯柄两种(如图 2-8 所示)。

1. 前臂支撑拐的适用范围

前臂支撑拐适用于下肢功能中度障碍者,单侧或双侧下肢无力,且手、腕不能承重,但前臂能支撑辅助行走者,以及风湿性关节炎或手部无力而无法握住手杖者。

2. 前臂支撑拐的使用要求

前臂支撑拐要求使用者前臂具有支撑能力。使用时,使用者须将手从托槽上方穿过,握住把手,前臂水平支撑在托槽上,此时的承重点为前臂(如图 2-9 所示)。调节手柄时要使托槽前沿到手柄之间有足够的距离,以免使手腕,特别是尺骨茎突受压;同时要注意托槽不能太向后,以免压迫尺神经。在使用过程中,使用者应注意不能将前臂支撑拐放在离身体前方太远处,否则会导致立位不平衡。因为前臂支撑拐系紧于前臂,遇到危险时不能迅速扔掉,会妨碍手的防护性伸出,所以在尝试无监护行走之前,使用者要确认自己已具有充分的平衡和协调能力。

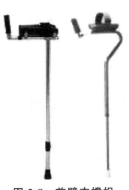

图 2-8 前臂支撑拐

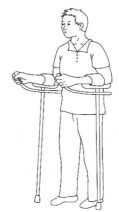

图 2-9 前臂支撑拐的使用

3. 前臂支撑拐高度的测量方法

前臂支撑拐高度的测量方法有两种:立位测量和卧位测量。

(1)立位测量:使用者站直,肩与上肢放松,目视正前方,使体重均匀分布于双足,此时测量自地面到尺骨鹰嘴的距离。

（2）卧位测量：使用者取卧位，此时其足底到尺骨鹰嘴的距离再加 2.5 cm。

以上两种测量方法测出的长度均相当于从托槽垫的表面到支脚垫底部之间的距离。

（四）腋拐

腋拐是一种利用上臂、前臂和手共同支撑的单臂操作助行辅助器具（如图 2-10 所示）。腋拐有一个支脚、一个手柄，靠近上身及腋下部位有一个腋托。腋拐的高度可根据使用者的身高进行调整。使用腋拐时，使用者应将腋托紧靠于躯干侧面，利用手柄支撑身体，可单侧使用，也可双侧同时使用。即使是双下肢都不能负重者，也能借助双腋拐提高身体平衡性和侧向稳定性，达到行走的目的。双腋拐同时使用可减轻下肢承重，获得最大支撑力，提高行走的稳定性。腋拐支撑可靠、稳定，但比较笨重，腋拐的材料有木制、铝制和钢制等。

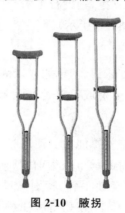

图 2-10　腋拐

1. 腋拐的适用范围

腋拐适用于下肢功能严重障碍者、支撑能力较差者（为了保证使用腋拐后能步行，上肢和躯干必须要有一定程度的肌力），例如，单侧下肢无力而不能部分或完全负重者，或双下肢功能不全不能用左右腿交替迈步者。腋拐可减轻下肢负重的 70%～80%。

2. 腋拐的使用要求

腋拐要求使用者要有足够的握力。

3. 腋拐的使用方法

使用者可根据自身状况选择适合的高度和把手位置。使用时，使用者取直立位，将腋拐置于腋下，但腋托与腋窝要保持 3～4 cm 的距离，腋拐底端支脚正好在脚前侧和外侧 15 cm 处，手的高度与大转子的位置相同。

腋拐通常双侧使用，其具体使用方法如下。

（1）腋拐双侧使用平地行走四点步行法：持杖站稳，一侧腋拐向前，对侧足向前跟进，然后另一侧腋拐向前，对侧足向前跟进。

（2）腋拐双侧使用平地行走两点步行法：持杖站稳，一侧腋拐和对侧足先向前，然后另一侧腋拐和对侧足向前。

（3）腋拐双侧使用上台阶：双足位于台阶边缘持杖站稳，健腿先迈上台阶，接着腋拐移上台阶，然后患侧足跟上台阶。

（4）腋拐双侧使用下台阶：双足置于台阶边缘持杖站稳，腋拐先移下台阶，接着患侧足移下台阶，然后健侧足跟下台阶。

（五）选用单臂操作步行辅助器具的注意事项

（1）选择时，一是要适合使用者的身体状况，能够充分支撑其体重；二是要重视安全方面的问题，如手握的把手要牢固，调节长度的销钉要锁定，底端的橡胶支脚垫不能有松动和磨损等。

（2）掌握相应的持拐（杖）要领、步行方法及注意事项。

（3）使用腋拐者要上臂夹紧，以很好地控制重心，防止身体向外倾斜，保持身体的直立；负重是通过把手而不是腋窝，若腋窝部位长期受压，易造成腋窝的搓伤及腋窝的血管和神经受损。

（4）腋拐最好成对使用，长期单支使用，会导致肌力不均，甚至会造成功能性脊柱侧弯及背痛等后遗症。如果使用者只需单侧支撑，应选择肘拐。

（5）使用手杖者要注意，腕和手要有支撑体重的能力，行走时始终健侧手持杖，向下用力。

（6）各种拐（杖）的着地点要控制在足掌前的外侧部位。

（7）各种拐（杖）稳定性比较，稳定性由小至大依序为：单脚手杖→多脚手杖→肘拐→前臂支撑拐→腋拐。稳定性越小，速度越快，所需的站立平衡能力和肌肉力量要求则越大。

（8）掌握正确的持拐（杖）高度，对保持正确的站立和行走姿势，合理运用拐（杖）的支撑力是非常重要的。

二、双臂操作步行辅助器具

双臂操作步行辅助器具是用于步行时的支撑器具，用双臂或上身来操作。此类产品支撑点多，支撑面积大，支撑力和稳定性强；但使用时行进速度慢、上下楼梯较困难。双臂操作步行辅助器具适用于下肢有支撑能力和迈步能力，但肌力弱、平衡和协调能力较差者。双臂操作步行辅助器具包括框式助行器、轮式助行器、座式助行器和台式助行器等。

（一）框式助行器

框式助行器一般由框架、支脚杆、支脚和手柄组成。框式助行器一般可折叠，高度可调，支脚使用防滑橡胶塞头。框式助行器一般支撑面积大、稳定性能好、价格低廉。

框式助行器适用于下肢功能中重度障碍、平衡能力欠佳者；单侧下肢无力或截肢，需要比单臂操作助行器更大的支持者（如骨关节炎或股骨骨折愈合后）；全身或双下肢肌力降低或协调性差，需要独立、稳定站立者（如多发性硬化症或帕金森病患者）；需要广泛支持，以帮助活动和建立自信心者（如长期卧床或患病的老年人）。

框式助行器扶手高度的测量方法同手杖。

框式助行器具体又分为普通框式助行器、交叉步进框式助行器和助起框式助行器三种。

1. 普通框式助行器

普通框式助行器(如图 2-11 所示)为框架结构,有 4 个支脚,包括固定式和折叠式两种,具有很高的稳定性。使用时,使用者需要提起助行器前移,因此,此类框式助行器适用于上肢具有提握功能的下肢功能障碍者。

2. 交叉步进框式助行器

交叉步进框式助行器(如图 2-12 所示)为框架结构,助行器两边装有铰链,可单侧交替推进助行器前移,行进的速度比普通框式助行器快,但稳定性稍差。此类框式助行器适用于上肢肌力稍差但有一定平衡能力者。

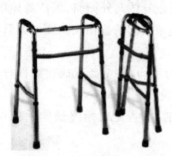
图 2-11　普通框式助行器

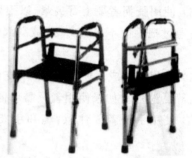
图 2-12　交叉步进框式助行器

3. 助起框式助行器

助起框式助行器(如图 2-13 所示)呈阶梯形,有助起扶手和支撑扶手。站起困难者可借助助起扶手实现从坐位到站位的转换。

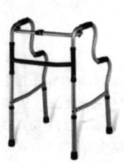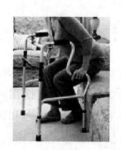
图 2-13　助起框式助行器

(二) 轮式助行器

轮式助行器是装有轮子和手柄的助行器具。有些轮式助行器还装有椅座、储物筐等辅助装置。

轮式助行器适用于老年人、双下肢功能轻度障碍或平衡能力稍差者。使用者双手支撑辅助步行,能保持连续步态。

轮式助行器具体包括两轮式助行器、三轮式助行器、四轮式助行器和四轮式助行推车。

1. 两轮式助行器

两轮式助行器（如图 2-14A 所示）类似于普通框式助行器，只是前面两个支撑腿装上了轮子，后面的支脚垫具有一定的摩擦力和防滑性能。使用时，此类助行器较易推进，使用者应具有很好的方向性，推动或提起助行器的后支脚前移。两轮式助行器适用于上肢肌力差、使用普通框式助行器行走困难者。前轮为固定轮的两轮式助行器方向性好，前轮为万向轮的两轮式助行器转弯灵活。

2. 三轮式助行器

三轮式助行器（如图 2-14B 所示）装有手闸，前轮为万向轮，转弯和移动灵活，但较其他轮式助行器稳定性能差。

3. 四轮式助行器

四轮式助行器（如图 2-14C 所示）比三轮式助行器更稳定，移动更加灵活，行进速度更快。四轮式助行器一般装有制动装置和休息座椅，适于具有较好平衡能力者在室外使用。

4. 四轮式助行推车

四轮式助行推车（如图 2-14D 所示）可用于老年人、残疾人辅助行走，同时便于购物。

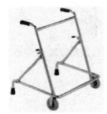 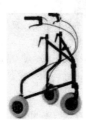 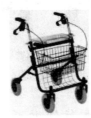 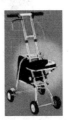

A. 两轮式助行器 　　B. 三轮式助行器 　　C. 四轮式助行器 　　D. 四轮式助行推车

图 2-14 轮式助行器

（三）座式助行器

座式助行器是由多个轮子和一个行走时支撑身体的座位或吊带组成的助行器具，也可以带前臂支撑架（如图 2-15 所示），助行自行车也属于此类。座式助行器适用于双下肢功能中重度障碍且平衡能力差者。使用时，使用者可双手支撑辅助站立和步行，并可以随时坐下休息。

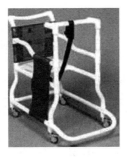 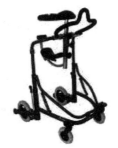

图 2-15 座式助行器

（四）台式助行器

台式助行器有轮子、支脚和支撑平台（或前臂支撑托），由双臂向前推，可能加上上身配合的装置。台式助行器的高度一般到使用者的胸部，使用时，使用者将前臂平放于支撑平台上，利用助行器辅助站立或带动身体前移，手闸可以用来控制移动速度。台式助行器支撑面积大、稳定性能好、易于推动。台式助行器适用于双下肢功能中重度障碍、上肢功能轻度障碍且平衡能力差者。

台式助行器具体包括普通台式助行器、臂托平台式助行器和吊带平台式助行器三种。

（1）普通台式助行器（如图 2-16A 所示）带有轮子、制动和前臂支撑架。

（2）臂托平台式助行器（如图 2-16B 所示）装有臂托和手制动装置，使用者可通过前臂支撑操作助行器前移。

（3）吊带平台式助行器（如图 2-16C 所示）附有裆吊带，使用时重症者可借助其托起身体。

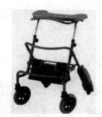 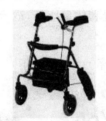 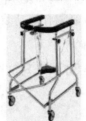

A. 普通台式助行器　　B. 臂托平台式助行器　　C. 吊带平台式助行器

图 2-16　台式助行器

（五）选用双臂操作步行辅助器具的注意事项

（1）选用时，要符合使用者的自身状况和实际需求。

（2）使用时，使用者的身体不要过分前倾或后倾，注意保持身体平衡。使用者提起或推动助行器前行时，不要使助行器距自己太远；迈步时，腿不要太靠近助行器。使用轮式助行器者，前进的速度不要过快。此外，护理者一定要注意助行器的稳定性和安全性，例如，要经常查看助行器的支脚垫是否能够全部平稳地接触地面，手握的部位是否有松动，定位销是否固定好，脚轮转动是否灵活等。

A. 软性支脚

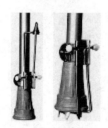

B. 冰雪防滑器

图 2-17　步行辅助器具支脚

三、步行辅助器具附件

步行辅助器具附件是指步行辅助器具结构的一部分或为实现特殊用途而与步行辅助器具一起使用的装置。

（一）步行辅助器具支脚

步行辅助器具支脚是指放置在手杖、肘拐或腋拐的底部，或框式助行器、轮式助行器的末端，用以提高步行辅助器具稳定性的装置（如图 2-17 所示）。步行辅助器具支脚有防滑、减震和耐磨的作用，可确保使用者的安全。

（二）辅助正确握持步行辅助器具的附件

它是辅助使用者牢固抓握手杖、肘拐、腋拐、框式助行器或轮式助行器的装置（如图 2-18 所示），如可调把手、覆有防滑材料的把手套、用海绵等特殊材料制成的把手等。

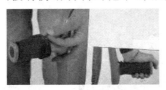

A. 把手套　　　　　B. 框式助行器辅助提起装置

图 2-18　辅助正确握持步行辅助器具的附件

（三）支撑身体特定部位的附件

它是加在步行辅助器具上，支撑身体一个或多个部位，以便使用者使用步行辅助器具时保持正确姿势的装置，如腋托、背托（如图 2-19 所示）、头托和安全带等。

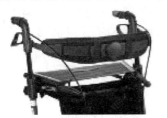
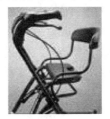

图 2-19　辅助支撑背托

（四）防止擦伤或皮肤损伤的垫子等附件

它是加在手杖、肘拐、腋拐、框式助行器、轮式助行器和台式助行器上，保护使用者，避免因反复接触步行辅助器具特定部分而擦伤或损伤皮肤的装置，如手托垫、臂托垫（如图 2-20 和图 2-21 所示）。

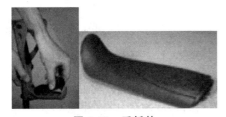
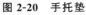
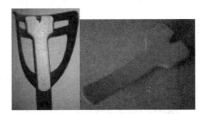

图 2-20　手托垫　　　　　　　　　　**图 2-21　臂托垫**

（五）步行辅助器具椅座

它是可加装在手杖、框式助行器、轮式助行器和台式助行器上，用以支撑使用者体重的座椅。例如，轮式助行器的可折叠和不可折叠固定椅座（如图 2-22 所示），轮式助行器和台式助行器的吊兜类椅座等。

（六）固定或携带物品的附件

它是步行辅助器具上辅助用户固定或携带物品一些装置，如篮筐、袋子（如图 2-23A 所示）、挂钩、托盘（如图 2-23B 所示）、桌面、包、供氧器固定架、伞固定架，以及框式助行器或轮式助行器携带肘拐、手杖、腋拐的固定架等。

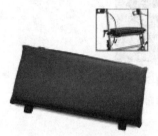

图 2-22　步行辅助器具椅座

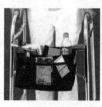 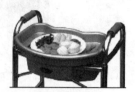

A. 袋子　　　　　　　B. 托盘

图 2-23　固定或携带物品附件

（七）固定步行辅助器具的附件

它是用以固定肘拐、手杖、腋拐、框式助行器，或停放轮式助行器的附件。例如，安装在桌子或墙壁上的拐（杖）架可以安全稳固地放置不用的手杖或肘拐（如图 2-24A 所示）；用于轮椅乘坐者的手杖固定架，安装在轮椅扶手旁，可将手杖夹住并随轮椅一起移动（如图 2-24B 所示）；以及轮式助行器停车制动装置等。

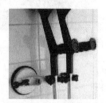 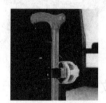

A. 拐（杖）墙壁固定架　　　B. 轮椅手杖固定架

图 2-24　固定步行辅助器具的附件

（八）有助操纵步行辅助器具的附件

它是加装在步行辅助器具上，帮助使用者控制方向和速度的装置，如推杆，防翻转轮，过门槛、路沿的装置，连续制动器等（如图 2-25 所示）。

（九）轮式助行器和框式助行器调节高度的附件

它是加装在轮式助行器和框式助行器上，用以调节步行器高度的装置（如图 2-26 所示）。

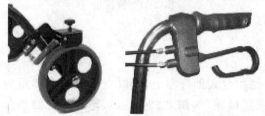 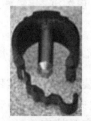

图 2-25　有助操纵步行辅助器具的附件　　　图 2-26　助行器上调节高度的安全闭锁装置

（十）步行辅助器具的照明和安全信号附件

它是加装在步行辅助器具上,照亮步行辅助器具周围或标识步行辅助器具位置的装置,如反光镜、电筒、安全指示附件(如图 2-27 和图 2-28 所示)等。

（十一）步行辅助器具的轮胎和轮子

它是加在框式助行器上,可将框式助行器改装成轮式助行器,也可加在轮式助行器最初无轮子的腿上的装置,如改装用小脚轮(如图 2-29 所示)。

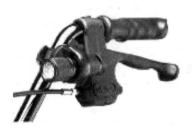

图 2-27　照明附件

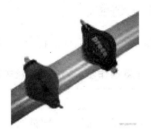

图 2-28　安全指示附件

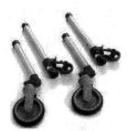

图 2-29　改装用小脚轮

四、老年人单臂操作步行辅助器具评估报告

拐(杖)只是单臂操作步行辅助器具中的一种,同类产品还有多种。此类产品的使用时机和选择依据是老年人的身体功能状况、自身需求等个人因素和对社会环境的综合评估,同时还要熟悉现有辅助器具的结构特点和功能特性。

（一）用户的功能障碍及需求评估

1. 用户的功能障碍评估

障碍类别:

□视力障碍　□听力障碍　□平衡功(机)能障碍　□声音或语言功(机)能障碍

□肢体障碍:□上肢(手)　□下肢(脚)　□躯干　□四肢

□智力障碍　□重要器官失去功能

障碍程度:□无　□轻度　□中度　□重度　□完全

临床诊断(可多选):□脑卒中　□脊髓损伤　□脑外伤　□脊髓灰质炎后遗症

　　　　　　　　　□心肺功能疾病　□运动神经元疾病　□下肢骨折或截肢

　　　　　　　　　□关节炎　□肌肉萎缩　□部分足　□其他＿＿＿＿＿＿

2. 用户的需求评估

使用目的(可多选):□日常生活　□医疗　□就业　□休闲与运动

使用环境(可多选):□室内　□邻近小区　□一般马路

使用性质:□暂时性　□永久性

现有辅助器具种类:□无　□腋拐　□肘拐　□前臂支撑拐　□单脚手杖　□四脚手杖

目前使用辅助器具：□无　□有：_____年___月___日

目前使用辅助器具来源：□自购　□民政系统补助　□教育残联系统补助
　　　　　　　　　　　　□社保系统补助　□捐赠　□租赁　□其他

目前辅助器具使用情形：□已损坏不能修复，须更新。
　　　　　　　　　　　　□规格或功能不符合用户现在的需求，须更换。
　　　　　　　　　　　　□适合继续使用，但需要另行购置一部在不同场所使用。
　　　　　　　　　　　　□部分零件损坏或需要调整，可进行修复或调整。
　　　　　　　　　　　　□符合用户现在的使用需求。

（二）用户的身体功能检查测量

对用户进行身体功能检查测量，然后填写表 2-1。

表 2-1　单臂操作步行辅助器具检查测量表

身体尺寸测量	身高：_____ cm　体重：_____ kg 腋拐长度（站立，由腋下 5 cm 量至小趾外 15 cm 处）：_____ cm 肘拐长度（站立，由肘下 2.5 cm 量至小趾外 15 cm 处）：_____ cm 前臂支撑拐、单脚手杖、三脚手杖、四脚手杖（站立，由肘关节量至小趾外 15 cm 处）： _____ cm		
站立平衡能力	站起	□不用手即可站起　□用手协助站起　□没有协助无法站起	
	站起前的尝试次数	□一次即站起　□超过一次才站起　□没有协助无法站起	
	站起后 5 秒内平衡	□无需辅助器具或其他支撑仍稳固 □需辅助器具或其他支撑才稳固 □不稳（脚步移动、躯干摇晃）	
	站立平衡	□窄底面无须支撑 □宽底面（足跟内侧距离＞10 cm）需辅助器具或其他支撑 □不稳	
张力异常	头、颈　□无　□低张　□高张		躯干　□无　□低张　□高张
	左上肢　□无　□低张　□高张		右上肢　□无　□低张　□高张
	左下肢　□无　□低张　□高张		右下肢　□无　□低张　□高张
上肢关节活动度异常		左	右
	肩关节	□无　□受限	□无　□受限
	肘关节	□无　□受限	□无　□受限
	腕关节	□无　□受限	□无　□受限
躯干与上肢肌力		左	右
	肩屈曲	□5　□4　□3　□2　□1　□0	□5　□4　□3　□2　□1　□0
	肩下压	□5　□4　□3　□2　□1　□0	□5　□4　□3　□2　□1　□0
	肘伸肌	□5　□4　□3　□2　□1　□0	□5　□4　□3　□2　□1　□0
	腕伸肌	□5　□4　□3　□2　□1　□0	□5　□4　□3　□2　□1　□0
	指屈肌	□5　□4　□3　□2　□1　□0	□5　□4　□3　□2　□1　□0

（三）单臂操作步行辅助器具选用建议

（1）类型：□腋拐　□肘拐　□前臂支撑拐　□单脚手杖　□四脚手杖

（2）是否需要接受操作训练：□不需要　□需要

（3）是否需要安排跟踪回访时间：□不需要　□需要：_____年___月___日

（4）其他建议事项：_____

（四）单臂操作步行辅助器具后续跟踪回访记录

（1）辅助器具采购结果是否与原处方相符：
　　□完全相符。
　　□功能、形式与原处方相符，部分规格及零配件略有出入，但大致相符。
　　□功能、形式或规格与原处方有显著差异，与原处方精神不符。
　　□其他：_____
（2）修改、调整与使用训练：
　　□无须修改及调整。
　　□需修改调整以符合使用需求。
　　□建议配合使用训练以期能安全操作。

五、老年人双臂操作步行辅助器具评估报告

当老年人的运动功能障碍程度加剧，单臂操作步行辅助器具不足以支撑其站立、行走时，则应考虑为其选择双臂操作步行辅助器具。

（一）用户的功能障碍及需求评估

1. 用户的功能障碍评估

障碍类别：

□视力障碍　□听力障碍　□平衡功(机)能障碍　□声音或语言功(机)能障碍

□肢体障碍：□上肢(手)　□下肢(足)　□躯干　□四肢

□智力障碍　□重要器官失去功能

障碍程度：□无　□轻度　□中度　□重度　□完全

临床诊断(可多选)：□脑卒中　□脊髓损伤　□脑外伤　□脊髓灰质炎后遗症
　　　　　　　　　□心肺功能疾病　□运动神经元疾病　□下肢骨折或截肢
　　　　　　　　　□关节炎　□肌肉萎缩　□部分足　□其他_____

2. 用户的需求评估

使用目的(可多选)：□日常生活　□医疗　□就业　□休闲与运动

使用环境(可多选)：□室内　□邻近小区　□一般马路

使用性质：□暂时性　□永久性

现有辅助器具种类：□无　□普通框式助行器　□助起框式助行器

　　　　　　　　　□交叉步进框式助行器　□两轮式助行器　□三轮式助行器

　　　　　　　　　□四轮式助行器　□座式助行器　□台式助行器　□其他_____

目前使用辅助器具：□无　□有：_____年___月____日

目前使用辅助器具来源：□自购　□民政系统补助　□教育残联系统补助

　　　　　　　　　　□社保系统补助　□捐赠　□租赁　□其他

目前辅助器具使用情形：□已损坏不能修复，需更新。

　　　　　　　　　　□规格或功能不符合用户现在的需求，需更换。

　　　　　　　　　　□适合继续使用，但需要另行购置一部在不同场所使用。

　　　　　　　　　　□部分零件损坏或需要调整，可进行修复或调整。

　　　　　　　　　　□符合用户现在的使用需求。

（二）用户的身体功能检查测量

对用户进行身体功能检查测量，然后填写表 2-2。

表 2-2　双臂操作步行辅助器具检查测量表

身体尺寸测量	身高：_____ cm　体重：_____kg 助行器高度（站立，肘弯曲 20°，由手掌量至小趾外 15 cm 处）：_____ cm			
站立平衡能力	站起	□不用手即可站起　□用手协助站起　□没有协助无法站起		
	站起前的尝试次数	□一次即站起 □超过一次才站起 □没有协助无法站起		
	站起后 5 秒内平衡	□无需辅助器具或其他支撑仍稳固 □需辅助器具或其他支撑才稳固 □不稳（脚步移动、躯干摇晃）		
	站立平衡	□窄底面无须支撑 □宽底面（足跟内侧距离＞10 cm）需辅助器具或其他支撑 □不稳		
张力异常	头、颈 □无　□低张　□高张		躯干　□无　□低张　□高张	
	左上肢 □无　□低张　□高张		右上肢 □无　□低张　□高张	
	左下肢 □无　□低张　□高张		右下肢 □无　□低张　□高张	
上肢关节活动度异常		左	右	
	肩关节	□无　□受限	□无　□受限	
	肘关节	□无　□受限	□无　□受限	
	腕关节	□无　□受限	□无　□受限	
躯干与上肢肌力		左	右	
	肩屈曲	□5 □4 □3 □2 □1 □0	□5 □4 □3 □2 □1 □0	
	肩下压	□5 □4 □3 □2 □1 □0	□5 □4 □3 □2 □1 □0	
	肘伸肌	□5 □4 □3 □2 □1 □0	□5 □4 □3 □2 □1 □0	
	腕伸肌	□5 □4 □3 □2 □1 □0	□5 □4 □3 □2 □1 □0	
	指屈肌	□5 □4 □3 □2 □1 □0	□5 □4 □3 □2 □1 □0	

（三）双臂操作步行辅助器具选用建议

（1）类型：□普通框式助行器　□助起框式助行器　□交叉步进框式助行器
　　　　　□两轮式助行器　□三轮式助行器　□四轮式助行器　□座式助行器
　　　　　□台式助行器

（2）助行器配件：
　　□不需要
　　□需要：□置物篮　□桌面　□杯架　□手杖架　□椅座
　　□加用前臂承重板　□前臂板加固带　□前臂板加垂手握把
　　□躯干支撑板　□躯干俯靠板　□腿外展带　□悬吊式座椅

（3）是否需要接受操作训练：□不需要　□需要

（4）是否需要安排跟踪回访时间：□不需要　□需要：_____年___月___日

（5）其他建议事项：_____

（四）双臂操作步行辅助器具后续跟踪回访记录

1. 辅助器具采购结果是否与原处方相符
　　□完全相符。
　　□功能、形式与原处方相符，部分规格及零配件略有出入，但大致相符。
　　□功能、形式或规格与原处方有显著差异，与原处方精神不符。
　　□其他：_____

2. 修改、调整与使用训练
　　□无须修改及调整。
　　□需修改调整以符合使用需求。
　　□建议配合使用训练以期能安全操作。

◤任务训练

　　请根据以下案例描述，为用户制订步行移动辅助器具服务方案，包括为其选择合适的步行移动辅助器具，设计使用训练方案，安排随访时机等。

　　（1）王某，男，出生于1948年7月，右大腿截肢，残肢长度8 cm左右。肢体残疾功能障碍情况：行走需要他人扶助或拄拐，站立需要借助支撑，能独立移位，能独立坐起。站立平衡需要借助其他支撑，坐位能保持平衡，头部能控制，躯干能控制，手臂控制较好，双手抓握较好，双手手指较好。如厕需要协助，饮食可自理，穿脱衣物可自理，洗浴需要协助。

　　（2）孙某，男，出生于1963年9月，脊髓灰质炎后遗症，双下肢无活动功能。肢体残疾功能障碍情况：行走需要他人扶助或拄拐，站立需要借助支撑，移位需要他人协助，坐起需要他人协助。站立平衡需要借助其他支撑，坐位平衡需要借助其他支撑，头部能控制，躯干需支撑方能控制，手臂控制较好，双手抓握较好，双手手指较好。如厕可自理，饮食需要协助，穿脱衣物可自理，洗浴可自理。

任务二　为老年人选择合适的轮式移动辅助器具

◇◇◇◇ 情境引入 ◇◇◇◇

在步行辅助器具的帮助下，老年人提高了站立平衡和稳定行走的能力，使自身的活动范围从室内扩大至户外乃至社区。但是，对于下肢严重运动障碍者，以及需要进行长距离、大范围活动的使用者来说，步行辅助器具无法满足或者效率低下，此时就需要考虑选用轮式移动辅助器具来实现更高的移动需求。移动能力是个人参与社会生活诸多方面的基本需求，而轮椅对于大多数人来说是保障移动能力最好的工具，自主的移动使使用者参与学习、工作、文化生活及保持卫生健康成为可能。如果没有轮椅，他们也许只能被限制在家里，不能过上丰富多彩的生活。为有需求的老年人配置一辆适用的轮椅对他们来说是很重要的事情。在为老年人选择配置轮椅时，应尽可能地满足老年人在身体、功能和环境方面的需求。

某报纸曾报道过一篇文章：《偏瘫老人急需"轮椅处方"》。文中提到，"轮椅座深不恰当，竟然造成老伴小腿麻痹、下肢肌肉萎缩。"在某医院康复中心，张阿姨告诉医生，因为一台"不合体"的轮椅，差点让脑卒中后偏瘫的老伴"雪上加霜"。该中心医生表示：轮椅每个部分和身体之间的关系都要经过评估，要确定最合适的"轮椅处方"，如果没有选用到合适的轮椅，轻则不舒服，重则造成生活上的不便，甚至会对身体造成二次伤害。一辆合适的轮椅，可以给患者带来方便；选择不当，则会适得其反，会让血液循环不畅，造成压疮及其他种种问题，压疮会让病人疼痛难忍，甚至需要入院治疗。

通过对本任务的学习，学生将能够为老年人选择最合适的轮式移动辅助器具，配备恰当的附件，并指导老年人正确使用、保养这些器具。

知识要点

轮椅是为行走或移动困难者提供轮式移动和座椅支撑的设备。用户借助轮椅能摆脱卧床，保持坐位，改善循环系统功能，用小量的上下肢活动来驱动轮椅，最大限度地恢复或代偿运动功能，提高独立性，扩大生活范围，参加各种社会生活以及娱乐活动，进而达到调节生活、改善生活质量的效果。轮椅给用户提供了移动能力，并帮助他们在社区里过上一种积极而充实的生活。因此，轮椅不仅是老年人、残疾人的移动辅助器具，还是他们行使权利和实现平等参与的重要工具。

世界卫生组织在《资源有限地区手动轮椅服务指南》一书中提出"适用的轮椅"的概念，明确指出为了保证轮椅的适用性，需要做到以下几点：符合用户需求和环境条件；提供正确的安装及体位支撑功能；安全、耐用；可应用于农村；可在农村以合理的价格进行购买和维修，并得到持续的服务。轮椅用户表现出对大范围移动能力的需求，而这些需求往往是基于提升有尊严的移动能力。根据《世界残疾报告》中有关研究数据测算,全世界有近 1 亿人需要轮椅,但事实上只有少数人通过某些途径得到了轮椅,而且只有极少数人能够得到一辆适用的轮椅。

一、手动轮椅的选用

世界卫生组织对手动轮椅的定义为:由用户本人或他人推动的轮椅。我国国家标准规定手动轮椅(车)是以用户手驱动、脚踏驱动或照护者手推为动力,至少有 3 个车轮的车辆,包括手动三轮轮椅车和手动四轮轮椅车。

手动轮椅不仅是肢体功能障碍老年人的代步工具,更是他们进行身体锻炼和参与社会活动的工具。选用适用的手动轮椅与得到适用的医药处方同等重要。在为老年人选用轮椅时,应以开发其潜能,使其获得最大的独立自主性为目标,应全面考虑他们的健康状况、体位和功能等身体需求,生活和使用轮椅的环境需求,以及在轮椅上做事的生活方式需求等。

(一)手动轮椅的使用时机和使用目的

1. 使用时机
(1)步行运动功能丧失,步行效率不高,安全令人担忧时;
(2)心肺功能衰竭,肌肉、骨骼系统永久或暂时损伤或不稳定时;
(3)意识不清,但有坐姿或运送、移动的需求。

2. 使用目的
(1)改善呼吸,增大肺活量;
(2)坐姿进食,以增强吞咽反射;
(3)改进信息传递能力;
(4)扩大视野;
(5)改善膀胱的控制能力;
(6)有效预防压疮;
(7)改善血液循环;
(8)增强平衡控制力;
(9)增强双上肢功能。

(二)手动轮椅的分类

1. 按照《功能障碍者用辅助产品——分类与术语》(ISO 9999-2016)分类

根据《功能障碍者用辅助产品——分类与术语》(ISO 9999-2016),手动轮椅可分为:双侧手轮驱动轮椅车、双侧摇杆驱动轮椅车、单侧手轮驱动轮椅车、手轮驱动兼动力辅助轮椅车、脚驱动轮椅车、照护者控制的人力轮椅车和照护者控制的动力辅助轮椅车。

2. 按照《康复辅助器具 分类和术语》(GB/T 16432—2016,等同采用 ISO 9999-2011)分类

根据我国国家标准《康复辅助器具 分类和术语》(GB/T 16432—2016,等同采用 ISO 9999-2011),手动轮椅可分为以下几种。

（1）双手驱动轮椅车：用户双手推动轮子或轮子的手圈驱动的轮椅车，包括前轮驱动和后轮驱动等。

（2）摆杆驱动轮椅车：用户用手操作摆杆驱动的轮椅车。

（3）单手驱动轮椅车：用户仅用一只手驱动的轮椅车，包括单手摆杆驱动和单手轮驱动等。

（4）动力辅助手动轮椅车：用户用手推动轮子的手圈，同时有一个或两个电动机构辅助驱动一个或两个轮子的轮椅车。

（5）脚驱动轮椅车：用户仅用脚驱动的轮椅车。

（6）护理者操控的手动轮椅车：由护理者双手推动轮椅手柄来推进和操纵的轮椅车，包括推车、运输椅等。

（7）护理者操控的动力辅助轮椅车：由护理者双手推动轮椅车手柄，同时有一个或两个电动机构辅助驱动一个或两个轮子的轮椅车。

3. 按照轮椅的构造分类

按照构造不同，轮椅可分为：固定式轮椅、折叠式轮椅、可躺式轮椅、可站立式轮椅和倾斜式轮椅。

（三）手动轮椅的构成及其常用部件

1. 手动轮椅的构成

手动轮椅主要由身体支撑系统、推进系统、转向系统和制动系统构成。

（1）身体支撑系统：轮椅直接支撑或容纳用户身体的部件组合，主要包括以下部件。

① 椅座：直接支撑用户臀部的部件。

② 靠背：支撑用户背部的部件。

③ 扶手：支撑用户手臂的部件。

④ 腿托：支撑用户小腿的部件。

⑤ 脚托板：放置用户足部的部件。

（2）推进系统：推动轮椅所需的部件组合，主要包括推进操纵装置、传动装置、推进轮和手推圈。

（3）转向系统：轮椅转向所需的复合装置，主要包括转向操纵装置、传动装置和转向轮。

（4）制动系统：制动轮椅的组合装置，主要包括制动操纵装置、传动装置和车轮制动器。

通常情况下，轮椅的推进系统、转向系统和制动系统的操纵装置和传动装置是组合成一体的。

2. 手动轮椅的常用部件

普通手动轮椅的常用部件有：轮椅车架、车轮、制动装置、坐姿支撑系统（椅座、坐垫、靠背等）（如图 2-30 所示）。

（1）轮椅车架。

车架是轮椅的核心结构，多为薄壁钢管制成，表面进行镀铬、烤漆或喷塑处理，高档轮椅车架采用铝或钛合金材料，以减轻轮椅的重量。不同轮椅车架材料的对比如表 2-3 所示。

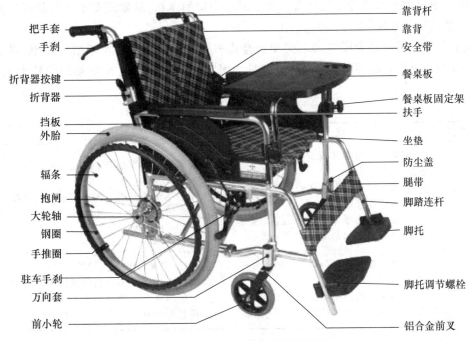

图 2-30　普通手动轮椅的常用部件

把手套
手刹
折背器按键
折背器
挡板
外胎
辐条
抱闸
大轮轴
钢圈
手推圈
驻车手刹
万向套
前小轮

靠背杆
靠背
安全带
餐桌板
餐桌板固定架
扶手
坐垫
防尘盖
腿带
脚踏连杆
脚托
脚托调节螺栓
铝合金前叉

表 2-3　不同轮椅车架材料的对比

车架材料	优　点	缺　点
中碳钢	在没有高技术焊接设备的条件下,易于修理和焊接,强度质量比中等	相对较重
不锈钢	耐腐蚀性强	强度质量比较其他钢材差
铬钢	强度质量比高,高性能钢	价格比中碳钢车架高
铝合金	强度质量比高	价格比中碳钢车架高
钛合金	强度质量比非常高,耐腐蚀性强	价格非常高
合成材料	强度质量比高,能做成非常规形状	表面容易形成缺口

　　轮椅车架可分为盒式车架和悬臂式车架两种。盒式车架(如图 2-31A 所示)非常坚固,通过坐垫、轮子及与轮子相连的其他装置所形成的减震系统来减震。悬臂式车架(如图 2-31B

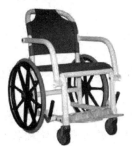

A. 盒式车架

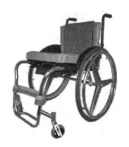

B. 悬臂式车架

图 2-31　手动轮椅车架

所示）需要通过增加弹性等方法减震。为了减小轮椅的体积，悬臂式车架尽可能减少使用的钢管数，结构简单紧凑，焊接点少。

　　轮椅车架亦可以分为固定式车架和折叠式车架两种。固定式车架结构简单，强度和刚度好。折叠式车架折起后体积小，便于携带。固定式车架与折叠式车架的优缺点如表 2-4 所示。

表 2-4　固定式车架与折叠式车架的优缺点

车架类型	优　点	缺　点
固定式车架	① 车架上附加零件较少，因此在相同的重量时强度更高 ② 通常比同类的折叠式轮椅车更轻 ③ 可移动零件较少 ④ 能满足轮椅车篮球运动的规定要求 ⑤ 座位与靠背的角度通常可调节	① 为了将轮椅车装在汽车上，需要可拆式快卸后轮 ② 在不平坦的路面上用户可能会感觉颠簸 ③ 不能折叠成较小的包装体积，因此不便在汽车或飞机上储藏
折叠式车架	① 可以折叠成较小的体积，方便在汽车或飞机上储藏 ② 在不平坦的路面可使四轮着地 ③ 不需拆除任何零件即可折叠、储藏	① 移动、可调节和可拆卸的零件较多 ② 可能不能满足用户运动或休闲活动的要求 ③ 座位与靠背的角度通常不可调节 ④ 折叠时或有柔性变化时会降低侧向稳定性

　　折叠式车架有不同的折叠方式：交叉支柱折叠、平行支柱折叠、向前折叠等。

　　① 交叉支柱折叠：交叉支柱折叠又可分为单交叉折叠（如图 2-32A 所示）和双交叉折叠（如图 2-32B 所示），车架结构像 X 形。采用这类折叠方式的车架应加入锁定装置，以减少可能出现的倾斜问题。

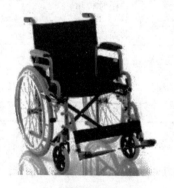 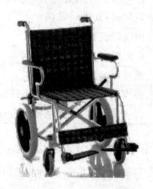

A. 单交叉折叠　　　　　　　　　　B. 双交叉折叠

图 2-32　交叉支柱折叠车架

　　② 平行支柱折叠：采用这种折叠方式的轮椅展开时整体结构显得很坚固，需要时还可局部折叠（如图 2-33 所示）。

　　③ 向前折叠：把轮椅的前端和轮椅的靠背用铰链连接起来，折叠靠背的折叠轴在椅座上方，折叠轮椅前端的折叠轴在椅座下方，采用这种折叠方式的轮椅操作较麻烦（如图 2-34 所示）。

　　配置轮椅车架时应考虑以下问题：轮椅需达到哪些特殊要求？用户的脑力和体力状况怎样？可利用的资源如何？有什么样的相关配件可用？

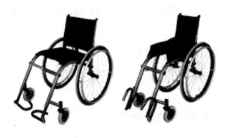

A. 折叠前　　　　B. 折叠后

图 2-33　平行支柱折叠车架

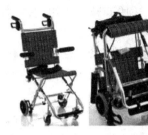

A. 折叠前　　　B. 折叠后

图 2-34　向前折叠车架

（2）车轮。

手动轮椅的车轮包括一对大轮和一对小脚轮。大轮上装有手推圈，小脚轮为万向轮，可自由转向。大轮直径一般为 51 cm、56 cm、61 cm、66 cm，小脚轮直径一般为 12.7 cm、15 cm、18 cm、20 cm。

① 大轮。

轮椅的大轮通常为后轮，是轮椅的主要承重部位。其位置若靠前，轮椅容易推动，位置若靠后，轮椅后方的稳定性好。确定后轮具体位置的原则是尽可能地使用户具有最佳的推动轨迹，同时能根据用户的技巧和能力保证他们的安全和平衡性。轮椅大轮分为辐条气胎式和铸造硬胎式两种。辐条气胎式车轮较轻、灵活性强，比较适于运动轮椅，其平稳性与辐条的张力调节有关，且在使用一段时间后需要适当调整。铸造硬胎式车轮的平稳性在制造期间就已经得到保证。

手轮圈带动大轮推进轮椅，其直径一般比大车轮小 5 cm，有时在表面加橡胶，以增加摩擦力，或增加带有突起的推动把手，以便于操作。把手的大小影响推动效率，小的把手需要大的力量启动，但容易保持速度；大的把手所需启动力小，但不容易保持速度。把手有水平推动把手、垂直推动把手和加粗把手三种：水平推动把手用于 C5 脊柱损伤、肱二头肌健全、靠屈肘力推动时；垂直推动把手用于类风湿性关节炎患者肩手关节活动受限时；加粗把手用于手指运动严重受限且不易握拳者。

② 小脚轮。

小脚轮用于轮椅转弯和行驶，通常在大轮之前，但下肢截肢者用的轮椅常将小脚轮放在大轮之后。小脚轮有充气和非充气之分，充气小脚轮比较平稳，但不耐用，保养性差；非充气小脚轮一般为聚亚安酯硬胎，比较耐用，但平稳性差。小脚轮越小，转弯半径越小，越易于快速转弯，但小脚轮容易陷入道路坑洞或裂缝中，减震性也比较差，适合室内使用或运动；小脚轮越大，清障功能越好，驾驶越平稳，越容易降低滚动阻力，在不平路面滚动越舒畅，适合室外使用。选定小脚轮时需考虑的因素有：小脚轮的抖动（行驶达到一定速度后小脚轮的摆动或振动）、小脚轮的浮地（一个小脚轮不能着地的情况）、平行性（两个小脚轮平面的平行关系）等。

轮椅车轮轮胎一般包括非充气轮胎、充气轮胎、半充气轮胎和无内胎充气轮胎四种。

A. 非充气轮胎又分全泡沫轮胎和硬实心轮胎，硬实心轮胎易推动、保养简单，但减震性差，在不平路面振动大。

B. 充气轮胎有减震作用，在室外不平路面行驶平稳、舒适，但容易破损，需定期检查并及时充气。

C. 半充气轮胎采用硬橡胶或硬塑料结构，性能接近充气轮胎。

D. 无内胎充气轮胎同汽车轮胎，安全可靠。

（3）制动装置。

手动轮椅的制动装置主要有行驶制动器、驻车制动器和倾倒杆等。

① 行驶制动器。

行驶制动器多采用装在把手上的线闸使行驶中的轮椅停止或减速，用于护理者减速或防止轮椅的向后滑动。

② 驻车制动器。

驻车制动器可避免轮子的滚动，可将轮椅锁住使其无法转动，但并不能避免轮椅的滑动，只是保持轮椅处于静止状态，不用作轮椅行驶时的停车操作。凹口式刹车和肘节式刹车较常见，选择时主要应考虑施行和松开车轮的锁紧力及刹车力量，对于手臂力量或移动范围受到限制的用户来说，延长锁紧机构手柄长度能有效地减小所需锁力。驻车制动器安装在高、中、低位置均可，安装在较低的位置时，离用户较远，用户难以触及，但可减少用户的手受伤的可能；安装在较高位置时，用户容易触及，但当用户转动轮胎（有时转动轮胎会得到较大的驱动力）而不是通过手推圈驱动轮椅时，可能伤及用户的手，且会妨碍轮椅的移动。当用户在离开或进入轮椅时必须确保双侧驻车制动处于锁紧状态。

③ 倾倒杆。

在轮椅过度后倾时倾倒杆先着地，可防止轮椅向后方倾倒。此外，当需要抬起小脚轮时可踏下倾倒杆。

（4）椅座。

除移动功能外，所有的轮椅都提供坐姿和体位支撑功能。好的体位支撑对所有用户来说都是十分重要的，特别是对那些脊椎不稳定或可能发生继发性畸形的用户。所有与用户身体接触的轮椅部件都提供坐姿和姿势支持功能，以及减压功能，轮椅的这些部件可以共同帮助用户保持舒适的、功能性的体位。

轮椅椅座一般有悬吊椅座和实心椅座两种。悬吊椅座由帆布或乙烯基塑料等软性材料制成，长期受力作用下易变形；实心椅座一般由木材、金属板或塑料制成。

使用劣质或不合格的材料制成的悬吊椅座通常会很快地被拉伸，变得松弛直到断裂，这就意味着用户坐在一个不稳定且没有减压的椅座上，其结果往往会导致用户发生压疮，或者因为不舒适而停止使用轮椅。这时，应为悬吊椅座设计减压垫，其底部轮廓曲面与悬吊面贴合，可通过从前向后切割坐垫的两侧、底部和边缘边框与悬吊曲面相吻合。

根据世界卫生组织相关服务指南，轮椅的椅座一般应满足以下要求。

① 椅座要有平滑的连续表面，以免割伤或夹伤用户的皮肤。

② 椅座相对于水平面的角度应为 0°～12°（椅座的前面要高于后面）。

③ 椅座左右必须水平等高。

④ 椅座的高度、深度和宽度等尺寸范围应适合用户的体形和尺寸范围，这些尺寸建议根据用户的实际身体尺寸来确定。

⑤ 悬吊椅座设计使用的材料在长时间承受用户体重后应不会被拉伸。

⑥ 悬吊椅座和实心椅座应分别使用专门为其设计或修改的坐垫。

（5）坐垫。

坐垫能够增加受压部位的承重面积，降低局部压强，使压力分配均匀，减少用户皮肤擦伤和发生压疮的可能性；另外，坐垫能给用户提供足够的承托，使其乘坐舒适，有利于保持稳定的坐姿。不合适的减压坐垫最可能导致压疮、严重伤害或早期死亡。对许多用户而言，舒适的坐垫可以延长他们使用轮椅的时间。选择轮椅坐垫的三个重要参考因素是舒适、减压和姿势支持。一般要求坐垫应软硬适中，有良好的均压性、透气性、散热性、吸湿性，以及便于清洁等。根据使用材料和内部填充物不同，可供选择的坐垫主要有以下几种。

① 泡沫塑料垫：有一定均压作用，价格便宜，但透气性、散热性、吸湿性较差，常需配合透气透水性好的垫套使用。

② 成型泡沫塑料坐垫：用计算机数控磨床根据用户的身体尺寸，将高密度聚氨酯海绵坯打磨成的马鞍形坐垫。这种坐垫舒适性好，能有效控制用户脊柱变形。

③ 凝胶垫：有非常好的均压作用，但透气性、吸湿性差，最好配合羊皮垫使用。

④ 纤维垫：柔软易滑移，有一定的透气性、散热性和散湿性，与泡沫塑料坐垫配合使用效果更好。

⑤ 充气垫：有很好的均压性、透气性及散热性，有助于稳定坐姿，长时间使用可改善或矫正不正确的坐姿；破损后能修补，有污渍时还可以擦洗。

⑥ 充水垫：均压性好，可降低皮肤组织的温度，从而减少形成压疮的可能性，但易破损。

⑦ 羊皮垫：有良好的透气性、吸湿性、散热性及舒适性，可防止汗液浸渍皮肤，适于制作各种衬垫。

⑧ 高弹性太空棉垫：有一定的透气性、散热性和散湿性，常与塑料海绵垫配合使用。

根据世界卫生组织相关服务指南，轮椅的坐垫一般应满足以下要求。

① 坐垫应该能从轮椅上拆卸。

② 坐垫可以方便地使用诸如肥皂和水等进行清洁。

③ 坐垫的尺寸应适配于椅座。

④ 要清晰地说明正确使用和放置坐垫的方法（如哪面朝上，哪面朝前）。

⑤ 减压坐垫应减少压疮发生高风险区域（常见于坐骨结节和骶骨）的压力。

⑥ 减压坐垫应减少用户皮肤和坐垫之间的湿气。

⑦ 减压坐垫及其表面材料不应产生大的压力，过大的压力会降低坐垫表面的减压效果。

⑧ 减压坐垫在使用地区的任何天气情况下都应保持其减压特性。

⑨ 为用户提供使用和保养坐垫的方法、期望寿命、更换期以及使用中的特殊风险等信息。

（6）靠背。

靠背有低靠背、高靠背、可倾斜靠背、不可倾斜靠背之分，亦有软垫式靠背和硬板式靠背两种。

一些用户需要更高的靠背，以获得更好的支撑。而对另一些用户来说，高靠背可能会降低他们推进轮椅的能力。一般轮椅都为低靠背，低靠背上沿一般位于用户肩胛骨下2～3 cm处，这样，用户躯干活动范围大，同时要求用户有一定的躯干平衡和控制能力。高靠背上沿一般超过用户肩部，可附加颈托、头托，高靠背一般为可倾斜式，可调节角度，以预防臀部压疮，还可把靠背放平。

椅座和靠背的角度应为 80°～100°，靠背应能维持脊椎的自然弯曲，保证用户背的中部能比下部骨盆处得到更好的支撑，从而得到更好的休息。

由背靠杆延伸出来的把手，除便于照护者推行轮椅时抓握外，还可让用户用手勾着以维持平衡，并且在轮椅向后倾倒时能够吸收冲击。

（7）其他支撑部件。

手动轮椅的其他支撑部件主要有扶手、脚托板、足踝带、足跟环和脚缓冲器。

① 扶手。

扶手仅作临时的支撑用，在用户休息时对其手臂有支撑作用，而在其他姿势（如推进）时，用户的手臂应保持活动自由。扶手亦可以帮助用户进行上下轮椅的转移，并不能起到稳定身体的侧向支撑作用。扶手一般高出椅面 22.5～25 cm，高度通常可调，一般在前臂手托下安装有角度调节器，可使患肢得到多种位置的放置，还可架上搭板，供用户读书、就餐。

扶手可分为长扶手和短扶手两种。短扶手又称书桌型扶手，呈台阶状，前方比后方矮，便于轮椅接近桌子。短扶手反向安装时，可作为用户站立时的支撑扶手。扶手亦可分为固定式扶手和可拆卸式扶手两种。可拆卸式扶手便于用户从侧面进出轮椅，以靠近桌子，以及方便在轮椅与床、汽车等之间转移。

② 脚托板。

脚托板一般有固定式、开合可卸式和膝部角度可调式三种。脚托板的角度可根据足踝的屈曲或伸展调节，足跟的环状物可防止脚滑出，还可增加脚带或者 H 形固定物，以防止小腿后滑。开合可卸式脚托板可向两侧分开或卸下，便于用户接近床沿；膝部角度可调式脚托板与高靠背轮椅配套使用时便于用户取半卧位。使用时，应注意脚托板的高度，经过正确的调节可以减少座椅上的压力，使用户处于一种健康的坐姿；若脚托板过高，则造成屈髋角度过大，易引起压疮。脚托板需要足够的长度和宽度来支撑足部，但不能给折叠或转向造成困难。

③ 足踝带。

足踝带用于将踝部固定在脚托板上，以防止踝部脱离脚托板。

④ 足跟环。

足跟环固定在脚托板后方，用于防止足跟滑脱。

⑤ 脚缓冲器。

脚缓冲器主要用来保护用户的足尖，防止其足尖受到外界物品的冲撞。

（四）手动轮椅服务

在步行能力受限者的康复过程中，提供一辆适用的轮椅十分重要。如何才能正确配置轮椅，以尽可能地满足用户在身体、功能和环境等方面的需求呢？需要有一种针对用户个体需求的方法，比较有效的方法是通过轮椅服务促进轮椅供应。轮椅服务在评估用户个体需求、协助选择适用的轮椅、培训用户和护理人员等方面提供了一个框架，同时提供配套的支持，并推介到其他适当的服务当中。

1. 轮椅服务的策略

轮椅服务的开展需要周密的资源规划和管理，一般可以采用以下一些策略来启动或者进一步发展轮椅服务。

（1）提供轮椅及其配套服务。

有不同的轮椅供应方法可以满足用户的需求，不管选择什么样的方法，重要的是提供基本的轮椅服务。目前，人们对轮椅用户个性化评定、适配和培训等方面重要性的认识正在不断加强。在世界上一些资源有限的地区大力倡导普及型轮椅的过程中，人们已经通过不同的服务模式建立起一套轮椅服务体系，这些服务模式包括基于中央或基于社区的服务、"扎营"式的流动服务、轮椅捐赠等。在一些国家，用户群体见多识广，而且服务提供者具备必要的知识和技术，轮椅服务正在与现有的康复服务逐步整合。人们的共同目标就是确保用户通过选择最适用的轮椅，来获取熟练的辅助技术服务。

（2）利用现有的专业人员。

经过专业培训后，许多卫生和康复方面的专业人员应能承担起基本轮椅服务的职责。例如，社区保健工作者、社区康复工作者、护士、物理治疗师、作业治疗师、矫形器师和假肢师，他们可以通过参加专业培训来完成轮椅服务的临床应用。经过专业培训后，熟练的工艺师及机械、矫形器、假肢方面的制作师也应能够承担与轮椅相关的技术任务。

（3）在社区水平满足用户的需求。

通过本地区轮椅服务中心支持的社区组织的网络工作（如康复和保健项目），轮椅用户在社区就可以获得轮椅供应中某些方面的服务。

轮椅服务的专业人员能够为社区项目人员提供轮椅基础服务的培训。这种服务方式可以最大限度地适应那些需要简单轮椅，并且无须另外的改制、体位支持或者压疮护理的用户。对于有着更为复杂需求的用户来说，就需要更为专业的人员来提供服务，例如，他们可以通过轮椅服务中心的外展服务来获取相关服务。如果这类外展服务无法开展，这些用户就需要自己去轮椅服务中心。但是，如果他们已经拥有了一辆适用的轮椅，那么给予他们支持的将是社区工作者。关于轮椅服务中心和社区轮椅服务点这两级轮椅服务的描述如表 2-5 所示。

表 2-5　轮椅服务中心和社区轮椅服务点两级轮椅服务

项　目	特　征	主要功能
轮椅服务中心	① 以中心为基础 ② 设施（尽可能地共享现有的卫生或康复服务）：临床和用户培训设施、车间设置 ③ 员工：致力于轮椅服务中心的工作，接受过能够满足各种用户需求的专业培训	① 对所有用户提供轮椅服务 ② 社区外展：连接社区轮椅服务和推介网络 ③ 培训、支持和监督社区轮椅服务和相关人员 ④ 推介资源方面的教育 ⑤ 连接教育、就业和其他主要服务部门
社区轮椅服务点	① 以服务点为基础，从事在社区能够开展的轮椅服务 ② 设施（与其他社区的卫生与康复项目共享）：享有临床和用户培训设施，以及基本的车间设置 ③ 员工：社区保健和康复工作人员，接受过的培训包括基本的轮椅发放服务、监督及如何获得轮椅服务中心员工的支持	① 用户的轮椅服务要求只是基本的轮椅供应，而不需要个性化修改或者额外的身体支撑部件 ② 鉴别那些有着复杂需要的用户，并推荐其去轮椅服务中心 ③ 在适当的地方为有复杂需求的社区用户提供随访、维护及维修支持 ④ 为用户提供无障碍支持，包括用户生活环境的改造等，如扩宽入口及坡道

轮椅服务可以利用当地的工业技术、工艺和生产能力，例如，自行车修理店同时能够维修轮椅，管道设备的制造者具备制造轮椅的基本技能和知识。

（4）将轮椅服务整合到现有的卫生或康复服务中。轮椅服务中心或部门可以建立在现有的卫生或康复服务机构内。类似的服务机构（如假肢矫形服务机构和脊髓损伤中心）如果已经有为用户提供保健或康复方面的服务能力，那么，将轮椅服务整合进去就非常合适。

轮椅服务可以扮演双重角色，一方面，直接为用户供应轮椅；另一方面，通过与社区层面的项目和组织合作，支持社区的基本服务。

2. 手动轮椅服务的步骤

轮椅服务通常按照一定的步骤实施，世界卫生组织把手动轮椅服务分为八个关键步骤（如表 2-6 所示）。

表 2-6　手动轮椅服务的八个关键步骤

步　骤	概　要	图　示
推介和预约	推介系统取决于国内现有的服务。用户可以自行推介，也可以通过政府或社会组织的相关网络获得推介，还可以通过来自社区、地区或地方水平的志愿者获得推介。如果还有人没有接受任何的社会或健康护理服务，或没有上学、工作、参与社区活动，那么推介服务就要积极地去鉴定潜在的用户	
评定	需要对每一个用户进行个性化的评定，重点考查其生活方式、职业、家庭环境和身体状况	
处方（选择）	利用评定的结果信息，与用户、其家庭成员或护理人员一起开具一张轮椅的处方。处方应详细说明选用轮椅的类型、尺寸、特征和改制之处，同时也应详细说明对用户在高效使用和维修轮椅方面的要求	
资金提供与订货	确定资金来源，并从服务方或供货商的存货中完成订货或订购	
产品准备	受过培训的人员准备初期适配的轮椅。这取决于产品和服务设施，包括装配、可能的改制、由制造厂商提供的产品或者由服务车间生产的产品	
适配	用户试用轮椅，进行最终的调整，保证轮椅正确装配和制造。如果需要改制或其他体位支持部件，就要进行附加的适配	
培训	指导用户、其家庭成员或护理人员如何安全、高效地使用和维护轮椅	
随访、维护和修理	随访预约可以作为调查轮椅的适配性、提供后续培训和支持的一次机会。随访的时机取决于用户的需求及其他可获得的服务。这项服务也提供社区不能解决的技术问题。尽可能地在社区层面进行随访是切实可行的。如果发现一辆轮椅不再适用，那么就需要从第一步开始为用户提供一辆新的轮椅	

（1）推介和预约。

推介和预约的目标是保证用户公平地获得轮椅服务，提高服务的效率，减少用户等待的时间。

用户可以自行推介——用户直接与服务方接触，也可以通过政府或社会组织的相关网络获得推介。

预约系统的作用在于减少用户的等待时间，提高工作效率。

世界卫生组织手动轮椅服务中关于推介和预约的实践经验主要有以下几点。

① 当用户被推介给服务点时，需要建立档案，约定具体服务时间或将用户列入等待名单。

② 服务方为推介网络的专业人员提供培训，以增进他们对轮椅服务的意识，并演示如何开展推介服务。

③ 当直接为用户推介时，服务方分发一张推介网络机构的表格，并让用户填写。

④ 服务方采用清晰的标准来区分预约的优先次序，这对那些有等待名单的地方尤为重要。高优先级的用户主要包括那些晚期病人及有生命危险的二次并发症（如压疮）的人。

⑤ 服务方制定目标，衡量推介数量、推介预约的间隔、等待名单的缩减。

⑥ 服务方应有筛检程序，以减少不适宜的推介安排。

（2）评定。

评定的目标是准确地评估每一位用户的个体需求，以便有效地开出最合适的轮椅处方。

每位用户都需要得到个性化评定，这项工作应由有合适技能的人来完成。评定应具有整体性，用户及其家庭成员完全参与评定过程是十分重要的。根据需求的复杂程度，完成一个评定大约需要 2 小时。

世界卫生组织手动轮椅服务中关于评定的良好实践经验主要有以下几点。

① 在一个隐秘的、安静的和清洁的空间内进行评定，可以在轮椅服务点的专用房间内，也可以在保健或社区机构中，或者在用户的家里。

② 由受过训练的专业人员进行评定，评定时应考虑文化、年龄和性别，以增加可信度和可接受性。

③ 要准备好评定设备，包括检查床（座、垫、桌）、量尺、测量角度的设备（量角器）、足垫板和无菌设施等。

④ 评定时要考虑用户的身体条件，使用轮椅的场合，如家庭、学校、工作单位和其他环境情况，生活方式，身材和年龄等。

⑤ 应将评定结果清楚地记录在评定单上，以便将来参考。

⑥ 在因缺乏合适产品或技术人员而不能满足用户需求的地方，评定服务还包括介绍用户到其他合适的服务点（那里的工作人员和设备可满足该用户的需求），寻访更有经验的专业人员，记录用户的需求，建立一个未能满足的需求图表，以指导未来服务的发展。

（3）处方（选择）。

处方（选择）说明了用最匹配的轮椅满足用户需求的方法，一张完整的处方全面描述了用户需要并选择什么样的轮椅。

世界卫生组织手动轮椅服务中关于良好的处方（选择）的实践经验主要有以下几点。

① 可能的情况下，为用户提供机会去体验轮椅样车、坐垫和体位支持部件，这可以帮助用户和专业人员一起选择轮椅和为其匹配一些必需的性能。

② 按照性能的重要性进行排序，有助于从有限的可利用的轮椅中做出最佳选择。

③ 在评定单或专用处方单中记录下每一个轮椅处方。详细记录如下：轮椅的类型和尺寸、所有需要的附加部件（如减压坐垫）、所有需要改制和定制的部件，以及在用户带着新轮椅离开服务点之前，用户需要知道和掌握的信息或技能。

④ 在每次洽谈之后，工作人员立即写下评定和处方中的注意事项。

⑤ 服务方告诉用户轮椅准备好的大致时间，处方中应尽可能地安排为用户进行轮椅适配。

（4）资金提供与订货。

在资金提供与订货方面，最佳目标是尽早地帮用户订购或获取已选好的轮椅。

相关工作人员应根据处方尽可能准确地预测推荐产品的成本。对大多数服务点而言，在正式提交订单之前，应保证资金来源已确定。

当库存中没有符合处方要求的轮椅时，需要从外部供应商或轮椅服务车间进行订购。

世界卫生组织手动轮椅服务中关于良好的订货实践经验主要有以下几点。

① 如果不能立刻提供轮椅，服务点应通知用户何时能进行轮椅适配。

② 服务点保证轮椅及其部件的库存，确保更快的供应。

③ 服务点要求供货商提交明了的订单和手续。

④ 服务点能够与供应商在发货时间上协调，目标是减少延误。

⑤ 服务点确保在收到用户处方后 2 个工作日内完成订货。

⑥ 服务点能够适当地监督供货商的延宕。

⑦ 服务点能够提供有关供货质量方面的信息反馈。

（5）产品准备。

产品准备的目标是为适配工作准备合适的轮椅样车，包括改制或定制体位支撑部件。

世界卫生组织手动轮椅服务中关于产品准备的良好实践经验主要有以下几点。

① 为用户准备的每辆轮椅都要贴上标签，标明用户的名字和序列号或条形码。

② 轮椅的改制（永久性改变轮椅的框架或部件）只能由具备一定专业知识和技能的人员来完成，因为任何这样的改动都可能造成结构和功能上的连带问题。

③ 定制的座椅系统或个性化的体位支撑部件的生产和安装，应该由具备一定专业知识和技能的人员通过与评定人员的紧密合作来完成。

④ 在用户试用之前，所有移动设备需要做质量和安全方面的检查。

（6）适配。

适配的目标是确保所选的轮椅完成正确装配，并使最终的调整能够保证最好的适配性。

适配是很关键的一个步骤。适配过程可能要花费 30～120 分钟甚至更多，这取决于轮椅的复杂程度。在适配过程中，用户与专业服务人员一起检查以下几项内容：轮椅的尺寸是否正确；在适配过程中是否按用户需求进行了正确的调整；改制或体位支撑部件是否已被正确装配；轮椅是否满足用户移动和体位支撑的需求，并能降低用户继发性畸形或并发症的风险。

世界卫生组织手动轮椅服务中关于良好的适配实践经验主要有以下几点。

① 所有用户都通过已受训人员对轮椅进行个性化的适配。

② 只要有可能，适配应由当时评定用户的工作人员来完成。

③ 轮椅的适配(包括所有的坐姿和体位支撑部件)首要评估的是用户能否稳固地坐在轮椅中。当适配合理时,进而评估用户能否自主推动轮椅或由其他人推动。

④ 如果轮椅适配不合理,可做进一步的调整,如果达不到合理的适配要求,就有必要更换设备或重新进行评定。除非适配合理,否则不能向用户提供该轮椅。

⑤ 对于有更复杂需求的用户(如体位畸形者),提供的适配服务可能不止一次。

(7) 培训。

培训的目的是确保为用户提供安全、高效地使用轮椅所需的相关信息与训练。培训的内容主要包括如何上下轮椅;如何操作轮椅;基本的轮椅移动;坐在轮椅中如何保持健康,预防压疮;如何保养轮椅和坐垫,如果条件允许,可拆卸和重新安装轮椅;当遇到问题时,与谁联系。

世界卫生组织手动轮椅服务中关于良好的培训实践经验主要有以下几点。

① 与用户一起完善培训清单,包括用户所需的按优先级顺序排列的各项技能。由培训人员来教会用户每一个技能,并做相应的示范,由用户进行核对。

② 只要有可能,同类培训人员(具备很高的轮椅技能及受过为其他用户进行教学和技术支持培训的热心用户),可在临床专业人员指导下提供基本的用户培训。

③ 轮椅服务要紧密联系社区中的用户群体,通过提供同类培训来完善服务中的各项培训内容。

④ 书面和视听材料,包括使用当地语言编写的小册子或海报,可用于帮助用户完成培训。

(8) 随访、维护和修理。

随访、维护和修理的目标是保证功能良好,使舒适性和稳定性方面均达到最佳状态,并确保设备能够得到适当的维护,保持良好的使用状态。随访的内容应包括:用户的轮椅运行情况如何;用户在使用轮椅过程中有何问题;轮椅是否合适,特别是要检查轮椅是否为用户提供了良好的体位支撑功能;用户的使用技能如何,是否有进一步培训的需要;轮椅的状况如何,是否需要进行调整和修理;用户是否有能力维护轮椅,是否需要进一步的培训。

随访的频率取决于用户的个人需要。一般来说,随访宜安排在配置轮椅 6 个月之后,基本的轮椅修理工作通常由当地的自行车或汽车修理车间完成。

世界卫生组织手动轮椅服务中关于良好的随访实践经验主要有以下几点。

① 只要有可能,轮椅服务团队的全体成员(包括临床、技术和培训人员)都应参与随访工作。

② 随访的频率取决于用户的个人需要。

③ 安排随访任务时,用户的优先级别为:儿童(处于成长期,需求变化很快);处于发生压疮风险中的用户;有体位支撑功能改制或添加附件需求的用户;在服务过程中接受基础训练有困难的用户(其家庭成员或护理人员)。

④ 服务点利用随访来获取用户的反馈信息,有助于评估所提供服务的质量。

⑤ 尽可能地在社区层面进行随访。

轮椅服务中了解每位用户独特的需求是十分重要的,在评定过程中需要充分考虑这些因素,它们将会在性能特点、耐用性和其他特征的基础上影响轮椅的选择。这些需求包括以下几类。

① 身体的需要:用户的健康状况、体位和功能需求。有些用户可能比其他用户有着更复杂的生理需求。畸形体位、皮肤触感下降和有着肌肉骨骼问题的用户(如强直患者)需要

具有相应技能和知识的专业人员进行评定,这些用户往往需要更频繁的随访和支持。

② 环境的需要：用户生活的地方和用户需要使用轮椅的地方。

③ 生活方式的需要：用户需要在轮椅上完成的事情会改变他们的生活方式。

世界卫生组织手动轮椅服务中良好的实践经验主要有以下几点。

① 轮椅服务方把用户看作顾客,采用"以顾客为中心"的原则。这意味着用户知晓在轮椅服务过程中的相关信息及自己的权利和义务;在轮椅供应的所有步骤中,用户都应作为服务团队的成员积极参与;服务方积极收集用户对服务的意见及如何改进服务的反馈信息。

② 服务方对所有用户一律平等对待,不论其性别、年龄、种族、宗教信仰或社会地位。

③ 服务方拥有在其临床、技术和培训部门中接受过培训的专业人员,这些人员与用户密切合作,并向用户提供咨询、评定、处方、适配、培训和随访等服务。

④ 服务方有指定的服务管理者或合作者。

⑤ 在适当的地方设置网络推介。

⑥ 服务方与其他康复和卫生服务点很好地结合。

⑦ 服务方具备当地的一系列轮椅方面的有效知识。

⑧ 服务方可以供应一种型号以上的轮椅,在评定的基础上可供用户选择。

⑨ 轮椅来源是本地供应商还是国际供应商,取决于它们的适用性和可获得性。

⑩ 服务方应进行质量控制,以保证每一辆轮椅在用户试用之前通过安全检测,同时在离开车间或康复中心之前,每位用户的轮椅已得到安全和正确的适配。

⑪ 维修服务可为用户提供持续的技术支持。

⑫ 服务方确定本地需求,通过正规的监控和评估来测定满足需求的效果。

⑬ 在为用户提供服务时,服务方应发扬临床和技术人员之间的团队精神。

3. 手动轮椅的尺寸及功能特性选择

(1) 手动轮椅的尺寸选择。

基于用户实际身体尺寸的测量数据,同时评估用户的关节活动度,尤其是肩关节、肘关节、髋关节、膝关节的屈曲伸展状况,以及考虑用户维持坐姿平衡的能力,最终才能确定所需轮椅的尺寸和特性。

① 轮椅座宽的确定。

在用户坐姿状态下,测量其两臀间或两股之间的距离(如图 2-35 所示),再加 5 cm(即坐下以后臀部两侧和轮椅之间各有 2.5 cm 的空隙)。座位如果太窄,用户上下轮椅会比较困难,其臀部及大腿组织也会受到压迫;座位如果太宽,则用户不易坐稳,操纵轮椅不方便,双上肢易疲劳,进出大门也有困难。

通常,为了便于出入,轮椅应尽可能地窄一些,前提是用户不感觉髋部或大腿部受到挤压。增加座位宽度就意味着增加轮椅的总宽度。如果用户想要自己的轮椅有较好的静态稳定性,则应选择相对较宽的轮椅。

② 轮椅座深(长)的确定。

在用户坐姿状态下,测量其后臀部至小腿腘窝之间的距离(如图 2-36 所示),然后将测量结果减 5 cm。座位若太短,用户的体重将主要落在坐骨上,易造成局部受压过多;座位若太长,会压迫用户的腘窝部,影响局部的血液循环,并易刺激该部位皮肤。对大腿较短或有髋、膝屈曲挛缩的用户,则使用短座位较好。

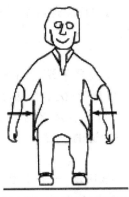

图 2-35　轮椅座宽的确定

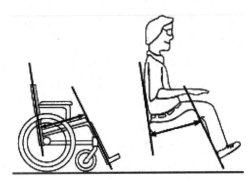

图 2-36　轮椅座深(长)的确定

③ 轮椅座面相对于脚托板的高度的确定。

在用户坐姿状态下,测量沿其小腿侧面足底(或鞋底,通常建议用户穿鞋)至腘窝的距离(如图 2-37 所示),然后再加 4 cm。脚托板部件的长度通常是可以调节的,用户选择满足自己要求的脚托板部件后,在调节时应在脚托板和地面之间留有至少 5 cm 的间隙,以免碰撞地面上的凸出物。

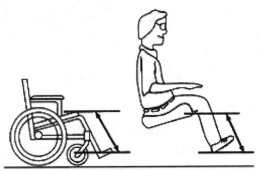

图 2-37　轮椅座面相对于脚托板的高度的确定

④ 轮椅座位表面高度的确定。

在用户坐姿状态下,测量轮椅座面前端至地面的高度(如图 2-38 所示)。轮椅座位应有足够的高度,以便用户的双腿能舒适地放在脚托板上,但又不能太高,以便用户的双腿能放在桌子下。一些用户宁愿坐得高一些,因他们想和其他坐着或站着的人方便地进行面对面的交流。

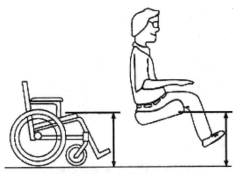

图 2-38　轮椅座位表面高度的确定

用户在选择座位高度时需考虑脚托板与地面的间隙以及自己腿的长度这两个因素。座位太高,轮椅不能进入桌子下面;座位太低,则坐骨承受重量过大。

⑤ 轮椅扶手尺寸的确定。

在用户坐姿状态下,上臂垂直,前臂平放于扶手上,测量座面至前臂下端的高度(如图2-39A所示),然后加2.5 cm。扶手太高,用户的上臂被迫上抬,易感疲劳;扶手太低,用户则需要上身前倾才能维持平衡,不仅容易疲劳,也会影响呼吸。用户选择合适自己的扶手高度,有助于用户保持正确的姿势和平衡,并可使用户的上肢放置在舒适的位置上,可避免产生肩部问题和由于坐姿不良而引起的并发症。

对用户移入、移出轮椅而言,靠背到扶手前端的距离(如图2-39B所示)十分重要。如果扶手向前没有足够的长度,用户会感觉扶手没有提供给他所需要的支撑;反之,如果扶手过度向前,又会阻碍用户靠近书桌或餐桌。

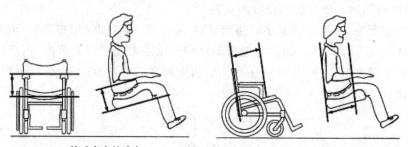

A. 扶手高度的确定　　　　B. 靠背到扶手前端距离的确定

图 2-39　轮椅扶手尺寸的确定

⑥ 轮椅靠背高度的确定。

通常情况下,靠背越高,越稳定;靠背越低,用户上身及上肢的活动范围就越大。在用户坐姿状态下,测量座面至用户腋窝的距离(一臂或两臂向前平伸),然后将此结果减10 cm,或者测量座面至用户肩胛下角的垂直距离,可确定低靠背轮椅靠背的高度(如图2-40A所示);测量座面至用户肩部或后枕部的实际高度,可确定中低靠背轮椅和高靠背轮椅靠背的高度(如图 2-40B 和图 2-40C 所示)。

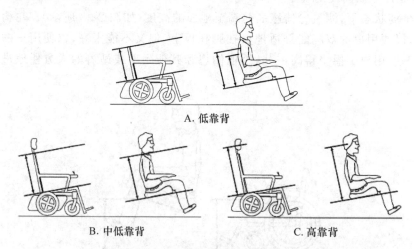

A. 低靠背

B. 中低靠背　　　　　　　C. 高靠背

图 2-40　轮椅靠背高度的确定

（2）手动轮椅的功能特性选择。

功能特性是指轮椅针对不同环境下的不同用户如何进行工作。轮椅的功能特性取决于它独特的设计和特征，这些特征会影响到轮椅主要的性能类别和如何进行评估。

轮椅的设计目的是让用户参与尽可能多的活动，使用户采取更积极的生活方式，同时对他们的健康和安全不存在任何负面影响。舒适和安全是影响长期用户生活质量的两个重要因素。结实、耐用性和适应性也是轮椅选配时要考虑的因素：轮椅必须足够结实，保证在使用过程中不会发生意外故障；轮椅应当具有尽可能长的使用寿命，并保证尽可能少的维修次数；轮椅应该适合于它们的使用环境，以及使用它们的特定用户。永远不要为了降低成本，而牺牲用户的健康和安全。一般情况下，有轮椅似乎比没有轮椅要好，但当轮椅会对用户造成损伤或危及其健康时，这一观点就不成立了。在很多情况下，用户可能被他们自己的轮椅所伤害，举例如下。

A. 轮椅没有坐垫或坐垫不合适，可能导致压疮，进而需要用户在床上休息数月；如没有合适的护理和治疗，经常还会导致其他并发症，甚至危及生命。

B. 不稳定的轮椅会倾斜，并会导致用户跌落或受伤。

C. 轮椅过宽或过重可能会导致用户肩膀受伤。

D. 绑带面的锋利边缘会导致割伤，进而感染。

E. 不合理的设计可能会使用户或其他人员在使用轮椅时夹伤手指或皮肤。

F. 不适合用户所处日常环境的轮椅，可能会提前发生故障并伤害用户。

下面，我们从稳定性、操控性、推进效率、是否易于用户上下转移、运输性、可靠性几个方面介绍手动轮椅的功能特性。

① 稳定性。

轮椅的稳定性会影响轮椅的安全性和用户使用轮椅的效果。轮椅倾翻可能会使用户受到多种伤害。

轮椅的稳定性包括静态稳定性和动态稳定性两个方面。

静态稳定性是指轮椅静止时的稳定性，决定了轮椅是否会发生倾翻（某几个轮子离开地面）。例如，当用户倾斜身体从地面上捡东西时，或者上下轮椅转移时是否会倾翻。

动态稳定性是指轮椅移动时的稳定性，决定了在用户越过障碍时或在斜面上时是否会发生倾翻。

增强轮椅的稳定性会对轮椅的其他功能特性产生一定影响。例如，向前移动小脚轮的位置可以增加轮椅的稳定性，但却会降低轮椅在狭窄空间的可操控性。轮椅的总体稳定性受相对于轴距的用户和轮椅的复合重心位置所影响。

通过降低椅座的高度来降低用户的身体重心能够增强轮椅各个方向上的稳定性。这种方法的优缺点如表 2-7 所示。

表 2-7　通过降低椅座的高度来增强轮椅各个方向稳定性的优缺点

优　点	缺　点
用户容易够到地面上的物体	用户不易够到高处的物体
椅座（和用户的膝盖）更容易进入桌子的下方	体位的舒适性降低，用户椅座的压力可能增加（造成压疮的一个原因）
用户更容易用脚辅助前进（如果具备该能力）	用户推进时体位不佳，控制手轮变得更加困难

后向稳定性（防止向后倾翻）受相对于用户重心的大轮轴位置所影响,当一些轮椅附件（如袋子、背包）或其他重物挂在轮椅后面时,将使重心后移,会使轮椅更容易向后倾翻。增加轮椅后向稳定性的方法及其优缺点如表 2-8 所示。

表 2-8　增加轮椅后向稳定性的方法及其优缺点

方　法	优　点	缺　点
增加后轮与用户重心的距离	一些双大腿截肢的用户,由于他们的重心更加靠后,这种方法能有效增加后向稳定性	在斜坡上时增加了向下翻滚的危险; 用户不易触摸到手轮,并且缩短了推动轨迹,使得用户推动轮椅更加困难,也使用户上肢的活动变得更加困难; 使采用前轮离地平衡技术（抬起小脚轮,使用后面的驱动轮保持平衡）进行越障变得更加困难; 轮椅在狭窄空间中的可操控性更差
使用防倾翻装置	这种方法对一些平衡性差或者正在学习前轮离地平衡技术的用户十分有效	大多数的防倾翻设计限制了轮椅在不平坦路面上行走的能力（如路沿台阶或凹陷处）

前向稳定性受小脚轮的大小及其相对于用户重心的位置所影响,如果脚蹬在小脚轮的前方,置于脚蹬上的重物（如体重较大的儿童）可能会引起轮椅向前倾翻。增加轮椅前向稳定性的方法及其优缺点如表 2-9 所示。

表 2-9　增加轮椅前向稳定性的方法及其优缺点

方　法	优　点	缺　点
增加小脚轮与用户重心的距离	当小脚轮遇到障碍无法越过而突然停止时,这种方法可以防止轮椅向前倾翻; 减轻小轮上的重量,将减少小轮的滚动阻力,使轮椅的移动变得更加容易	轮椅的整体长度变长,在狭窄空间的可操控性变差
使用更大的小脚轮	小脚轮的尺寸对轮椅的动态稳定性有着明显影响; 有了更大的小脚轮,轮椅更容易越过较大的障碍,而且不会发生向前倾翻的情况	小脚轮变大时,需要的回转空间也将变大,同时需要为用户的脚部设计更长或更宽的空间

侧向稳定性受轮椅的前后轮接触地面的宽度所影响,宽度越大,轮椅的侧向稳定性越好。增加轮椅侧向稳定性的方法及其优缺点如表 2-10 所示。

表 2-10　增加轮椅侧向稳定性的方法及其优缺点

方　法	优　点	缺　点
增加轮椅前后轮接触地面的宽度	可提供更好的稳定性; 可使座位更舒适; 适合于超重的人员	加宽的轮椅不易通过狭窄的门; 由于用户不得不伸手去够手轮,所以推动效率降低,给上肢推动带来困难
使大轮外倾（如图 2-41 所示）	外倾使大轮离用户更近,而且更加符合用户的推动轨迹,所以更容易推动;这种结构更适合于女性（因为通常她们相比男性而言,肩部更窄,而臀部更宽）; 穿越斜坡时的牵引动力更好	加宽的轮椅不易通过狭窄的门; 外倾加大了轮椅折叠后的宽度,会使轮椅占用的存储空间变大

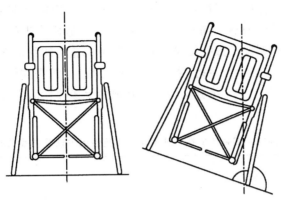

图 2-41　轮椅大轮外倾

具备高级移动技能或身体控制能力良好的用户,可以通过保持大轮的平衡(采用小脚轮离地平衡技术),以及前、向后或向两侧移动他们的重心来防止轮椅倾翻,从而部分地补偿轮椅的不稳定性。

② 操控性。

手动轮椅的操控性包括避障的操控性和越障的操控性两个方面。

A. 轮椅避障的操控性决定了用户在狭窄空间环境(如在门比较窄且空间比较小的洗手间)下的操控能力。增强轮椅避障操控性的方法及其优缺点如表 2-11 所示。

表 2-11　增强轮椅避障操控性的方法及其优缺点

方　法	优　点	缺　点
减小轮椅的长度和宽度	减轻重量; 易于操控和运输	降低稳定性; 轮椅的宽度最多只能缩减到用户的宽度与轮子的宽度之和
将大轮向用户的前方移动	向前和向后均有更长的运动轨迹,用户易于接近手轮,可使用较少次数的动作完成在狭窄空间的转向; 大轮直接承受了更多的用户体重,轮椅更容易转向	降低了后向稳定性
配备易拆卸的脚蹬	增强了用户接近平面或物体的能力	拆卸的部件可能丢失或损坏

● 通过狭窄的过道。轮椅所能通过的最窄的空间取决于它的宽度,即从轮椅两侧的最外端测量所得的距离。通过减小轮椅的宽度可以提高轮椅通过狭窄过道的能力。

● 接近平面或物体。对于轮椅不能越过的平面或者物体,如马桶、矮桌、柜台、中间立柱式桌子或浴缸等,用户所能靠近的最近距离取决于轮椅向椅座前方和两侧延伸的宽度。如果轮椅的高度变低,用户更容易接近这些平面或物体。

● 在平面下移动。用户能否移动至桌子或柜台下方取决于用户膝盖的高度(用户小腿长度与脚蹬距离地面的最小安全高度之和)。轮椅上安装的某些种类的扶手会妨碍用户移动至桌子或柜台的下方。

● 在狭窄空间的转向。轮椅能够转向的最小范围取决于轮椅的最大对角线距离。

B. 轮椅越障的操控性决定了用户越过障碍(如松软地面或凸起的障碍物)的能力。当越过障碍时,用户可能处于向后或向前倾翻及跌出轮椅(造成伤害的一个常见原因)的危险之中。因此,在评估轮椅越障的操控性时,必须也要考虑轮椅的稳定性(见表2-8和表2-9)。

　　●轮椅在松软地面(如泥地、沙地、草地、砾石或雪地)上的操控性,取决于轮子与地面的接触面积及轮子上面的总承重。增强轮椅在松软地面上操控性的方法及其优缺点如表2-12所示。

表 2-12　增强轮椅在松软地面上操控性的方法及其优缺点

方　法	优　点	缺　点
加大小脚轮的宽度和直径,降低轮子的硬度	增加接触面积,防止轮椅陷入松软地面	增加小脚轮同地面的接触面积将使轮椅转动更加困难,特别是紧凑的、缓慢的转向
增加大轮的宽度和直径,降低轮子的硬度	大直径的大轮更容易越过崎岖的地形;增加接触面积,防止轮椅陷入松软地面	更宽和更软的大轮使轮椅转向难度增加,特别是紧凑的、缓慢的转向;大直径的大轮使运输更加困难
向前移动小脚轮	减少加在小脚轮上的重量,降低轮椅陷入松软地面的可能性; 大轮承担的用户体重越大,牵引大轮通过松软地面就越容易; 下坡转向时用户所需的控制能量更少,减少向下倾翻的趋势; 用户更接近手轮,有更长的推动轨迹,推动轮椅更加容易,对上肢来说有好处; 容易使用"前轮离地平衡技术"进行越障	轮椅整体长度越长,在狭窄空间的操控性就越差; 降低了轮椅的后向稳定性
使用带有类似山地自行车轮胎纹路的大轮	增加松软地面上的牵引力并有效防止轮子打滑	轮胎上的钉子或纹路增加了轮胎挠曲度和滚动摩擦力; 有纹路的轮胎比平滑轮胎更容易粘上泥土

　　注:更换并未设计的小脚轮和(或)大轮,会改变轮椅重要的功能特性,包括椅座角度、小脚轮套筒角度和椅座高度(用户的重心)。

　　●轮椅在凸起障碍物(如隆起路面、路沿台阶或石块)上的操控性,取决于很多因素。小脚轮的尺寸、小脚轮与用户重心之间的距离,以及小脚轮的弹性等都对此有着明显的影响。增强轮椅在凸起障碍物上操控性的方法及其优缺点如表2-13所示。

表 2-13　增强轮椅在凸起障碍物上操控性的方法及其优缺点

方　法	优　点	缺　点
增加小脚轮与用户重心的距离	减轻小脚轮上的重量将减少小脚轮的滚动阻力,这将使轮椅的移动变得更加容易	轮椅的整体长度变长,在狭窄空间的可操控性变差
加大小脚轮直径	轮椅的越障功能会更好	轮椅转动较困难,特别是紧凑、缓慢的转向
增加大轮直径	大直径的大轮更容易越过崎岖的地形	大直径的大轮使得运输更加困难
增加小脚轮的挠曲度/弹性量	增加轮椅的稳定性	轮子越软,轮椅转动越困难,特别是紧凑、缓慢的转动

③ 推进效率。

推进效率与用户驱动轮椅前进给定距离所需的能量大小有关。越轻的轮椅越容易推进,但仍有许多因素和轮椅特性会影响推进轮椅的难易度,如大轮直径、手推圈直径和大轮轴水平位置。

大部分轮椅大轮的直径约为 60 cm,手推圈稍微小一些,其直径通常为 51～53 cm。对许多用户而言,这样的大轮尺寸和手推圈尺寸使其推动手推圈时处于一个良好的位置。然而,如果用户在轮椅上坐得较低或较高,或者用户具有较长或较短的手臂,则会需要较小或较大的轮子。对那些手臂较长的人而言,较小的轮子十分有效,因为这样就用不着在推动手推圈时过多地弯曲肘关节和肩关节。对那些手臂较短或需要在轮椅上坐得较高的人(如为了在脚托板下留出足够的空间)而言,较大的轮子(直径约为 66 cm 或 71 cm)会使他们用得更舒服。

手推圈靠近手臂还有助于那些手臂移动受到限制的用户更便捷地操作轮椅。许多自己推动轮椅的用户发现直径较小的手推圈可增加推进的有效性。因为在推进的范围内他们能始终保持与手推圈接触,易达到最大速度。这样的操作在日常生活中可能并不实用,但用户可通过这样的操作(用较小的手推圈)来确定最适合自己的轮椅手推圈的直径。但是由于手推圈移动较小的量可使轮椅移动较大的距离,因此,用户在推动较小的手推圈时需要用出较大的力量,这就像在自行车上使用高速链轮一样。同时,较小的手推圈可能增加用户日常活动受伤的风险,并且为了触及较小的手推圈,用户必须坐得较低,而这对日常生活使用的轮椅而言是不合适的。

除了大轮的尺寸外,其前后(水平)位置(即轮子与用户的相对位置)也影响用户触及手推圈。这意味着大轮安装在靠背面与座位面交线的前面,负值意味着大轮安装在靠背面与座位面交线的后面。值的范围意味着轮子可在此范围内移动。调节大轮轴的位置通常需要用工具松开插入快卸轴的轴套。

提高轮椅推进效率的方法及其优缺点如表 2-14 所示。

表 2-14 提高轮椅推进效率的方法及其优缺点

方 法	优 点	缺 点
向用户前方移动大轮	下坡转向时用户所需的控制能量更少,减少向下倾翻的趋势; 用户更接近手轮,有更长的推动轨迹,推动轮椅更加容易,对上肢来说有好处; 容易使用前轮离地平衡技术进行越障; 在狭窄空间内的操控更加容易	降低了轮椅的后向稳定性
优化座椅宽度,使手轮和肩膀处于同一直线上	用户不必伸手去够手轮	
设置大轮的倾斜度	使手轮的顶点距离身体更近,与用户自然的推动轨迹更加吻合; 穿越斜坡时的牵引动力更好	加宽的轮椅不易通过狭窄的门; 外倾加大了轮椅折叠后的宽度
校准轮椅	可使轮椅的工作状态良好	破损的或未校准部件(诸如轮子不圆、车架扭曲、轴承破损导致摩擦、轮子不平行或车胎气压不足)的轮椅阻碍用户的前行,增加用户的能耗

方　法	优　点	缺　点
在平滑地面上使用硬质轮胎	摩擦力小； 实心轮胎不会因被刺穿而发生故障	减震能力较差； 维修和更换比较困难（有备用件的例外）
用于复杂路况时，使用储能或"回弹"的轮胎	较非储能轮胎具有更低的摩擦力； 充气轮胎较易维修	充气轮胎有被刺穿的风险
	用于复杂路况时，大直径轮子的轮椅比相同结构的使用小轮子的轮椅具有更小的摩擦力	

④ 是否易于用户上下转移。

使用轮椅上下转移的能力取决于用户最容易的转移方式，以及轮椅的结构是否便于用户的上下转移。使转移变得简单的方法及其优缺点如表 2-15 所示。

表 2-15　使转移变得简单的方法及其优缺点

方　法	优　点	缺　点
使用可拆卸或可折叠的扶手	有更大的空间使用户容易从侧面上下轮椅	可拆卸的部件可能丢失； 安装位置可能弯曲或损坏，使安装或拆卸变得困难； 锁紧装置可能会失效； 在护理人员试图举起轮椅或用户撑着扶手想站起时可能会发生危险
使用不延伸到椅座前方的固定扶手	更加舒适； 有助于转移至更高的交通工具中； 长时间乘坐，可利用它支撑起身体，预防压疮	转移时造成一定的障碍
使用可拆卸的脚托板	可以使用户在转移时更靠近目标平面； 站立转移时，要有可拆卸的或可折叠的脚蹬来使用户双脚着地	可拆卸的部件可能丢失； 锁紧装置可能会失效； 在护理人员试图举起轮椅或用户想踩着脚托板坐进去时可能会发生危险
站立转移时，使用具有一定倾斜角度的椅座	提高座位的稳定性	椅座（椅座角度）倾斜不足可能导致用户姿势不良，感知不完全的用户易在臀部形成压疮； 倾斜角度越小，用户的重心越向前，前向稳定性就越差； 发生碰撞时，如果轮椅并未向前倾翻，椅座角度和表面材料（指椅座和坐垫）将影响用户是否可能滑出轮椅

⑤ 运输性。

当用户需要将轮椅放在汽车的后备箱内或照护者需要将轮椅抬起时，轮椅的重量是至关重要的，如图 2-42 所示。

了解轮椅每一个可拆卸部件的重量有助于用户选择到更加适合自己的轮椅。如果用户感到完全配置（配有标准扶手、腿托、大轮和小脚轮）的轮椅太重，难以将其抬起，则可选择一

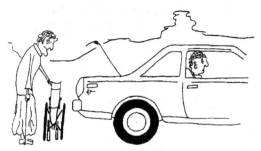

图 2-42　轮椅重量的影响

辆有一个最重的基本部件的轮椅(最重的基本部件通常指车架)。能有效改变轮椅重量的部件是大轮。对一辆轮椅而言,既可以装辐条式轮子,也可以装整体式轮子。通常,辐条式轮子重量较轻,但由于辐条会松动或断裂,因此装辐条式轮子的轮椅需要较多的保养。整体式轮子相对较重,但基本上不需要保养。选用何种轮胎也会影响轮椅的重量。一条增强合成纤维外胎配一条薄壁内胎比一条橡胶外胎配一条厚壁内胎要轻得多。

对于长距离旅行(如通过汽车、出租车或火车)来说,很重要的一点是考虑轮椅的设计、尺寸及使用的材料。除重量外,设计和尺寸是影响轮椅的运输性的另一个重要因素,可折叠的和小型的轮椅更易于运输。使轮椅易于运输的方法及其优缺点如表 2-16 所示。

表 2-16　使轮椅易于运输的方法及其优缺点

方　　法	优　　点	缺　　点
减轻轮椅的重量	对用户和其家庭成员/护理人员来说更加方便	降低了轮椅的耐用性
使用折叠装置构造车架,使轮椅更加紧凑	易于携带和运输	轮椅会变得相对较重
使用可拆卸的部件(轮子、脚托板、扶手)来减小轮椅的总体重量和尺寸	重量和体积减小,易于携带和运输	可拆卸部件容易丢失、弯曲或损坏; 部分地区无法采用标准按钮的快速拆卸轴,且价格较固定轴昂贵; 恶劣环境(如沙尘和湿气)中使用可能会导致锁紧装置失效,标准按钮的快速拆卸轴的使用寿命较短,或者可能会使轴滑出轴套,导致轮子从轮椅上脱落

⑥ 可靠性。

轮椅的可靠性主要由它的耐用性和使用寿命决定。在发生故障的情况下,维修的频率和难度也决定了特定轮椅的可靠性。提高轮椅可靠性的方法主要有:在可接受的成本范围内使用更好的材料和技术;减少可拆卸部件;当折叠不是必须时,不使用折叠设计;使用可以在当地进行维修或更换的材料;定期服务、维修和保养;增加用户在使用、护理、保养方面的知识。

轮椅应足够结实、耐用,能经得住用户使用中的磨损,并能保证用户的安全。手动轮椅各个部件的耐用性要求如表 2-17 所示。

表 2-17　手动轮椅各个部件的耐用性要求

部　件	强度、耐用性和安全性要求
脚托板	脚托板在一定力的作用下会折叠
	在撑起用户和轮椅时,脚托板不会断裂或弯曲
	在加载额外的乘客或包裹时,脚托板不会断裂或弯曲
	当撞击诸如墙或路阶等物体时,脚托板不会断裂或弯曲
刹车	刹车可以阻止轮椅从斜坡上下滑
	刹车在使用过程中不会突然松开
扶手	扶手在一定力的作用下可拆卸
	承受用户体重时,扶手不会断裂或弯曲
	在撑起用户和轮椅时,扶手不会断裂或弯曲
把手	在撑起用户和轮椅时,把手不会断裂或弯曲
	当帮助用户上台阶或路阶时,手柄不会滑出把手
车架	在不平坦路面使用时,车架不会断裂或弯曲
靠背和椅座	移动过程中或在不平坦路面使用时,靠背和椅座不会断裂或弯曲
后轮和轴	在翻越常规的路沿台阶时,轮子和轴不会断裂或弯曲
	当轮椅以一定角度掉下路沿台阶时,轮子和轴以及轮子装卡部件不会失效
	当承受典型的力时,轮子和轴的装卡部件不会失效
小脚轮	当撞击物体(如路阶)时,小脚轮不会失效
整体	轮椅表面不得有锋利的边缘、突起点或毛刺
	轮椅不可燃烧,即不得使用易燃性材料
	轮椅前后应装配反光标记,以增强在道路上使用时的安全性
其他	当护理人员使用控制杆调节用户后背时,控制杆不会断裂
	当撞到物体时,手轮不会断裂或弯曲
	在公共汽车或私家车上进行人工装卸时,如果跌落,轮椅不会损坏
疲劳试验	轮椅在长时间的正常使用过程中不会断裂

4. 手动轮椅使用操作

用户在使用手动轮椅前,要先掌握以下安全检查知识及规范。

① 外观检查:手轮圈光滑无毛刺,车架对称稳固,扶手、脚踏板平整完好,座位和靠背绷布坚固。

② 稳定性检查:车轮同时着地,重心稳定,空车推进无跑偏的情况。

③ 安全性检查:刹车快捷有效,手与车架之间无碰撞、无挤压,身体靠在椅背上无向后倾翻的危险。

④ 功能性检查:轮椅回转灵活,所有可折叠铰链操作轻便、到位,所有功能的调节位置有效、可靠,轮胎气压符合标准。

⑤ 上下轮椅时,确保轮椅的控制器处于关闭状态。

⑥ 上下轮椅时,不要蹬踏脚踏板。

⑦ 在他人帮助下,体会轮椅重心的变化对轮椅行进(如上下坡或翻越障碍)产生的影响。

⑧ 轮椅在坡面行驶时,要确保正确操作制动。

⑨ 正确使用轮椅。

⑩ 特别注意要远离明火及点燃的香烟,以免引燃靠背绷带及坐垫。

⑪ 禁止使用水龙带或高压清洗装置清洗轮椅。

⑫ 在调节及安装过程中注意不要伤到手指。

在使用和操作手动轮椅时,主要应掌握以下几个方面的知识。

(1)坐姿摆位的维持。

① 乘坐轮椅的姿势。用户应坐姿端正,两眼平视,双肩放松,上肢悬垂于腋中线;臀部紧贴后靠背,两足平行,双足间距与骨盆同宽,这样在驱车运动时,有利于骨盆稳定。

② 骨盆的良好支撑。坐垫的高度、宽度、深度应适宜,存在严重畸形或肌张力异常的用户,须定制特殊的座椅和坐垫(如带有横档的轮椅泡沫坐垫),以维持坐姿。

③ 良好的上下肢支撑。适宜的扶手和扶手垫可使用户的上肢放置于舒适位置,既有助于用户保持坐姿和维持平衡,还可通过上肢负重减少对坐骨的压力。良好的下肢支撑可保护用户的下肢,使其维持正确的体位和平衡。当用户有下肢水肿、外伤及膝关节僵硬时,需用可抬起的脚托支架。

④ 良好的靠背、头部及胸部支撑。适宜的靠背高度能保证用户姿势良好,防止疲劳。低靠背对脊柱和头部无支撑作用,适用于无脊柱畸形、躯干控制正常和上肢肌力强壮者;躯干平衡和控制不良的用户或身体虚弱的用户需使用高靠背,还可配合头托使用。

⑤ 采用减压动作。乘坐手动轮椅容易导致压力集中(压力集中位置如图 2-43 所示)。双臂在扶手上撑起、身体重心向一侧偏离、躯干前屈等减压动应两侧交替进行,每隔 20～30 分钟进行一次,这样能有效缓解身体各压力点承受的压力,改善接触界面的皮肤物理状况,预防压疮的产生。

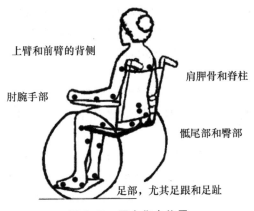

图 2-43 压力集中位置

(2)基本操作。

使用轮椅前,用户要进行操纵刹车、拆卸扶手、从地上拾物、用双手翻动脚踏板,以及在轮椅上将臀部向前提的训练,并逐步学会在平地上推进轮椅、在斜坡上推进轮椅、转换方向等技术。折叠轮椅或打开轮椅时,双手应放在轮椅两边的横杆上,向下用力即可;收起轮椅时,应先将脚踏板翻起,然后双手握住椅座前后两端,同时向上提拉。

在平地上推进手动轮椅时,应同时用力前屈头部和肩带,通过上身产生的前冲力增强手臂力量。每一推进周期可分为以下两部分(如图 2-44 所示)。

推动期：双上肢后伸，稍屈肘，双手握紧手轮的后半部分，上身前倾的同时双上肢向前推动手轮并伸直肘关节。

放松期：当肘关节完全伸展后松开手轮，上肢自然放松下垂于大轮的轴心位置。

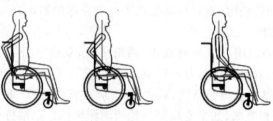

A. 推动期   B. 放松期

图 2-44　轮椅推进周期

倒退时，应倾身向后，双肩压低，使手臂能用足力气将车轮向后推动。

用户在斜坡推进轮椅时，上坡应保持上身前倾，重心前移，双手置于手轮圈顶部之后，腕关节背伸，肩关节屈曲并内收，向前推动车轮；下坡时应双手制动，将双手置于车轮前方或在维持腕关节于背伸位时，将一掌骨顶在手轮圈下方进行制动。

转换方向时，用户应一只手固定一侧手轮，另一只手推动对侧手轮，这样便可以以固定的车轮为轴使轮椅转向。两侧手轮同时分别向相反方向推动，便可使轮椅在固定位置快速转向 180°。

掌握大轮平衡技术对于用户跨越一些障碍和在不良的环境中行进具有重要的作用，大轮平衡技术主要包括以下要点。

准备动作：头稍向后仰，上身挺直，两臂后伸，肘微曲，手抓紧手轮，拇指放在轮胎上。

启动：先将手轮轻轻向后拉，随后快速向前推，小脚轮离地。

保持平衡：调整身体和手轮以维持平衡，即当轮椅前倾时，应后仰上身，向前推大轮；轮椅出现后仰时，应前倾上身，向后拉大轮。

上路沿时应靠大轮支撑，然后使小脚轮翘起，向前推动轮椅，使小脚轮跨上路沿；下路沿时，轮椅背对路沿并将大轮靠近路沿，身体尽量前倾，慢慢向后倒退。

（3）轮椅转移操作。

根据移动方式不同，轮椅转移可分为站立移动（站定后身体回转移动）、坐姿移动（保持坐姿，身体前后或左右移动）、抬起移动（借助外力）。根据动作的独立程度不同，轮椅转移可分为独立转移、部分帮助转移（辅助转移）和全部帮助转移（被动转移）。帮助量的多少要根据用户和帮助者的能力、体力、转移的距离和频率、认知能力及两者之间的配合程度来决定，一般情况下，帮助量应随着用户能力的改善而逐渐减少。

进行轮椅转移前，应准备好必要的设施和空间，确保转移无障碍；两个转移面应尽可能高度相同、稳定，并靠近或使用转移板连接；应确认轮椅已经制动，脚托板已抬起或旋开。

① 轮椅与床之间的转移。

A. 独立转移法。偏瘫和一侧下肢截肢等有一侧健全肢体的用户常采用先站立再转动方向的转移方法，如斜角法、直角法；双下肢截瘫或肌力差的用户常采用滑动的转移方法，即从轮椅的下面、侧面和后面完成转移。以下独立转移法要求用户至少具备一定的伸肘功能，以完成支撑动作。

● 利用滑板转移：轮椅靠在床边成 45°角，刹车，卸下靠床侧扶手，将滑板架在轮椅与床中间，用户做一系列支撑动作然后挪动至床上。

● 利用上方吊环转移：轮椅与床成 45°角，用户先将腿移到床上，再将右手伸入上方吊环，左手支撑床面。左手用力撑起，右手手腕或前臂向下拉住吊环，臀部提起，然后向床上移动。

● 直角转移：轮椅与床成直角，在距床 30 厘米处，刹车。用户一侧前臂钩住轮椅把手，另一侧手将下肢抬起放在床上，打开轮椅刹车，向前推动轮椅使其紧贴床沿，然后刹车。双手扶住扶手，撑起，同时向前移动身体到床上。

● 侧方转移（左侧转移）：轮椅与床成 45°角，刹车。左手支撑床面，右手支撑扶手，同时撑起躯干并向前向左侧移到床上。

● 平行转移（左侧身体靠床）：轮椅与床平行放置，刹车，卸下扶手，将双腿抬上床；躯干倾向床侧，将右腿交叉置于左腿上，应用侧方支撑移动的方法将躯干移动到床上。

B. 部分帮助转移法。护理者用自己的膝和足固定用户的膝和足，双手握住用户的腰带或托住用户的双髋，或一只手置于用户的髋下，另一只手置于用户的肩胛部向上提；用户用健手支撑在扶手上或护理者的肩部，然后用力站起，以健侧为轴转身坐在床上。根据情况，护理者也可扶持用户肩胛部或托住其双肘。

C. 全部帮助转移法。全部帮助转移法分以下几种情况。

● 两人转移四肢瘫的用户。一名护理者站在用户身后，双手从用户腋下伸出抓住用户交叉的前臂，另一名护理者站在用户的侧面，一只手置于用户大腿下方，另一只手放在用户小腿下方，两名护理者同时将用户抱起并移向床。

● 一人转移四肢瘫的用户。护理者身体向后倾倒，抵住双膝搬动用户，将其拉起呈站立位，然后向床边移动，护理者一手扶住用户臀部，另一手向后滑到用户的肩部以稳定其躯干，然后把用户放到床上。

● 机器转移。机器转移即使用移位机等设备将用户在轮椅与床之间进行转移。

② 轮椅与地面间的转移。

首先把轮椅摆好并刹车，可从轮椅的侧方、前方或后方进行转移。

A. 侧方转移法：开始位→臀部置于轮椅坐垫上→手在腿上移动→坐直。

B. 前方转移法：开始位→从地上提起臀部→跪在轮椅前面→双手撑在扶手上，提起身体放松一只手，转身坐在轮椅上。

C. 后方转移法：开始位→从地上提起臀部→向后移动臀部坐到轮椅上。

（4）推轮椅操作。

推轮椅者应眼看前方，先看好路面情况再推动轮椅。推动轮椅前推轮椅者应先告知用户，并确认用户的手未放在轮子上，肘部未伸出扶手外，脚放在脚托板上，躯干不稳定的用户已经系好安全带；同时在推动轮椅过程中应避免小脚轮方向与大轮垂直，以免翻倒。

推轮椅上坡时一定要朝前方直行，下坡时最好让用户面朝后，并控制好大轮的速度。

推轮椅上台阶时，推轮椅者可面向台阶，用脚踩下倾倒杆使小脚轮离地，将小脚轮放在台阶上，然后再上抬大轮；或者把轮椅背向台阶，推轮椅者抬起小脚轮，将轮椅退到台阶处，双手同时用力上提大轮到台阶上。推轮椅下台阶时，推轮椅者可面朝前方，先使轮椅后倾，然后边向后拉轮椅,边使大轮慢慢落到地面,再放下小脚轮;或者面朝后,即推轮椅者自己先下台阶,使轮椅缓慢倾斜从台阶上落下,再抬起小脚轮向后方移动,使小脚轮落到地面。

推轮椅上下楼梯,最好两人完成。上楼梯时,先把轮椅推至楼梯口,背向楼梯,后倾轮椅,上方的护理者紧握手推把手,另一名护理者双手握住两侧的扶手前部下方,两名护理者同时用力使轮椅在楼梯上逐级滚动。下楼梯时,将轮椅正对楼梯,后倾轮椅至平衡点并向前推到楼梯边缘,然后以与上楼梯同样的方法控制轮椅,使轮椅在台阶上逐级滚动。

5. 手动轮椅的维修与保养

（1）使用轮椅外出时应考虑的问题。

① 检查轮胎是否亏气、漏气,若发现漏气,应立即补漏(外出时最好携带轻便气筒)。

② 检查各部位固定螺栓是否松动,若有松动,应立即上紧(外出时最好携带简单工具)。

③ 不可快速推动轮椅进行戏耍。这样一方面容易磨损轮胎,另一方面快速转弯易使左右车轮产生误差,也易损坏辐条和车轴。

④ 日常易损件应有一定的备用量。

⑤ 把轮椅装到汽车的行李箱时要水平放置。

（2）轮椅使用中常见问题及对策。

① 载人轮椅跑偏:一是检查四轮的气压是否一致,若不一致,检查是否亏气;二是检查轮子的安装部位是否松动、变形,辐条是否松紧不一,甚至缺损。

② 行进中发出响声:一是检查各转动部位有无异物,如果是不易被看到的杂质所致,可根据声音判断位置,对其进行清理,并施加润滑剂;二是检查零件有无损坏,若有损坏,尽快更换,免得损伤与其配合的其他零部件。

③ 两侧制动力不一致:一是检查两侧大轮的气压是否相同;二是检查两侧刹车位置是否一致,若制动系统松动或位移,必须双侧有效定位固定后再使用。

④ 在平地上行驶有颠簸感:一是检查轮胎是否变形,若有变形,应尽早更换;二是对充气轮胎补气后,检查颠簸现象是否更明显,若更明显,则表明内胎已经严重变形,应立即更换。

⑤ 轮椅行进吃力:一是检查各轮轴部位有无异物(如发丝、纤维、灰尘等);二是检查是否需要添加润滑剂。若因污垢堆积导致轮轴阻滞,可将转动轴拆卸清洗后施加适当润滑剂。

⑥ 轮椅座位塌陷、变形:检查坐垫是否损坏,绷布是否松懈,轮椅车架是否有断裂或开焊处,若有上述问题,应及时维修,必要时应更换部件乃至整车。

⑦ 轮椅轮胎气压减弱:一是检查是否有轮胎破裂、气门老化的情况;二是日常使用轮椅时,应每日检查轮胎内气压,针对气压不足的内胎应及时充气。

（3）轮椅的保养。

对行动不便的老年人来说,轮椅就是他们的第二双脚。多数人使用后,只要轮椅不出故障,一般不会去检查和保养,对它们很放心。其实这是错误的做法。虽然生产厂家可以保证轮椅的质量,但是不能保证在用过一段时间后一直没问题。所以,为了确保轮椅在使用中一直处于最佳状态,需要对其定期保养。

① 保持车身清洁并放于干燥通风处,防止配件锈蚀。有时候出门免不了沾上泥水,或者被雨淋湿,若有,应注意及时清洗、擦拭泥土,并涂上防锈蜡。因为雨水一般是酸性的,如果不及时清理,容易使轮椅生锈,不仅影响美观,还影响使用。

② 轮椅使用前及使用第一个月内,应检查各螺栓是否松动,若有松动,要及时紧固。正

常使用中,每 3 个月应进行一次检查,着重检查轮椅上各种紧固螺母(特别是大轮轴的紧定螺母)是否松动,如发现松动,应及时调整、紧固。

③ 保持轮胎气压充足,轮胎不能与油、酸性物质接触,以防变质。同时应定期检查轮胎使用状况,及时维修转动部件,定期加注少量润滑油。

④ 定期检查坐垫、靠背、脚托板等有无异常,并定期清洁。

⑤ 确保刹车可靠。

⑥ 定期检查坐垫受压后恢复是否良好。

⑦ 辐条、车轮及轮胎的维修与更换可找自行车维修人员,若轮椅车架、扶手及刹车等发生问题,则必须找专业人员进行修理。

二、电动轮椅的选用

电动轮椅是采用动力推进,为行动不便的人提供轮式移动和身体支撑的装置。电动轮椅是在传统手动轮椅的基础上,叠加高性能动力驱动装置、智能操纵装置、电池等部件,改造升级而成的,其人工操纵智能控制器可驱动轮椅,帮助用户完成前进、后退、转向、站立、平躺等多种动作。

在康复实践中我们一直都强调,如果用户能驱动手动轮椅,则应使用手动轮椅,这就是常说的"不用它,就失去它"。然而,许多有能力使用手动轮椅的人发现他们耗尽了所有的体力才能到达想要去的地方,待到达目的地后,已没有多余的体力去做他们想做的事了。更有甚者,例如那些有 20 年或 30 年使用手动轮椅经历的人意识到,由于多年"使用它",导致他们的双肩损坏了。身体健康的手动轮椅用户能够在某些时候使用电动轮椅吗? 回答这一问题时,用户应自我评估哪一种移动方式能满足本人的需要。当出现下列情况时,用户可以考虑选用电动轮椅。

(1) 用户没有足够的耐力或能力独立驱动手动轮椅。

(2) 用户需要保存体力长距离行驶去工作、购物等。

(3) 在日常生活、工作和娱乐活动中,电动轮椅令用户感到更独立、便捷。

(4) 用户在长途旅行时,自家或公共交通工具能容纳其电动轮椅。

许多使用电动轮椅的用户还会配一辆手动轮椅,以便在电动轮椅不方便时使用它。一些使用电动轮椅的用户会在居家和工作时依赖手动轮椅,而在上下班时使用电动轮椅。不过用户要考虑的一个重要因素是电动轮椅通常价格较高。无论用户主要使用电动轮椅还是手动轮椅,电动轮椅的备用品通常是一辆手动轮椅。

(一) 电动轮椅的分类

1. 按功能和用途分类

根据功能和用途不同,电动轮椅可分为室内型电动轮椅,室内室外通用型电动轮椅和户外活动型电动轮椅。

(1) 室内型电动轮椅。

这种轮椅适合在室内或室外近距离内使用,特点是比较轻巧,小脚轮较小,回转半径小,主要供高位截瘫或偏瘫用户使用。

（2）室内外通用型电动轮椅。

这种轮椅除可在室内活动外，还可在学校、商场、人行道、公司等场所使用，通常是在平稳坚硬的地面上活动，电池容量不大，行动距离有限。

（3）户外活动型电动轮椅。

这种轮椅可在不平稳的路面行进，电池容量大，可连续行驶距离长，速度也较快（如图2-45 所示）。

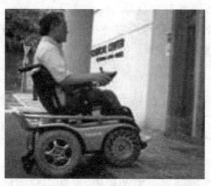

图 2-45　户外活动型电动轮椅

2. 按结构分类

根据结构不同，电动轮椅可分为一般型电动轮椅，动力底座型电动轮椅和外挂动力型两用轮椅。

（1）一般型电动轮椅。

这种轮椅的外观类似手动轮椅，整部轮椅的车架一体成形，无法拆解，所以这种轮椅的调整重组功能较差（如图 2-46A 所示）。

（2）动力底座型电动轮椅。

这种轮椅可拆解为动力底座和座椅系统两部分。在不同类型的动力底座上，可匹配不同功能或尺寸的座椅系统（如图 2-46B 所示）。

（3）外挂动力型两用轮椅。

这种轮椅有可随时在手动轮椅上拆装的动力辅助系统，用户可视需求随时在手动推行或动力驱动间切换，这种组合可兼顾手动轮椅的轻便性及电动轮椅的省力与续航性能（如图2-46C 所示）。

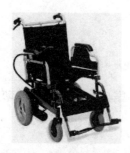 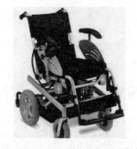 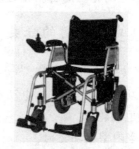

A. 一般型电动轮椅　　B. 动力底座型电动轮椅　　C. 外挂动力型两用轮椅

图 2-46　不同结构的电动轮椅

3. 按座椅系统分类

根据座椅系统不同,电动轮椅可分为平面固定型电动轮椅、可斜躺型电动轮椅、可整体倾倒型电动轮椅、可站立型电动轮椅和高度可变型电动轮椅。

(1) 平面固定型电动轮椅。

这种轮椅的座面与靠背为平面设计,座面与靠背的夹角是固定的(如图 2-47A 所示)。

(2) 可斜躺型电动轮椅。

这种轮椅靠背与座面的角度可调节,从接近 90°的坐姿至接近 180°的仰卧姿势,适合休息、减压、完成照护工作。用户后躺时,这种轮椅的腿托一般有同步上抬功能,并配合低滑动的座椅系统,以减少用户的下滑(如图 2-47B 所示)。

(3) 可整体倾倒型电动轮椅。

这种轮椅的座椅各项角度及尺寸参数维持不变,但整个座椅系统可向后倾仰,适合休息、减压、下坡时姿势维持,并具有稳定坐姿、避免用户前滑的作用(如图 2-47C 所示)。

(4) 可站立型电动轮椅。

这种轮椅可使用户由坐姿撑起为站立姿势,具有增加下肢承重、减缓骨质疏松的发生、增加用户的自尊与人际互动关系、增加触及的高度、方便取物、减少与环境的距离等优点;但下肢关节挛缩、下肢人工关节置换术后、下肢关节不稳定、患有严重下肢骨质疏松症、严重异常反射、严重体位性低血压者禁忌使用(如图 2-47D 所示)。

(5) 高度可变型电动轮椅。

这种轮椅的座椅角度不变,但可使用户升降到不同高度,即在不改变坐姿的情况下,可满足用户对不同使用高度的需求(如图 2-47E 所示)。

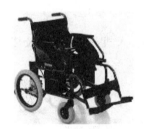
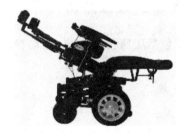

A. 平面固定型电动轮椅　　　　　B. 可斜躺型电动轮椅

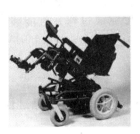
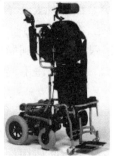
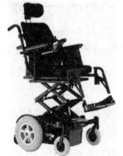

C. 可整体倾倒型电动轮椅　　　D. 可站立型电动轮椅　　　E. 高度可变型电动轮椅

图 2-47　不同座椅系统的电动轮椅

4. 按人机界面分类

人机界面是人与机器之间的沟通渠道,包括告诉机器用户意图的输入装置,如键盘、鼠标、摇杆、按键、开关等,以及让用户清楚机器目前的工作状况的输出装置,如显示器、指示信号灯等。根据轮椅的人机界面不同,电动轮椅可分为手控、臂控、肩控、头控、舌控、颊控、颏控、眼控、气控、声控、肌电控制等类型。

5. 按驱动方式分类

根据驱动方式不同,电动轮椅可分为前轮驱动型电动轮椅、中轮驱动型电动轮椅和后轮驱动型电动轮椅三种。常见的多为后轮驱动型电动轮椅。前轮驱动型电动轮椅易于越过障碍物(如图 2-48A 所示);中轮驱动型电动轮椅拥有最小的回转半径(如图 2-48B 所示);后轮驱动型电动轮椅采用带轮圈的后轮(如图 2-48C 所示),是一种电动、手动两用轮椅,地面接触性好,能在不平的路面上稳定行驶。

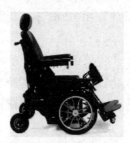 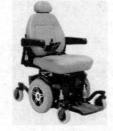 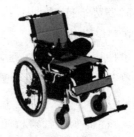

A. 前轮驱动型电动轮椅　　B. 中轮驱动型电动轮椅　　C. 后轮驱动型电动轮椅

图 2-48　不同驱动方式的电动轮椅

（二）电动轮椅的基本结构

电动轮椅主要包括底座传动系统、电动控制系统、人机界面、座椅及姿势变换机构四大部分。

1. 底座传动系统

（1）主动轮位置。

如前所述,电动轮椅分前轮驱动型、中轮驱动型和后轮驱动型三种,不同的驱动方式对轮椅的回转半径和循迹性有很大影响。循迹性是形容车辆操控性的一个重要词汇,是指在转向过程中,因为车有自身长度的问题,在前轮转到正确角度之后,后轮还继续在前轮的带动下进行过弯动作。如果车尾能迅速跟随车头转到同样角度完成过弯并且能够不产生任何摆动,我们就说这辆车的循迹性很好。根据用途不同,电动轮椅的驱动电机应选择不同的功率。

① 前轮驱动型电动轮椅。

这种轮椅行进时四轮着地,驱动轮在前侧,回转半径较小,直线前进时循迹性较差,但转弯时非常灵敏,循迹性佳,适合在室内狭小空间使用。

② 中轮驱动型电动轮椅。

这种轮椅行进时通常有前、中、后排 5～6 轮着地,驱动轮在动力底座中间,在这三种轮椅中,这种轮椅的回转半径最小,直线前进或后退的循迹性尚佳,转弯时精确性和灵敏度尚可。

③ 后轮驱动型电动轮椅。

这种轮椅行进时四轮着地,驱动轮在后侧,回转半径较大,直线前进时循迹性佳,但转弯时不够精确、灵敏,特别适合户外行驶。

（2）传动方式。

电动轮椅的传动方式可分为皮带传动、链传动、齿轮传动、电传动等。

① 皮带传动。

用一条皮带使轮轴上的一个滑轮与电机的转子连接在一起,通过选择滑轮的大小,可获得合适的转速和动力。

优点:结构简单,传动平稳无噪声,能缓冲、吸振,过载时皮带将会在带轮上打滑,可防止薄弱零部件损坏,起到保护作用,适用于两轴中心距较大的传动场合。

缺点:不能保证精确的传动比;如果滑轮变湿,皮带驱动器易打滑,可用有齿的皮带和形似齿轮的滑轮减少打滑的可能性。

② 链传动。

电机与轮轴通过一条驱动链条来连接,在电机和轮轴两端都有链轮,通过改变链轮齿数比来调节动力与速度。

优点:能在中心相距较远的情况下传递运动和动力;能在不良环境中工作;与皮带传动相比,能保证准确的平均传动比;传递功率较大,且作用在轴和轴承上的力较小;传递效率较高。

缺点:链条的铰链磨损后,会使节距变大,易造成链条脱落（掉链子）;安装和维修技术要求较高。

③ 齿轮传动。

电机直接安装在轮子上,驱动器不打滑,具有强动力和高速等特性。

优点:能保证瞬时传动比恒定,平稳性较高,传递运动准确可靠;传递的功率和速度范围较大;结构紧凑,工作可靠,可实现较大的传动比;传动效率高,使用寿命长。

缺点:齿轮的制造、安装要求较高;不能远距离传动。

④ 电传动。

电传动是将电机直接安装在驱动轮上,把电能转换成机械能,去驱动轮椅前进。

优点:电机的效率高,运转比较经济;电能的传输和分配比较方便;电能容易控制;驱动器不打滑,具有强动力和高速等特性。

缺点:驱动系统的柔性和缓冲性不足。

如果电机安装在驱动轮上,或中间仅用齿轮箱连接,这样的系统称为直接驱动系统。而电机与驱动轮之间用皮带、链轮等连接,这样的系统称为带传动系统。与固定车架的手动轮椅一样,直接驱动系统没有柔性或缓冲,驱动轮直接反映电机的动作。而带传动系统在电机的动作和轮子的反应之间有一个微小的滞后。依靠用户的身体平衡,就会发现带传动轮椅乘坐更舒服。但是,如果带传动系统调节不好或传动带受潮,可能会发生滑动,从而使驱动轮的反应不总是与用户的要求一致。用户必须对照直接驱动系统与带传动系统的优缺点（如表 2-18 所示）,然后按自己的需要和使用环境做出最佳选择,许多用户仍选择使用维修较少的直接驱动系统的电动轮椅。

表 2-18　直接驱动系统和带传动系统的优缺点

项　目	优　点	缺　点
直接驱动系统	① 对保养要求较低； ② 无零件暴露在外，因此不会产生因灰尘引起的零件磨损	① 操作时噪声较大； ② 如无合适的润滑，齿轮箱会磨损
带传动系统	① 传动带能很容易地调换； ② 在行驶时一般噪声较小； ③ 行驶较平衡	① 如果一根传动带断了，轮椅会在原地打转； ② 传动带受潮时会打滑，从而会降低控制效果； ③ 一般保养要求较高； ④ 如果温度有变化，可能需要调节； ⑤ 启动时传动带噪声较大

2. 电动控制系统

（1）电动控制系统的组成。

电动控制系统包括输入装置、电流分配器两部分。

① 输入装置。输入装置将用户的动作转换成电子信号并传送至电流分配器，以作为其分配电量的依据。

② 电流分配器。根据输入装置传来的信号，电流分配器直接进行不同电机、电动液压缸或者灯泡等电器间的电流分配。

（2）电动控制系统的控制方式。

电动控制系统的控制方式一般有比例式输入与非比例式输入两种。

① 比例式输入。这种控制方式依摇杆离中心点距离决定速度大小；依摇杆推离中心点方位决定行进方向。

② 非比例式输入。这种控制方式一旦启动，只能照着默认的速度与方向执行，无法进行微调。对于缺乏精细运动控制力的用户，建议采用有 4 个位置的开关和不产生连续速度改变的控制杆。

③ 特殊情况。对于因颤抖而很难控制自己行动的用户，在带微处理器的控制器软件设计中，常通过忽略小且快速的运动及提取幅度大且较缓慢的运动来有效地消除颤抖带来的影响。这样做的缺点是系统将会变得反应迟缓，对障碍物的快速反应能力降低。

（3）主要转弯方式。

① 差速转向。差速转向用摇杆指挥控制器驱动并分别调节两个马达的转速，利用左右两轮的差速来转向，与手动轮椅转向的原理类似。

② 动力转向。动力转向在用户的控制下，借助电机驱动力来实现车轮转向。所以，动力转向系统又称为转向动力放大装置。

3. 人机界面

用户应尽可能利用本人最有效率的身体部位控制人机界面。

（1）指控电动轮椅。

这种轮椅采用传统操纵杆，用户使用手或者前臂控制人机界面，特殊情况下可以进行改装。

（2）下颏或舌部控制的电动轮椅。

这种轮椅的操纵杆对着用户头部安装，用户用面颊、下颌移动操纵杆；舌控开关由四肢麻痹的用户用舌、唇、牙齿操纵。

（3）呼吸控制的电动轮椅。

这种轮椅使用空气动力开关侦测轻吸气、重吸气、轻呼气、重呼气四种控制指令来控制相应的继电器，继电器控制电机运动，两对气动开关分别对正负呼吸压力发生反应，从而推动轮椅前进或后退。

4. 座椅及姿势变换机构

具体请参见电动轮椅座椅系统分类部分的内容。

（三）电动轮椅的功能特性选择

市场上电动轮椅品类繁多，具有较多功能的电动轮椅不一定是一辆适用的轮椅。用户应按照自己的能力、生活方式和环境，综合考量电动轮椅的速度、越障能力、一次充电的最大行程、转向性能、耐用性/疲劳强度、静态稳定性和动态稳定性、制动距离、安全保护、强度、尺寸和重量等性能。

1. 电动轮椅的速度

当用户在确定什么速度的电动轮椅最适合自己时，一个重要的考虑因素是在什么环境中使用轮椅，即"什么环境，就应该用什么速度"。在室内使用轮椅通常意味着行驶距离较短而且速度较慢，如果用户的轮椅主要用于室内，则适合选择一辆速度上限为 4.5 km/h 的轮椅。如果用户需要通过轮椅上下班或往返于学校和家之间，那么花在路上的时间就很重要了。在室外使用的轮椅常需要以较大的速度行驶较长的距离。用户若要与他人结伴出行，则可参照表 2-19 了解普通人各种行走方式的平均速度，进而确定电动轮椅的速度。

表 2-19 普通人各种行走方式的平均速度

行走方式	平均速度/（m/s）
正常行走	1.3
快步行走	2.0
慢跑	2.7
中速跑	3.6
快跑	4.9

用户要考虑的另一个因素是用户自身承受速度的能力。有些用户在不平坦的路面上快速驾驶轮椅时不能保持坐姿平衡。此外，在轮椅加速、减速和转弯时保持身体平衡的能力也是用户需要考虑的因素。

轮椅的速度快并不意味着它具有较大的功率、能翻越障碍物或爬上一个斜坡。轮椅最大速度的调节功能让用户可以改变轮椅的最大速度，但是，有些控制器不可编程的轮椅在减小最大速度的同时，也减小了原有的翻越障碍物和爬上斜坡的功率。

为了在不同环境中使用轮椅，用户可能希望选择一辆能让自己方便地调节速度或具有其他特征的轮椅。这样，如果用户面对的情况发生变化，他就可以调节轮椅以满足自己的需求。如果用户不需要频繁地改变轮椅原有的设置，或者不希望其他人（如儿童）无意识地触碰轮椅的调节装置,则可不必考虑这种方便的调节装置。一般来说,电动轮椅会有一个高/低速调节开关,用以切换轮椅的速度,以便在室外或室内移动。目前,许多电动轮椅配置了具有调速功能的可编程控制器。

2. 电动轮椅的越障能力

对大部分电动轮椅来说,能顺利翻越小的人行道路沿和障碍十分重要。有一些用户比较偏爱越障能力强的轮椅。用户在选择最佳功能的轮椅前,最好先考虑一下自己的需求和自己的使用环境。如果主要在室内使用,就不需要具备较强的越障能力;如果在室外使用,则可能需要较强的越障能力。

轮子的尺寸和样式对轮椅的越障能力有很大影响。较大直径的小脚轮有助于轮椅轻松越过较高的障碍物,较小直径的小脚轮会阻碍轮椅越过障碍物或需要较大的动力才能越过障碍物。虽然实心的小脚轮在硬质、平整的路面上行驶阻力较小,但它们的越障能力较差。充气或半充气的小脚轮更容易越过障碍物或在室外的路面上行驶。一般来说,在室外活动时间较长的用户倾向于使用较大的充气或半充气的小脚轮;而那些主要在室内硬质地面上行驶的用户则通常偏爱较小、较硬的小脚轮。

防翻装置可能会限制轮椅在室外的行动,特别是在上、下台阶和在类似的有高度变化的路面上行驶时。防翻装置能防止轮椅向后倾翻超过某一设定的角度,但它也限制了轮椅的越障能力。当轮椅驶下一个台阶时防翻装置可能会触及此台阶。拆除防翻轮可增加轮椅的越障能力,但同时可能导致潜在的安全事故。

离地净空间(地面到轮椅最低部位的距离)也会影响轮椅的越障能力。当轮椅的小脚轮越过一个障碍物后,其他部位可能会碰到此障碍物。

用户在考虑轮椅越障能力的同时,还应该考虑其静态稳定性和动态稳定性,以确保轮椅的操作安全。

3. 一次充电的最大行程

如果用户需要行驶很长一段距离,则应该知道所用的轮椅在下次充电前还能行驶多远。

轮椅一次充电能行驶的最大距离,除了取决于轮椅的电池性能外,很大程度上还取决于环境和用户的驾驶习惯。如果用户喜欢像赛车驾驶员一样启动和停驶,其轮椅一次充电的最大行程将比正常情况下要小得多。

电动轮椅电池的规格和寿命会影响轮椅一次充电的最大行程。目前,电动轮椅的电池主要有两种:铅酸电池和胶体电池。一般来说,电池的尺寸越大,它可储存的电能就越多。尺寸相同时,胶体电池的容量比铅酸电池的容量略微小一些。因此,与用铅酸电池的轮椅相比,用胶体电池的轮椅一次充电的最大行程要小一些。许多飞机限制铅酸电池的运输,因此,如果用户常常需要坐飞机旅行,则应选择使用胶体电池的轮椅;如果用户常需要携带轮椅乘坐汽车,也应选择使用胶体电池的轮椅,原因是胶体电池漏液的可能性较小,使用更安全。

4. 电动轮椅的转向性能

电动轮椅用户如果能够方便出入较小的住宅房间、紧凑的办公空间、狭窄的宿舍走廊、浴室或公共厕所等,将会实现更大程度的活动和社会参与。

如果用户家中或工作场所的走廊特别狭小,那么用户在选择轮椅前应先测量走廊的宽度,然后选择一辆在此宽度内(或更小的宽度)能三点转向而不触碰墙壁的轮椅。许多轮椅的脚托部件是可拆卸的(虽然拆除脚托部件后用户会感到不方便),但这能提高轮椅在狭小的空间的转向能力。前、后小脚轮的尺寸也会影响轮椅的转向性能,较大直径的小脚轮在转动时会触碰脚托部件,从而使轮椅在狭小的区域难以转向。

5. 电动轮椅的耐用性/疲劳强度

电动轮椅的用户都希望自己的轮椅有很强的耐用性/疲劳强度,因为如果轮椅的某个零件坏了,用户可能会受到伤害,或在路上陷入困境。

如果制造商公布其轮椅经过了很多次的双辊疲劳测试和跌落测试,这就意味着此轮椅比通过较少测试次数的轮椅更耐用,因为在测试过程中,整个轮椅(包括车架、坐垫、轮子和所有其他部件)承受了很大的测试力。

6. 电动轮椅的静态稳定性和动态稳定性

一般情况下,用户都能很好地控制自己的轮椅,但有时护理者或用户自己会因一时疏忽或不经意的操作使轮椅处于破坏力之下或不安全的环境之中。电动轮椅不可能总是在水平的地面上行驶,如果用户需要驶上一个斜坡,则肯定希望轮椅不会向后倾翻,有时,用户还希望在下坡时能将轮椅停在斜坡上。制造商提供的轮椅静态稳定性和动态稳定性说明反映了轮椅在不同环境中的稳定程度。

倾翻角度越大意味着轮椅的稳定性越好。上坡的倾翻角度越小,则轮椅的向后静态稳定性越差;下坡的倾翻角度越小,则轮椅的向前静态稳定性越差;侧面向斜坡的倾翻角度越小,则轮椅的侧向静态稳定性越差。

显然,一辆在从斜坡上向下行驶的过程中停车而不会倾翻或打滑的轮椅比不能做到这一点的轮椅更受用户的欢迎。即使用户的家中没有斜坡,但只要到公共场所,就可能会遇到斜坡,因此用户都希望自己的轮椅能在斜面上安全地起动或停车。

7. 电动轮椅的制动距离

很多时候,用户需要快速停车,以避免撞上人或物体,因此用户需要知道轮椅的停车能力和自己的反应能力。如果用户的上身平衡能力较差,则他可能希望自己的轮椅停车不要太快。如果用户身体失去平衡且手也从控制器上滑落,那么更希望知道轮椅在完全停止下来之前还要跑多远。在许多环境中,有一个停车灵敏度高的控制器对用户来说非常重要。

两辆最大速度相同的轮椅中,制动距离较小的轮椅的减速率较高。这样的轮椅可在较短的时间和较短的距离内停住,但用户需要有较好的平衡能力以保持坐姿稳定。如果用户的身体平衡能力较差,那么更适合选用减速率较低的轮椅。

调节减速率可以改变轮椅的停车速度。如果用户自身能力发生变化,可能希望随时调节轮椅的减速率以满足自己的要求。若将减速率调高,应先确认用户能否在操作中保持身体的平衡。

8. 电动轮椅的安全保护

用户与儿童待在一起时,儿童可能会触摸轮椅,而用户坐在轮椅上,可能无法观察到儿童的所有动作。如果没有合适的安全保护,电动轮椅上的许多移动部件就可能对儿童造成危险,用户的手臂垂落在扶手外时,衣服和手指也可能会被轮椅的驱动系统夹住。因此,电动轮椅应具有一定的安全保护功能。

电动轮椅是一个复杂的电器系统，带电部位与非带电部位间应有足够的绝缘强度，避免用户在使用中触电；一旦失去电能，在撞上障碍物前电动轮椅应会自动停车。由于经常需要给电池充电，充电器的安全也很重要。用户应使用合适的充电器为自己的轮椅充电。当用户或护理人员不小心钩起电池导线时，充电器不应被轻易损坏。基于安全原因，电动轮椅在充电时应不能开动。电动轮椅应具有一定的阻燃性，避免被像烟头这样物质接触时发生火灾。

9. 电动轮椅的强度

电动轮椅的各个部件应具有一定的强度。用户撑起自己身体后扶手应仍能拆卸和调节；用户施加力后脚托板应能恢复原始状态，并仍能翻起、转开、拆卸和重新安装；当护理者踩着倾斜杆使轮椅向后倾斜时，倾斜杆应不变形；当护理者拉着轮椅上下台阶时，把手套不应滑出；如果护理者抓着扶手抬起轮椅，在轮椅离开地面前扶手应从扶手座中脱开或扶手应能承受轮椅和用户的重量，使轮椅能安全地被抬起；如果护理者抓着脚托板抬起轮椅，在轮椅离开地面前脚托板应从脚托座中脱开或脚托板应能承受轮椅和用户的重量，使轮椅能安全地被抬起；把手应能承受用户和轮椅的重量并能用来安全地将用户和轮椅抬离地面；当用户跌坐在轮椅上时，坐垫应不撕裂；当用户向后猛靠在轮椅上时，靠垫应支撑住；当轮椅（不加载）被从汽车后备箱中扔下时，应还能展开并滚动；当轮椅碰到人行道的路缘石或凹坑时，大轮或小脚轮应不变形；当轮椅撞击到人行道的路缘石时脚托板应不弯曲；当轮椅跌落在地上时，扶手应仍牢固如初；当轮椅从人行道上驶下时，轮轴应不变形。

10. 电动轮椅的尺寸和重量

如果用户家中的浴室很小，或家中/办公室内有窄小的走廊，用户在选择轮椅时就需要考虑轮椅的外形和尺寸。用户总是希望自己的轮椅适合自己生活和工作的环境，至少不会阻碍用户进入房间、办公室或汽车内。电动轮椅的用户可选择标准折叠式或底座式。如果用户将来有可能需要增加座位宽度，则应考虑选择底座式电动轮椅，此类轮椅能在不增加轮椅总宽度的情况下将座位增加到一定宽度。国家标准以及制造商给出的外形尺寸是轮椅的所有部件均不拆卸时的尺寸。

如果用户要携带电动轮椅旅行，往往需要将轮椅拆卸开然后装在小的空间内。这时，就需要考虑每一个部件的重量，因为要考虑护理者能否抬起每一个部件。此外，用户还要考虑拆卸和装配轮椅的时间，以及装配时是否需要工具。

（四）电动轮椅的使用与养护

1. 使用安全提示

用户使用电动轮椅时主要应注意以下安全提示。

（1）应先在平整宽阔的场地练习使用轮椅。

（2）在上下轮椅时，应确保轮椅的控制器处于关闭状态。

（3）在上下轮椅时，注意不要蹬踏脚踏板。

（4）在他人帮助下，体会重心的变化对轮椅行进产生的影响。

（5）轮椅在坡面行驶时，应确保正确操作制动。

2. 使用及养护注意事项

用户使用电动轮椅时应注意以下使用及养护事项。

（1）远离明火，以免引燃靠背绷带及坐垫。

（2）在不使用控制器时应将其关闭。

（3）使用前确保轮胎状态正常，检查轮胎气压。

（4）温度使用范围为－25℃～＋50℃。

（5）不要在非常滑或非常粗糙的路面上驾驶。

（6）在使用升降台搬运轮椅时，注意避免防翻轮与他物缠绕。

（7）在升降台或电梯内使用轮椅时，轮椅控制器必须处于关闭状态。

（8）在充电过程中，控制器必须处于关闭状态。

（9）为获得更高的安全性，可选用附件骨盆固定带。

（10）在调节及安装过程中，小心手指，以免受伤。

（11）要时常检查手动刹车是否调整正常，当使用手动刹车时，要注意轮子是否完全静止。

（12）要时常检查螺钉是否紧固。

（13）要时常用润滑剂来保养轮椅。

（14）在搬运轮椅时，注意保护好控制器。

（15）用温水及稀释的肥皂水清洗椅套、皮背靠。

（16）禁止使用水龙带或高压清洗装置清洗轮椅。

（17）平时应用清水擦拭车体，避免将轮椅放置于潮湿的地方及避免敲打控制器。

（18）当控制器受到食物或饮料污染时，应立刻清理干净，宜用布蘸稀释的清洁液擦拭，避免使用含磨粉或乙醇之类的清洁剂。

（19）要养成用了即充的习惯，使电池电量保持饱满。闲置的电动轮椅也应定期充电，使电池长期处于"吃饱状态"。因为亏电存放会严重影响电池的使用寿命，而且闲置时间越长，电池损坏就会越严重。

三、轮椅选用评估报告

面对市场上成百上千种轮椅，用户应该怎样选择呢？功能越多、价格越贵的轮椅对用户就越好吗？显然不是。用户在选择轮椅时，应根据个人的身体状况、具备的能力、生活方式和环境等因素综合考虑，这样才能选到最适合自己的轮椅。

（一）用户的功能障碍及需求评估

1. 用户的功能障碍评估

障碍类别：

□视力障碍　　□听力障碍　　□平衡功（机）能障碍　　□智力障碍

□重要器官失去功能

□肢体障碍：□上肢（手）　□下肢（足）　□躯干　□四肢

与轮椅相关的障碍程度：□无　□轻度　□中度　□重度　□完全

临床诊断（可多选）：□脑卒中　□脊髓损伤　□脑外伤　□脊髓灰质炎后遗症

　　　　　　　　　□心肺功能疾病　□运动神经元疾病　□下肢骨折或截肢

　　　　　　　　　□关节炎　□肌肉萎缩　□部分足　□其他_____

2. 用户的需求评估

使用目的（可多选）：□日常生活　□就医　□就业　□就学　□休闲与运动

使用环境（可多选）：□居家　□社区　□工作场所

轮椅操作方式：□用户操作　□他人操作　□用户和他人均可操作

使用性质：□暂时性　□永久性

现有轮椅种类：□无　□普通铁制量产轮椅　□轻型（铝合金）量产轮椅

　　　　　　　□个性化适配轮椅

目前使用轮椅：□无　□有：_____年___月___日

目前使用轮椅来源：□自购　□民政系统补助　□残联系统补助　□社保系统补助

　　　　　　　　　□捐赠　□租赁　□其他

目前轮椅使用情形：□已损坏不能修复，须更新

　　　　　　　　　□规格或功能不符合用户现在的需求，须更换

　　　　　　　　　□适合继续使用，但需要另行购置一部在不同场所使用

　　　　　　　　　□部分零件损坏或需要调整，可进行修复或调整

　　　　　　　　　□符合用户现在的使用需求

（二）用户的身体功能检查测量

对用户进行身体功能检查测量，然后填写表2-20。

表2-20　适配用户的身体功能检查测量表

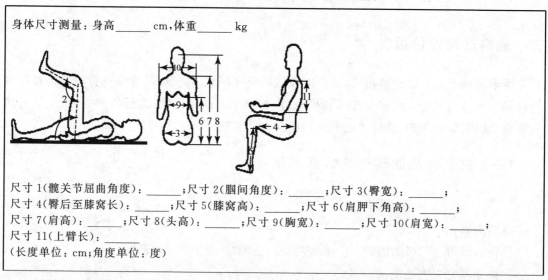

身体尺寸测量：身高_____cm，体重_____kg

尺寸1（髋关节屈曲角度）：_____；尺寸2（腘间角度）：_____；尺寸3（臀宽）：_____；
尺寸4（臀后至膝窝长）：_____；尺寸5（膝窝高）：_____；尺寸6（肩胛下角高）：_____；
尺寸7（肩高）：_____；尺寸8（头高）：_____；尺寸9（胸宽）：_____；尺寸10（肩宽）：_____；
尺寸11（上臂长）：_____
（长度单位：cm；角度单位：度）

续表

身体各部位姿态	坐姿平衡	□良好　□双手扶持可维持平衡　□双手扶持难以维持平衡 在未扶持情况下,身体特别明显会倒向:□左侧　□右侧　□前方　□后方
	骨盆	□正常　□前倾/后倾(可调整角度:_____) □右/左倾(可调整角度_____)　□向右/左旋转 坐姿时骨盆经常:□向前滑动　□向后滑动　□向右滑动　□向左滑动
	脊柱	□正常或无明显变形 □脊柱侧弯(可调整　□部分可调整　□完全固定变形) □脊柱后凸(可调整　□部分可调整　□完全固定变形) □脊柱前凸(可调整　□部分可调整　□完全固定变形)
	肩部	□正常　□后缩　□前凸
	髋部	□正常　□内收　□外展　□屈曲　□伸展　□风吹式变形　□其他
	膝部	□正常　□屈曲变形　□过伸变形
	踝部	□正常　□背屈变形　□跖屈变形　□外翻变形　□内翻变形
	其他挛缩	部位:_____　对坐姿摆位之影响:_____

认知能力	□正常　□尚可　□差	视知觉能力	□正常　□尚可　□差
判断能力	□正常　□错乱或迟钝	情绪控制	□正常　□尚可　□差
皮肤感觉	□正常　□异常　□丧失　部位:_____		

压疮	□未发生　□过去有　□目前有:部位:_____　大小:_____ cm×_____ cm 分级:□Ⅰ(皮肤完整没有破损,有持续不退的红斑) 　　　□Ⅱ(皮肤有水疱或红疹且伤到真皮层) 　　　□Ⅲ(皮肤层全部受伤并深到皮下组织或脂肪) 　　　□Ⅳ(深及肌膜、肌肉,甚至深及骨头)

操作能力 □用户 □照顾者	(1) 启动/解除刹车:□可　□否　□迟缓或困难 (2) 在平地及坡面上执行前进、后退、转向及停止:□可　□否　□迟缓或困难 (3) 以前进及后退方式在开门时限内进出电梯:□可　□否 (4) 自行开门并安全通过:□可　□否 (5) 于较窄的通道中稳定向前推行5米:□可　□否 (6) 进出自用车的转位:□可　□否　□迟缓或困难 (7) 与马桶、床铺间的转位:□可　□否　□迟缓或困难 (8) 能注意别人及自身的安全:□可　□否

(三)轮椅选用建议

(1) 轮椅类型(如表 2-21 所示)。

表 2-21　轮椅类型

□一般轮椅 　　□普通铁制量产轮椅　□轻型(铝合金)量产轮椅 □特殊功能轮椅 　　　　□站立型　□可斜躺型　□空中倾倒型　□可空中倾倒及斜躺型	
骨架形式:□固定式　□折叠式	后轮轴心:□标准　□前置　□后置
扶手:□固定式　□可拆卸式　□可掀起式　□高度可调式　□近桌式　□全长式	

续表

手推圈：□金属推圈　□塑料推圈　□加装梅花轮　□被覆橡胶增加摩擦力
脚托板：□可拆卸　□可以旋开　□可掀起　□可升拔角度　□固定式
配件（请说明品项，并注明长宽等尺寸）： □小腿绑带　□H带　□骨盆带　□其他

（2）轮椅坐靠系统（如表 2-22 所示）。

表 2-22　轮椅坐靠系统

坐垫	材质：□一般帆布　□有硬式底板　□海绵　□气垫　□流体凝胶　□半固态凝胶 □组合材料　□其他（坐垫若为前高后低楔形坐垫需求，需注明高度） 坐垫总厚度：_____ cm
背靠	材质：□一般帆布　□海绵　□气垫　□流体凝胶　□半固态凝胶　□组合材料 结构：□有硬式底板　□可附加躯干侧支撑　□有快速拆装结构　□可调整吊挂参数 造型：□人体工程学曲面适形　□平面型
坐姿摆位配件与规格：（可多选）	头靠系统：□大爪型　□小爪型　□大弧形　□小弧形　□U形枕　□硬式侧挡块 胸带：□H带　□一字带（宽度_____ cm，□弹扣式　□二节式 PVC） 躯干侧支撑：□左　□右 骨盆带：□弹扣式织带　□两段式 PVC 粘扣带 □臀侧支撑垫　□外展鞍板　□内收鞍板 小腿靠杆：□垂直　□前置　□后置；角度：□固定　□可上抬　□可内外旋或拆卸 小腿支撑方式：□小腿靠垫　□小腿靠带 踏板形式：□单片式　□两片式 □脚踝带　□脚掌带 □防后倾杆 □其他配件：□桌板，形式：_____

轮椅尺寸与角度相关参数（单位：cm，无须某配件时不填）：

座背靠夹角（A）：_____ 度　　　　　腿靠角度（B）：_____ 度

座宽（C 坐垫宽度或扶手间距）：_____　座深（D）：左_____ 右_____

腿靠长度（E）：左_____ 右_____　椅背高度（F）：_____

头靠高度（G）：_____　　　　　　　扶手高度（H）：左_____ 右_____

躯干侧撑：高度（I）：左_____～_____，右_____～_____

　　　　　深度（J）：左_____～_____，右_____～_____

座面高度（K）：_____ 大轮尺寸（L）：_____ 小脚轮尺寸（M）：_____

☆测量基准面为坐垫表面及背垫底部中间表面

（3）是否需要接受操作训练：□不需要　　□需要

（4）是否需要安排跟踪回访时间：□不需要　　□需要：＿＿＿＿年＿＿月＿＿日

（5）其他建议事项：＿＿＿＿＿＿＿＿＿＿＿＿＿＿＿＿＿＿＿＿＿＿＿＿＿

（四）轮椅后续跟踪回访记录

（1）轮椅采购结果是否符合原处方：

　　□完全符合

　　□功能、形式与原处方符合，部分规格及零配件略有出入，但大致符合

　　□功能、形式或规格与原处方有显著差异，不符原处方精神

　　□其他：＿＿＿＿＿＿＿＿＿＿＿＿＿＿＿＿＿＿＿＿＿＿＿

（2）修改、调整与使用训练：

　　□无须修改及调整

　　□经修改调整后已符合使用需求

　　□为能安全操作建议配合使用训练

◤ 任务训练

1. 根据案例描述，为以下两名用户选择合适的轮椅及其附件。

（1）邢××，男，出生于 1948 年 10 月，小脑萎缩导致平衡功能障碍。肢体残疾功能障碍情况：不能行走，无法站立，不能移位，坐起需他人协助。站立不能保持平衡，坐位需借助其他支撑，头部能控制，躯干能控制，手臂控制较好，双手抓握较好。如厕完全依赖他人，饮食需要协助，穿脱衣物需要协助，洗浴完全依赖他人。

（2）张××，男，出生于 1951 年 6 月。脑外伤右侧偏瘫后遗症，左上肢肘关节屈肌张力高，可被动伸直，腕关节屈曲，四肢屈曲，可被动伸直。肢体残疾功能障碍情况：行走需他人扶助或拄拐，站立需借助支撑，移位需他人协助，坐起需他人协助。站立平衡需借助其他支撑，坐位平衡需借助其他支撑，头部能控制，躯干在支撑下方能控制，单侧手臂控制较好，单侧手抓握较好。如厕完全依赖他人，饮食完全依赖他人，穿脱衣物完全依赖他人，洗浴完全依赖他人。

2. 模拟偏瘫、截瘫患者完成轮椅至地面、地面至轮椅，轮椅至床、床至轮椅的转移，轮椅至马桶、马桶至轮椅的转移，轮椅至浴缸、浴缸至轮椅等轮椅与不同界面间的转移。

项目三

老年人自我照护（料）辅助器具的选配

学习目标

✓ 能够说出各类饮用、进食、如厕、洗浴、穿衣、取物和修饰辅助器具的名称、功能特点以及适用人群；

✓ 能够为各种功能障碍的老年人选配合适的饮用、进食、如厕、洗浴、穿衣、取物和修饰辅助器具。

自我照护（料），又称自我维护、生活自理或基本的日常生活活动（basic activities of daily living，BADL），是维持一个人达到某种程度的独立所必需的能力，包括喝水、进食、如厕、洗浴、穿衣、取物和修饰等。老年人的日常生活活动能力的高低是决定其回归家庭和社会的重要因素，有运动功能障碍的老年人往往是从获得最简单的生活能力开始重树生活信心的。

任务一　饮用辅助器具的选配

◇◇◇◇ 情境引入 ◇◇◇◇

李奶奶，86岁，患关节炎多年，因上肢关节活动受限导致饮水困难，上肢肌力和肌张力尚可，抓握能力尚可，饮水动作不协调。那么，怎样为李奶奶选配合适的饮用辅助器具？

知识要点

一、杯具

（一）带手指抓握功能的杯子

举例一：方便抓握杯（如图 3-1A 所示）。

适用人群：抓握受限者、关节炎患者等。

功能结构：杯子带有手指抓握设计，绝缘手指凹槽既可以减少热饮的热量传递，避免手被烫到，又能提供手抓握时的舒适性和安全感；一般杯身较轻，可盛约 340 ml 液体。

　　举例二：暖暖茶杯（如图 3-1B 所示）。

　　适用人群：喝水时仰头和仰脖子有困难的人；由于年龄大，有吞咽障碍，使用普通茶杯喝水时容易呛咽的人；肩关节、胳膊肘等疼痛，因运动障碍造成手臂及手腕运动困难的人等。

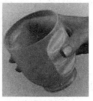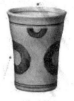

A. 方便抓握杯　　B. 暖暖茶杯

图 3-1　带手指抓握功能的杯子

　　功能结构：杯身从底部到口缘呈牵牛花形，不容易从手上滑落，手小的人也可以轻松自如地拿稳杯子。杯子采用里层和外层双重结构，杯身内部和握柄都是中空的，不仅实现了轻量化，还具有保温的功效。由于杯中的水温不会直接传导到手上，所以用户可以稳稳拿住杯子，但使用时应注意避免烫伤口唇。杯子内侧面为倾斜设计，可以有效防止喝水时头部向后仰的姿势，从而防止"哽噎"和"误咽"，而且，使用中用户也不必将肘部抬太高。

（二）带杯托的杯子

　　举例一：带支持器和盖子的杯子（如图 3-2A 所示）。

　　适用人群：脊髓损伤患者、严重肢体障碍者、上肢运动障碍者等。

　　功能结构：杯身为聚碳酸酯材料，手柄为聚丙烯材料，呈 D 形，盖子为聚丙烯材料，带有壶嘴，杯子有隔热设计，冷热液体均适合盛装。

　　举例二：饮用助手（如图 3-2B 所示）。

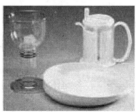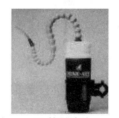

A. 带支持器和盖子的杯子　　　　B. 饮用助手

图 3-2　带杯托的杯子

　　适用人群：轮椅使用者、上肢运动障碍者等。

　　功能结构：饮用助手可以使用户不用手而独立完成饮用，包含一个隔热水杯，一个柔软、防震的饮用长管，以及一个通用夹子（可以将杯子夹在床、轮椅上等）。

（三）大手柄杯子

　　举例一：单手柄透明杯（如图 3-3A 所示）。

　　适用人群：抓握障碍者等。

　　功能结构：杯子由透明聚丙烯材料制成，可以看到热饮或冷饮的盛入量，杯子不易被摔破，有防溅盖和壶嘴，可以安全耐受微波炉和洗碗机 110℃的高温。

举例二：双手柄杯子（如图 3-3B 所示）。

适用人群：上肢颤抖或障碍者、吞咽障碍者等。

功能结构：大的双手柄足够容纳成人手指，杯盖带有壶嘴防溅设计，杯子可以在洗碗机、微波炉和高压灭菌器中安全使用。

举例三：吞咽困难用杯（如图 3-3C 所示）。

适用人群：上肢运动障碍者、吞咽障碍者等。

功能结构：杯子采用轻质材料制成，有一个加长手柄，适合整手抓握或者只用拇指抓握，杯子的设计促进了下颌向胸部收拢，提供了正常吞咽的时间，同时，用此杯子饮用时液体会被导向嘴中央，不易溢出。

举例四：暖暖马克杯（如图 3-3D 所示）。

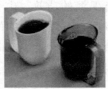

A.单手柄透明杯　　B.双手柄杯子　　C.吞咽困难用杯

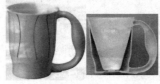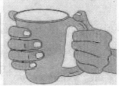

D.暖暖马克杯

图 3-3　大手柄杯子

适用人群：握力弱的人；喝水时，仰头和仰脖子有困难的人；由于年龄大，有吞咽障碍，使用普通茶杯喝水时容易呛咽的人；肩关节、肘关节等疼痛，因运动障碍造成手臂及手腕运动困难的人等。

功能结构：杯子尺寸较大，胖胖鼓鼓的把手，实现了"用4根手指牢牢握住"的目标。杯子下方直径比上方稍小一些，单手易于握住杯身，增添了安全性。杯子采用里层和外层双重结构，杯身和握柄都是中空的，不仅实现了轻量化，还具有保温的功效。由于杯中的水温不会直接传导到手上，所以用户可以稳稳地拿住杯子，但使用中应注意避免烫伤口唇。杯子内侧面为倾斜设计，可以有效防止喝水时头部向后仰的姿势，从而防止"哽噎"和"误咽"，使用中用户也不必将肘部抬太高。

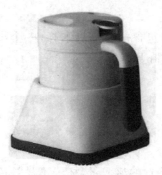

图 3-4　带防滑基底的杯子

（四）带防滑基底的杯子

举例：带防滑基底的杯子（如图 3-4 所示）。

适用人群：上肢运动障碍者、抓握障碍者、神经障碍者等。

功能结构：杯子有防溅设计，弹性密封材料能保证杯子打翻时也不泄漏或溅出液体，冷、热饮均可盛，双层壁结构提供了保温功能。人体工程学设计橡胶手柄，适合左、右手抓握，饮用口的双曲线设计与嘴形相符,橡胶带齿基底可有效防止打滑。

（五）带盖的透明杯

举例:防溅杯(如图 3-5 所示)。

适用人群:持握标准玻璃杯有困难者等。

功能结构:杯子采用轻质塑胶材质,大的倒 L 外形手柄对左手使用者和右手使用者均适用,可转动的杯盖

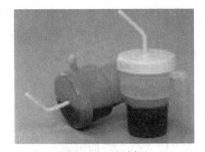

图 3-5　防溅杯

上面有一个小孔,方便放置标准吸管,可以安全放于洗碗机和高压灭菌器中洗涤或灭菌,倾斜时里面的液体也不会溢出。

（六）重心辅助杯子

举例:重力给水杯(如图 3-6 所示)。

适用人群:饮水困难者等。

功能结构:调整杯子的位置可以控制液体的流出,用户通过吮吸与杯子底端连接器相连的 L 形吸管便可以喝到水,护理者可以通过改变杯子位置来控制饮用量。吸管可更换,并可以在超市中购买到,杯子可手洗。

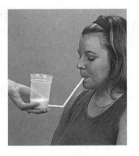

图 3-6　重力给水杯

（七）药丸固定器透明杯

举例一:药丸吞咽杯(如图 3-7A 所示)。

适用人群:孤独症患者、脑卒中患者、吞咽困难者、唐氏综合征(先天愚型)患者、阿尔茨海默病(老年性痴呆病)患者、关节炎患者、视力障碍或吞药障碍者等。

功能结构:此款杯子允许吞药时正常的吞咽反射。杯盖采用摁扣连接设计,有一个特殊的带肋的壶嘴,只要将药片放入壶嘴,将水杯倾斜,用户正常饮用,倾斜的角度和流动的液体就会将药片推至喉咙并使用户轻松地吞下。壶嘴可以适配市售所有大小药片,避免了将药片切开或捣碎的麻烦,适合缓释药丸和糖衣药丸。使用时,在杯子中加入水,将药片放入壶嘴口,正常地饮用即可。这种杯子结合了吃与喝的动作,创造了一种自然的吞咽药丸的方式。

举例二:药丸吞咽壶(如图 3-7B 所示)。

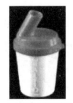　　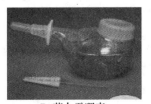

A. 药丸吞咽杯　　　　　B. 药丸吞咽壶

图 3-7　药丸固定器透明杯

适用人群：吸食力减弱者等。

功能结构：药丸吞咽壶可以帮助吸食力弱者吃药、喝水。壶口经过特殊设计，水不易洒出。使用时用户可直接吸饮，也可配合特制的吸口使用。附件包括采用柔软、安全的硅胶制成的吸口、专门用于清洗壶嘴的刷子等。

（八）大鼻子开口杯

举例一：柔性切口杯（如图3-8A所示）。

适用人群：喝水时头后仰困难者等。

功能结构：透明杯子可以使用户清楚地看见杯里的液体，用户可以通过挤压改变杯口形状来辅助饮用。所有型号的这种杯子都可以放入洗碗机中洗涤。

举例二：大鼻子杯（如图3-8B所示）。

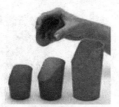 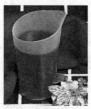

A. 柔性切口杯　　　　　　　B. 大鼻子杯

图3-8　大鼻子开口杯

适用人群：头后仰困难者等。

功能结构：大鼻子杯减小了喝水时脖子的后伸，同时可促进下颌适当地收拢，可以放入洗碗机中洗涤，有多种颜色可选。

二、吸管

（一）饮用吸管

举例一：柔韧吸管（如图3-9A所示）。

适用人群：吞咽困难者、上肢运动障碍者等。

功能结构：柔韧吸管可重复使用，可用肥皂水或清水洗涤。

举例二：单向饮用吸管（如图3-9B所示）。

适用人群：吞咽困难者等。

功能结构：单向饮用吸管有一个单向阀，即使用户嘴部离开时也能保持液体充满吸管，减少了饮用需要的力气和摄入的空气量，有一个可调节的夹子用以保证将吸管紧固在杯子里。

举例三：加长饮用吸管（如图3-9C所示）。

适用人群：上肢运动障碍者、吞咽困难者等。

功能结构：此吸管有4个柔性部分，中间部位有2个，两端各有1个，以便用户调整到合适的饮用位置，也可以用剪刀剪至需要的长度。

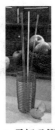
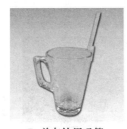
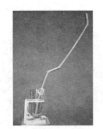

A. 柔韧吸管　　　　B. 单向饮用吸管　　　　C. 加长饮用吸管

图 3-9　饮用吸管

（二）吸管固定器

举例一：吸管固定器（如图 3-10A 所示）。

适用人群：上肢运动障碍者、饮水困难者等。

功能结构：此夹式吸管固定器可以安置在任何种类杯子的边缘，保证吸管到位，适合任何直径小于 1 cm 的吸管。

举例二：自动调节吸管固定器（如图 3-10B 所示）。

适用人群：上肢运动障碍者、吞咽困难者等。

功能结构：此铝制吸管固定器有一个自动调节环和夹子，夹子可以夹在任意塑料饮料瓶、水瓶、杯子的边缘。这种固定器可以固定直径为 0.6～2 cm 的吸管。

三、持握辅助器具

（一）杯具持握辅具

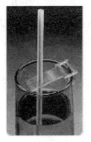
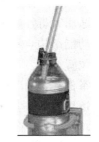

A. 吸管固定器　　B. 自动调节吸管固定器

图 3-10　吸管固定器

1. 固定器

举例一：标准杯子固定器（如图 3-11A 所示）。

适用人群：上肢运动障碍者、神经障碍者、运动受限者等。

功能结构：这是一款可折叠的加重固定器，一体化的基底带有一个软木垫以吸收水分。通过调整固定器可以放置 170～450 g 的玻璃杯、马克杯、易拉罐、瓶子。此固定器在撞击或碰撞的情况也不会移动或翻倒，适合在轮椅托盘、床上桌或普通桌子上使用。吸力垫采用真空系统设计，当置于水平表面并轻轻加压时，产生的吸力足够使固定器不再移动；释放压力时，只需将垫子一角抬起，存放时可将固定器折叠平放。

举例二：通用固定器（如图 3-11B 所示）。

适用人群：运动障碍者等。

功能结构：通用固定器可以安装在轮椅、助行器、踏板车等的管状结构上，用以携带饮料或其他物品，不需要使用工具即可以拆卸或紧固。

举例三：持握器（如图 3-11C 所示）。

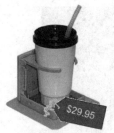
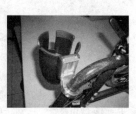
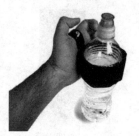

A. 标准杯子固定器　　　　　B. 通用固定器　　　　　C. 持握器

图 3-11　杯子固定器

适用人群：严重身体障碍者、神经障碍者、上肢运动障碍者、抓握障碍者、脊髓损伤患者等。

功能结构：持握器可用于辅助用户持握罐头、杯子、瓶子等，主要由一个带防滑皮带衬垫的容器支持器和一个带橡胶覆层的不锈钢手柄组成。皮带衬垫保证了用户安全地持握形状不规则的物体或容器，根据用户手的大小，手柄的大小可调。

2. 杯子固定器

举例一：普通杯子固定器（如图 3-12A 所示）。

适用人群：抓握障碍者、上肢运动障碍者、关节炎患者等。

功能结构：此杯子固定器的两个大手柄可辅助用户在喝水时控制杯子，使杯子处于合适的位置。

举例二：防滑杯子固定器（如图 3-12B 所示）。

适用人群：上肢运动障碍者、严重运动障碍者等。

功能结构：此杯子固定器由防滑材料制成，浅底，适合多数杯子。放入杯子后，可以有效防止杯子移动和杯中液体溢出，可用温肥皂水清洗。

举例三：转移盘和杯子固定器（如图 3-12C 所示）。

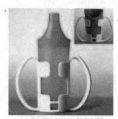
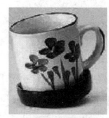
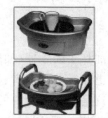

A. 普通杯子固定器　　　　　B. 防滑杯子固定器　　　　　C. 转移盘和杯子固定器

图 3-12　杯子固定器

适用人群：使用助行器者等。

功能结构：转移盘和杯子固定器主要包括一个大的隔间和一个小的浅层，顶部搭盘凹进去可以固定物品（如餐盘），杯子固定器可防止杯中液体溅出，可放在助行器中用于转移物品。转移盘由耐用塑料制成，可以支持约 2 kg 重的物品，手洗或洗碗机清洗均可。

3. 轮椅用饮料固定器

举例一：轮椅用杯子固定器（带杯子）（如图 3-13A 所示）。

适用人群：轮椅使用者等。

功能结构：这种固定器为夹住式杯子固定器，有两个弹簧夹子。杯子有开环手柄，杯盖有饮用孔，同时可以防溅。

举例二：夹住式饮料固定器（如图 3-13B 所示）。

适用人群：轮椅使用者等。

功能结构：聚氯乙烯覆层的金属夹子一般固定在轮椅桌臂上，固定器的材质为轻质塑料，通过调节魔术贴可以适应不同尺寸的饮用容器。

举例三：握柄杯子固定器（如图 3-13C 所示）。

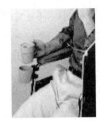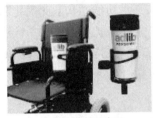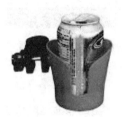

A. 轮椅用杯子固定器(带杯子)　　B. 夹住式饮料固定器　　C. 握柄杯子固定器

图 3-13　轮椅用饮料固定器

适用人群：轮椅使用者等。

功能结构：此固定器可以夹在助行器、床护栏以及其他管状框架上，通过一个大的杠杆旋钮保证自身安全夹紧，可以固定玻璃杯、易拉罐、瓶子等，两侧有开槽，可以适应带握柄的杯子，左、右手均可使用。

4. 可调节玻璃杯托

举例：玻璃杯托（如图 3-14 所示）。

适用人群：抓握障碍者、上肢运动障碍者、关节炎患者等。

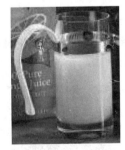

功能结构：此玻璃杯托有大小可调节的圆环，可适应任何尺寸的玻璃杯；可调节手柄的内芯为不锈钢材质，表面有聚氯乙烯覆层。

图 3-14　玻璃杯托

5. 双柄玻璃杯托

举例：双柄玻璃杯托（如图 3-15 所示）。

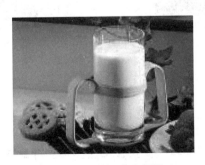

图 3-15　双柄玻璃杯托

适用人群：抓握障碍者、上肢运动障碍者、关节炎患者等。

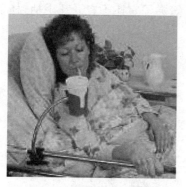

图 3-16　床边饮料固定器

功能结构：双层玻璃杯托采用钢制内芯，覆层为聚氯乙烯材质，有两个大手柄和一个适合任何尺寸玻璃杯的可调节夹钳。

6. 可夹式玻璃杯托

举例：床边饮料固定器（如图 3-16 所示）。

适用人群：抓握障碍者、上肢运动障碍者、关节炎患者等。

功能结构：此固定器可用来固定杯子、瓶子等，可以夹紧在床护栏上，有一个灵活的支持手臂和一个可调节的夹钳。支持手臂长约 28 cm，夹钳适合直径为 2～2.5 cm 的栏杆。

（二）餐具持握辅助器具

1. C 形手掌夹

举例：C 形手掌夹（如图 3-17 所示）。

适用人群：四肢瘫患者、抓握障碍者、手腕活动受限者等。

功能结构：硬性塑料制成的 C 形手掌夹可紧紧地固定餐具手柄，设有紧固皮带，左右手均可使用，不适合组合手柄餐具。

2. 用具固定器

举例：通用握器（如图 3-18 所示）。

适用人群：手部力量弱、手麻痹但手腕控制完好者等。

功能结构：通用握器设有弹性皮带，可以帮助用户持握各种用具，如牙刷、餐具等。

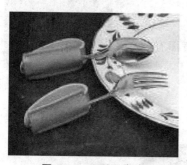

图 3-17　C 形手掌夹

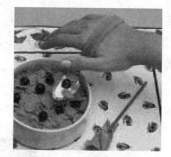

图 3-18　通用握器

3. 组合手柄适配器

举例一：泡沫橡胶适配手柄（如图 3-19A 所示）。

适用人群：抓握障碍者、上肢运动障碍者、关节炎患者等。

功能结构：手柄可以套在餐具（餐勺、餐叉、餐刀）和牙刷等上，创造更大的抓握表面，表面为光滑、可洗的聚氯乙烯材料，截面直径约 3 cm。

举例二:模塑泡沫(如图 3-19B 所示)。

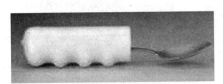
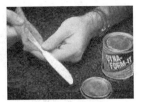

A.泡沫橡胶适配手柄　　　　　　B.模塑泡沫

图 3-19　组合手柄适配器

适用人群:抓握受限者等。

功能结构:这是类似于油灰的定制模塑橡胶,可以用来制作餐具、门把手、抽屉拉手、插销、锁具、钥匙、取物器、手杖、助行器、拐杖、吊架等的传统把套和手柄,无须混合,从罐子中取出便能立即使用,有良好的触感,无毒,可以放入洗碗机洗涤,可以在消毒机中消毒。干燥时可以进行切边、抛光等操作,但会暴露疏松的表面。

4.卷绕握柄

举例:卷绕握柄(海绵制或硅胶树脂制)(如图 3-20 所示)。

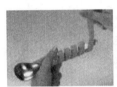
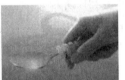

图 3-20　卷绕握柄

适用人群:抓握障碍者、上肢运动障碍者、关节炎患者等。

功能结构:卷绕握柄可轻松自如地卷成合适的形状,卷在餐具、牙刷或圆珠笔等日用品上,方便使用和携带。用户可以按照自己的手形来调节,使用起来既顺手又贴心。

海绵制:无论多粗的握柄都可以简单地卷住,可以用剪刀剪成合适长度,轻松安装或拆卸,有蓝色和粉色,长 120 mm,直径 24 mm,重量 16 g。

硅胶树脂制:可以用洗碗机进行煮沸消毒,使用起来方便卫生,有蓝色和粉色,长 120 mm,直径 20 mm,重量 26 g。

5.三角形手指握把

举例一:棒球泡沫握把(如图 3-21A 所示)。

适用人群:上肢运动障碍者等。

功能结构:软的握把形似棒球棒,一端逐渐扩大,为手指定位提供触觉和视觉提示,长度约 6.5 cm。

举例二:铅笔握把(如图 3-21B 所示)。

适用人群:抓握或持握铅笔有困难者等。

功能结构:软的握把可套到任何标准尺寸的铅笔上,左右手均可使用,颜色多样。

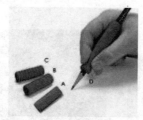

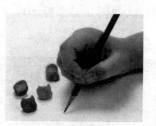

A. 棒球泡沫握把　　　　　　　　B. 铅笔握把

图 3-21　三角形手指握把

（三）防滑辅助器具

1. 防滑垫

举例一：防滑垫（如图 3-22A 所示）。

适用人群：上肢运动障碍者。

功能结构：防滑垫可帮助玻璃杯、盘子、轮椅坐垫等保持在适当位置，有效防止滑动，可用剪刀剪成合适的大小和形状，能抑制细菌和真菌滋生，可手洗，用肥皂水洗涤即可。

举例二：托盘垫（如图 3-22B 所示）。

适用人群：运动功能障碍者。

功能结构：托盘垫在托盘倾斜时可有效防止物体滑动或杯中液体溢出，可根据托盘形状和大小剪成合适的形状和尺寸。

举例三：乌龟游戏垫（如图 3-22C 所示）。

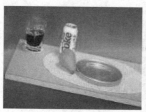
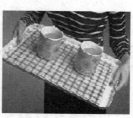
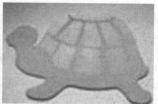

A. 防滑垫　　　　　　　B. 托盘垫　　　　　　　C. 乌龟游戏垫

图 3-22　防滑垫

适用人群：严重运动障碍者、平衡障碍者等。

功能结构：乌龟形状的垫子可以作为游戏垫、写字板，或者用来在娱乐、治疗过程中防止肘、手、膝、足部等滑动，尺寸一般为 35 cm×25 cm，有蓝色、黄色、红色、深绿色等。

2. 防滑衬垫

举例一：防滑垫（如图 3-23A 所示）。

适用人群：运动障碍者、平衡障碍者等。

功能结构：这种轻型橡胶泡沫垫可以有效防止用户从床或椅子上滑落，或置于用户脚下，防止用户转移时滑动；长×宽×厚一般为 43 cm×43 cm×0.6 cm，重约 450 g。

举例二：托盘垫(如图 3-23B 所示)。

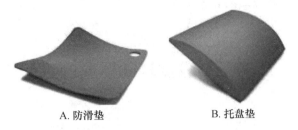

A. 防滑垫　　　　　　　B. 托盘垫

图 3-23　防滑衬垫

适用人群：运动障碍者、平衡障碍者等。

功能结构：这种防滑橡胶泡沫垫可放置在用户臀部下防止其从床上滑落,同时可减轻背部压力,将托盘垫放在膝关节下同样可以减轻腿部压力,使用户更舒适;长×宽一般为 40 cm×50 cm。

3. 吸力垫

举例一：微型吸力垫(如图 3-24A 所示)。

适用人群：沟通障碍者、上肢运动障碍者、神经障碍者、脊髓损伤患者等。

功能结构：微型吸力垫可固定需要垂直安装的交换器、轻型设备,可适配大小为 15 cm×15 cm、重 900 g 及以内物体。吸力垫包含一个带有魔术挂钩的滑板,用于将设备固定到位,可以进行前后 180°范围任意角度的调节。

举例二：黏性杯具固定器(如图 3-24B 所示)。

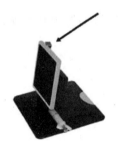 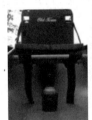 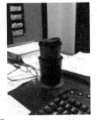

A. 微型吸力垫　　　　　　　B. 黏性杯具固定器

图 3-24　吸力垫

适用人群：精细运动障碍者、抓握障碍者等。

功能结构：黏性杯具固定器可以紧紧吸在任何平滑、无孔表面上,防止液体溅出,用来固定罐头、瓶子、杯子及各种尺寸的容器,可随心所欲地移除。

▶ 任务训练

1. 王爷爷,66 岁,10 年前因车祸致胸 2 完全性脊髓损伤,出现手部抓握物体障碍,上肢不自主震颤,无法拿握杯具独立饮水。试为他选配合适的杯具或持握辅助器具,辅助他实现独立饮水操作。

2. 冯奶奶，86 岁，多年前患有颈椎病致头后仰有困难，造成饮水艰难痛苦。试为她选配一款合适的饮水辅助器具辅助她轻松饮水。

任务二 进食辅助器具的选配

◆◆◆◆ **情境引入** ◆◆◆◆

张爷爷，78 岁，因吞咽困难经常误吸，双上肢因抓握餐具困难常常需要别人喂食。请针对张爷爷的情况，为其选配合适的进食辅助器具，使其能够独立完成进食活动。

知识要点

一、围兜

（一）口围

举例：衣物保护背心（如图 3-25 所示）。

适用人群：上肢运动障碍者、脊髓损伤患者等。

功能结构：衣物保护背心表层为纯棉材质，衬里为防水材料，用魔术贴搭接，进食时可保护衣物不被弄湿弄脏。

（二）罩衫

举例一：易擦型氯丁橡胶围兜（如图 3-26A 所示）。

适用人群：吞咽障碍者、上肢运动障碍者等。

功能结构：此围兜轻便、柔韧，底部口袋可以捕获面包屑和液体溅出物，通过颈部纽扣搭接，可以卷起来，便于存放，可机洗。

举例二：进餐保护罩（如图 3-26B 所示）。

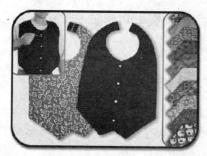

图 3-25 衣物保护背心

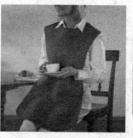

A. 易擦型氯丁橡胶围兜

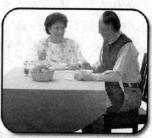

B. 进餐保护罩

图 3-26 罩衫

适用人群：吞咽障碍者、上肢运动障碍者、脊髓损伤患者等。

功能结构：进餐保护罩表层为纯棉材质，衬里为聚氯乙烯材质；女士款式有什锦碎花印花，男士款式有涡纹图案蓝款、什锦印花和格子布。

二、餐碟和餐碗

（一）带吸盘的餐具

举例一：鸡蛋杯（如图 3-27A 所示）。

适用人群：脑卒中患者、上肢截肢或运动障碍者、只能用单手活动者等。

功能结构：此鸡蛋杯有一个吸盘来保证杯子在合适位置；外部直径为 47 mm，重量为 55 g。

举例二：自由舀取盘（如图 3-27B 所示）。

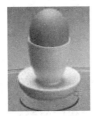 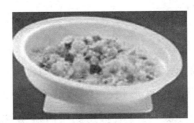

A. 鸡蛋杯　　　　　　　　　　B. 自由舀取盘

图 3-27　带吸盘的餐具

适用人群：上肢运动障碍者或严重身体运动障碍者等。

功能结构：盘子有一个高的后壁来辅助用户舀盛餐具中的食物。盘子配有一个真空垫，真空垫可以紧实地放置在任何光滑桌面或工作台上；盘子通过螺丝牢牢地与真空垫连接，几乎无法提起或移动。移除真空垫的方法也很简单，只需将一角提起释放真空，真空垫便能被拆下或重新定位。盘子直径为 20.5 cm，可以安全放入微波炉加热（真空垫不能微波加热），也可以在洗碗机中洗涤（上层架），真空垫可以手洗和手动擦干。

（二）高沿餐具

举例一：高沿分格餐具（如图 3-28A 所示）。

适用人群：上肢运动障碍者等。

功能结构：高的边沿便于舀取，含有盖子和分格板，可以放入微波炉中加热，也可在洗碗机上层架中洗涤。

举例二：高低碟（如图 3-28B 所示）。

适用人群：上肢运动障碍者等。

功能结构：高低碟由三聚氰胺塑料制成，有防滑基底，直径约为 20 cm，入口高度约为 1.3 cm，另一侧的垂直盘沿高度约为 4.5 cm，可以在洗碗机中洗涤。

举例三：带吸盘的汤碗（如图 3-28C 所示）。

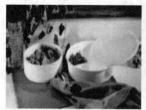 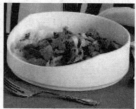 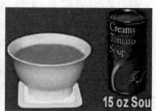

| A. 高沿分格餐具 | B. 高低碟 | C. 带吸盘的汤碗 |

图 3-28　高沿餐具

适用人群：上肢运动障碍者、饮食障碍者等。

功能结构：带吸盘的汤碗碗沿较高，通过螺丝固定在自由防滑垫上，因此用户不必担心碗会移动或被打翻，防滑垫可拆卸。

（三）防滑舀取碗

举例一：舀取碗（如图 3-29A 所示）。

适用人群：上肢运动障碍者、只能单手活动者等。

功能结构：舀取碗为半球形状，一侧碗沿为高的回转曲线设计，可方便用户舀取碗内食物；带有可拆卸的橡胶环底，可有效防止使用时碗滑动；采用隔热塑料材质，当所盛食物过热时颜色会发生变化；可以放入洗碗机中洗涤；碗的直径约为 11.5 cm。

举例二：贝壳形餐具（如图 3-29B 所示）。

适用人群：上肢运动障碍者、只能单手活动者等。

功能结构：餐盘为美耐皿树脂材质，这种强化仿瓷产品经久耐用、干净卫生，即使掉在地上也不容易打碎；餐盘拥有较宽的弧面，方便把食物吃得干干净净；餐盘的边缘便于手持，底部经过防滑的加工处理，盖子还可以防尘，防止食物干燥。

举例三：暖暖餐具（如图 3-29C 所示）。

适用人群：使用传统餐具无法舀净食物者。

功能结构：餐具为美耐皿树脂材质，形状设计便于舀取，手感舒适，重量恰到好处，拥有卓越的强度，造型可爱新颖，且易于保管。

餐具内壁几乎与地面垂直，用汤匙舀食物时，不用担心食物"溜走"。为了方便手指控制餐具，边缘特别做成了波浪状。为了防止器皿拿在手上时打滑，外侧设计有很细的沟槽。11 cm 的小钵底部开有缺口，便于排水，因此无须担心小钵由于真空状态被吸附在餐桌上。

举例四：带手柄的餐碗（如图 3-29D 所示）。

适用人群：上肢运动障碍者。

功能结构：带手柄的餐碗底盘有防滑垫，有助于保持餐碗不滑动。倾斜的底面设计方便舀取。一侧碗沿较低，方便勺子伸入；另一侧碗沿较高，使舀取更加方便。手柄可有多种握法，保证餐碗不滑动。

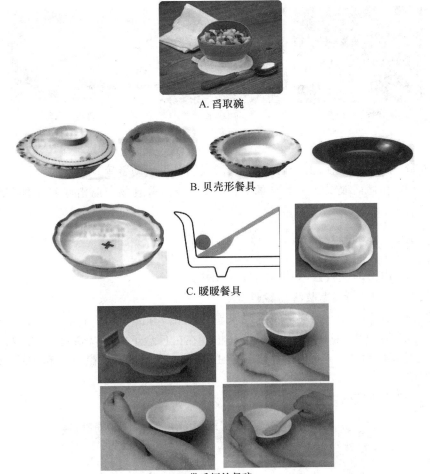

A. 舀取碗

B. 贝壳形餐具

C. 暖暖餐具

D. 带手柄的餐碗

图3-29　防滑舀取碗

（四）舀取碟

举例一：旋转分格舀取碟（如图3-30A所示）。

适用人群：关节活动受限者、视力障碍者、协调能力弱或无协调能力者等。

功能结构：旋转分格舀取碟可以进行顺时针或逆时针360°旋转调节，高的分格沿保证了食物独立放置不溢出。底部有平底和楔形底两种设计，楔形底是专为前臂旋转和手部旋转受限者设计的。两款都有防滑垫，楔形底底盘最高部位高约5 cm。

举例二：圆形大舀取碟（如图3-30B所示）。

适用人群：上肢活动受限者等。

功能结构：圆形大舀取碟采用前侧低、后侧高的设计，这样一方面方便盛放食物，另一方面可以辅助舀取食物。此舀取蝶由加厚的三聚氰胺塑料制成，比较耐用，另设计有加固边沿以及防滑底面。前侧口的凹槽可以放置餐具或者作为盲人、低视力患者的定位标志。此舀取蝶可以放入洗碗机中洗涤（125℃以下），盘子直径约为23 cm，中间深度约为4 cm。

举例三：普通舀取碟（如图3-30C所示）。

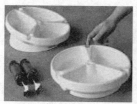
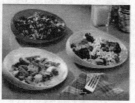
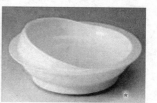

A. 旋转分格舀取碟　　　　　B. 圆形大舀取碟　　　　　C. 普通舀取碟

图 3-30　舀取碟

适用人群：脑卒中患者、上肢运动障碍者、只能单手活动者等。

功能结构：普通舀取碟有一个高的后沿，有助于舀取食物。防滑吸盘垫能保证使用过程中碟子不打滑。

（五）内唇盘

举例一：带内沿的内唇盘（如图 3-31A 所示）。

适用人群：低视力者、上肢活动障碍者等。

功能结构：盘子内沿可有效防止食物从盘内滑出，有助于用户自我进食。盘子有 4 种颜色可选，可帮助用户识别食物，如将黑色食物放在白色盘子中可以刺激视觉。盘子直径约为 23 cm，盘沿宽度为 2.5 cm，内沿高度约为 1.3 cm。盘子可以在微波炉和 180℃ 以下洗碗机中安全使用。

举例二：带吸盘底的内唇盘（如图 3-31B 所示）。

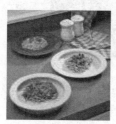
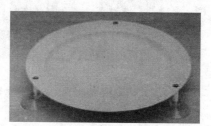

A. 带内沿的内唇盘　　　　　　B. 带吸盘底的内唇盘

图 3-31　内唇盘

适用人群：上肢活动障碍者等。

功能结构：此盘子带有 3 个镶嵌的吸盘腿，将塑料制盘子微微抬高，可防止其在桌面或其他光滑平面滑动。盘子直径约为 23 cm，颜色为砂岩色或淡蓝色。

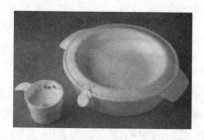

图 3-32　保温餐具

（六）食物加热碟子

举例：保温餐具（如图 3-32 所示）。

适用人群：用餐时间较长者等。

功能结构：保温餐具包含了一个碗形隔层，隔层围绕着整个容器，充满热水后可保持用餐过程中食物温热，有一个隔层观察口用来加水和排水，两侧各有一个手柄。餐具可以盛下约 625 g 食物。

（七）防滑盘

举例：防滑切盘（如图 3-33 所示）。

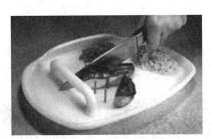

图 3-33　防滑切盘

适用人群：只能一只手活动者、关节炎患者、神经障碍者、脊髓损伤患者等。

功能结构：防滑切盘结合了切菜板和防滑餐盘两种功能。防滑底部可防止盘子在工作台上滑动。盘子的边沿可阻止食物洒落并可辅助将食物舀取至餐具上。6 个钢针尖头可将需要切的肉、水果、蔬菜等固定到位。盘子还有一个支点手柄，提供了额外的杠杆和向下的压力，可使切菜时更省力，可以放入洗碗机中洗涤。

（八）食物防护装置

举例一：食物保护围（如图 3-34A 所示）。

适用人群：上肢活动障碍者等。

功能结构：食物保护围为塑料或不锈钢材质，通过夹子固定在环形盘子上，可辅助将食物保持在盘子内以及舀取食物。食物保护围的高度一般为 3 cm，型号不同的保险杆可用于直径为 23～28 cm 的盘子，有透明、白色、蓝色和黄色等。

举例二：不锈钢餐盘护围（如图 3-34B 所示）。

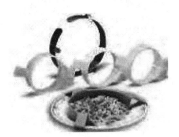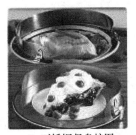

A. 食物保护围　　　　　　　B. 不锈钢餐盘护围

图 3-34　食物防护装置

适用人群：上肢活动障碍者、饮食障碍者等。

功能结构：这种餐盘护围可通过 3 个夹子固定在多数环形盘子上，以形成一个圆形边缘，可辅助将食物保持在盘子内及舀取食物。这种餐盘护围的高度一般为 3 cm，小号护栏适合直径为 15～20 cm 的盘子，大号护栏适合直径为 23～28 cm 的盘子。

三、其他餐具

（一）餐匙和餐叉

1. 弯曲餐匙/叉

举例一：可弯柄餐匙/叉（如图 3-35 所示）。

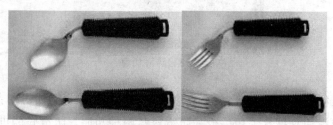

图 3-35　可弯柄餐匙/叉

适用人群：抓握障碍者、上肢运动障碍者、关节炎患者等。

功能结构：匙/叉头部分具有柔性，可弯曲成任意角度。此餐匙/叉配有组合软垫抓握手柄，可使把持更加舒适和轻松，一般长 21 cm，重 80 g。

举例二：易握可弯柄餐匙/叉（如图 3-36 所示）。

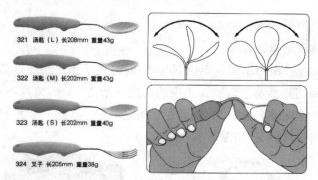

321　汤匙（L）长208mm 重量43g

322　汤匙（M）长202mm 重量43g

323　汤匙（S）长202mm 重量40g

324　叉子 长205mm 重量38g

图 3-36　易握可弯柄餐匙/叉

适用人群：握力弱者，手和手指、手臂肌肉力量弱者，肘、肩关节有轻度运动障碍者，感到使用中的汤匙和叉子不便于抓握者等。

功能结构：这种餐匙/叉握柄轻巧、表面光滑、手感舒适，采用密度为 0.9 g/cm^3 的聚丙烯材料（在树脂中是最轻量级的，有漂亮的光泽，优异的耐热性、刚度及耐冲击性，经过发泡化处理，质量得到进一步提高）制成。

握柄内侧设计有两个突起的柔和弧线，其中一个弧线的作用是握在手掌上使手感舒适，另一个弧线的作用是防止手指打滑。握柄上有孔，若穿上绳子并套在手腕上，还可以防止汤匙掉在地上。

汤匙和叉子的颈部都可以用手弯曲，可以前后左右自由改变角度，因此，无论是左利手还是右利手，都可以将匙/叉调整到最方便进食的角度，细微的角度也可以随意调整，以使抓握更加舒适。弯曲时,用两手的拇指按住握柄的颈部,慢慢弯曲,调整角度时也一样。颈部经过 10 次以上 90°的弯曲展平时,将造成金属疲劳,容易折断。

树叶形状的汤匙头部较细,容易进入口中,张嘴小的老年人使用起来很方便。用户可以从汤匙的 3 种头部中选择最方便进食的形状,然后再把颈部弯曲到最适宜的角度,可以进一步提高使用的便利性。

2. 加重餐具

举例:加重餐具(如图 3-37 所示)。

适用人群:抓握障碍者、上肢运动障碍者、震颤患者等。

功能结构:加重餐具可辅助稳定震颤的手。餐具套装包含叉子、茶匙、汤匙和青年匙。手柄覆层为聚氯乙烯材质,可以放入洗碗机中洗涤。手柄直径约为 2.2 cm,长约为 8.2 cm,重约为 115 g。

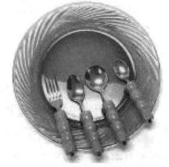

图 3-37 加重餐具

3. 加长手柄餐勺/叉

举例一:大手柄餐具(如图 3-38A 所示)。

适用人群:抓握障碍者等。

功能结构:大手柄餐具采用塑料涂层管状手柄设计。餐具套装包含加长手柄的餐叉、餐刀和两个勺子。加长手柄长约 12.7 cm。

举例二:聚氯乙烯加长手柄茶匙(如图 3-38B 所示)。

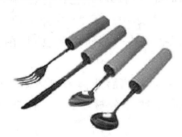 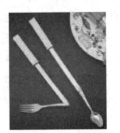

A. 大手柄餐具 B. 聚氯乙烯加长手柄茶匙

图 3-38 加长手柄餐勺/叉

适用人群:抓握障碍者等。

功能结构:长的铝制加长手柄可调节弯曲角度并可通过蝶形螺母锁定角度。聚氯乙烯组合手柄套长约 25.4 cm,与标准茶匙连接。

4. 带组合手柄的餐具

举例一:带手柄抓握套的餐具(如图 3-39A 所示)。

适用人群:手指不能完全屈曲或有其他抓握障碍者等。

功能结构:餐具套装包含带手柄抓握套的餐叉、餐刀、茶匙和汤匙。泡沫软垫手柄可辅助抓握,手柄直径约为 3.5 cm。

举例二:弯曲餐匙(如图 3-39B 所示)。

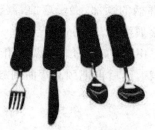
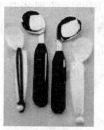

A. 带手柄抓握的餐具　　　　B. 弯曲餐匙

图 3-39　带组合手柄的餐具

适用人群：上肢运动障碍者、抓握障碍者、脊髓损伤患者、关节炎患者等。

功能结构：弯曲餐匙有两种款式，一种为固定弯曲角度的不锈钢勺头连接大的塑料手柄，适合多数成人手形；另一种为可调节弯曲角度的塑料勺头和手柄，适合手小的人。两种款式都有左手型号和右手型号。固定弯曲角度餐匙长约 20 cm，重约 35 g；可调节弯曲角度餐匙长约 16 cm，重约 42.5 g。

5. 形状记忆握柄餐具

举例一：乐餐叉/勺（如图 3-40A 所示）。

适用人群：手和手指变形、疼痛、肌力下降等导致的握力低下、没有握力者，肘、肩关节运动障碍导致拿重物有困难者等。

功能结构：叉/勺头部分为不锈钢，握柄部分为形状记忆聚合物。握柄部分浸泡在 70℃ 热水中 3～5 分钟可自由确定形状，随后在 20℃ 水中放置 3～5 分钟便可固定形状。握柄部分可重复变形使用。一种握法是把 U 形握柄长的一端向内侧收圆，在手掌心形成一个环，即使握力弱的人也可以稳稳握住这种形状。

为了能够克服因为高龄或疾病后遗症伴随的嘴唇肌肉力量下降，放入口中的餐具头部设计得浅且小，还带有圆弧。这种叉/勺采用钛合金材质，比较轻巧，可使进食变得更加轻松。

举例二：握套乐餐勺（如图 3-40B 所示）。

适用人群：手部变形、握力低下者，肩肘部或腕部伤病者等。

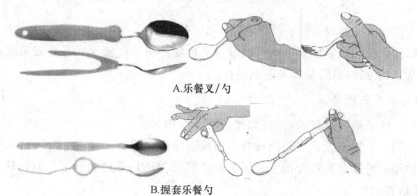

A.乐餐叉/勺

B.握套乐餐勺

图 3-40　形状记忆握柄餐具

功能结构：勺头部分为不锈钢材质,握柄部分为形状记忆聚合物材质。握柄部分浸泡在70℃热水中3～5分钟可自由确定形状,随后在20℃水中放置3～5分钟便可固定形状。握柄部分可重复变形使用。使用时,将拇指套入环中,后部可固定在手上,以增加抓握力;可根据不同人的手形及大小佩戴使用,可根据使用需要上下左右进行角度调节。

6. 塑料覆层餐勺

举例:加重/覆层餐勺(如图3-41所示)。

适用人群:震颤患者、吞咬反射受限者、抓握障碍者、上肢运动障碍者等。

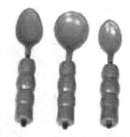

功能结构:塑料溶胶覆层增加了勺头的厚度,可帮助保护用户的牙齿和嘴唇。聚氯乙烯手柄塑造成适合手指的形状。勺头部分为不锈钢材质,可以放入洗碗机中洗涤。餐勺长约8 cm,勺头直径约2.2 cm,重约115 g,手柄为灰色。

图3-41　加重/覆层餐勺

7. 橡胶类餐勺

举例一:柔性汤匙(如图3-42A所示)。

适用人群:精细运动障碍者、进食障碍者等。

功能结构:此款汤匙可以随意弯折成任意角度,塑造成多种便于抓握的形状。泡沫手柄可以根据用户抓握手形进行定制。勺子可以使用温肥皂水洗涤,重约115 g,长约35 cm,手柄直径约为2.5 cm。

举例二:橡胶餐勺(如图3-42B所示)。

适用人群:精细运动障碍者、进食障碍者等。

功能结构:全勺采用硅胶材料,不含乳胶,在使用时有助于保护用户的牙齿和嘴唇。

举例三:粉彩硅胶勺(如图3-42C所示)。

适用人群:难以控制咀嚼者、金属过敏者、口腔容易受伤者等。

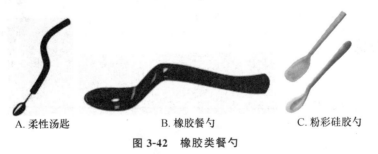

A. 柔性汤匙　　　　B. 橡胶餐勺　　　　C. 粉彩硅胶勺

图3-42　橡胶类餐勺

功能结构:硅胶里加进了有弹性的尼龙芯,用户可以稳当地舀取食物,即使和碗盘相碰,也不会发出叮叮当当的声音,口感舒适,既没有金属特有的令人不快的味道,也可以煮沸消毒,专为担心牙齿及牙龈接触到金属的人开发。圆形勺头的粉彩硅胶勺使用方便,可以使用户畅享酸奶和粥品等,即使咬住了,由于汤勺的前端是平的,也很容易从嘴里抽出。

8. 喂食小勺

举例:护理餐勺(如图3-43所示)。

适用人群:饮食或吞咽障碍者等。

功能结构：护理餐勺为塑料勺，勺头小，边缘圆整光滑，可以放入洗碗机中洗涤。勺柄长约 15 cm，直径约为 1.3 cm；大勺勺头直径约为 3 cm，小勺勺头直径约为 2.5 cm。

9. 单手用餐具

举例：单手用餐具（如图 3-44 所示）。

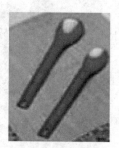

图 3-43　护理餐勺

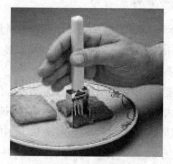

图 3-44　单手用餐具

适用人群：只能使用单手活动者等。

功能结构：单手用餐具组合了刀叉两种功能，左右手均可使用。当接近食物并用力向下推时，四齿的叉子缩向三面刀内，餐刀将食物切成小块。当压力释放时，弹簧将叉子从刀内推出叉住食物。叉子部分有凸起的唇护栏，可保护嘴部不碰着刀沿。每个小部分都可以拆卸清洗。

（二）叉勺

举例：叉勺（如图 3-45 所示）。

适用人群：上肢运动障碍者等。

功能结构：叉勺采用不锈钢手柄，结合了餐叉和餐勺两种功能，中号叉勺长约 15 cm，大号叉勺长约 18 cm。

（三）餐筷

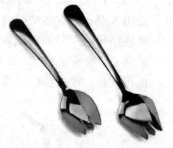

图 3-45　叉勺

1. 防滑筷

举例：防滑筷（如图 3-46 所示）。

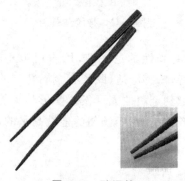

图 3-46　防滑筷

适用人群：手灵活受限者等。

功能结构：防滑筷用耐用强化木材制成，筷尖刻有防滑槽，适合面条类及豆类食品的进食；有 4 种款式可选，长度/重量分别为 22.5 cm/22 g，21 cm/20 g，19.5 cm/18 g，16.5 cm/12 g。

2. 带辅助夹的筷子

举例一：乐餐筷（夹子型和别针型）（如图 3-47A 所示）。

适用人群：手指变形、握力不足或颤抖等原因导致的进餐困难者，因伤病常用手暂时不便使用者等。

功能结构：夹子型乐餐筷用的是金属辅助夹，弹簧片用的是不锈钢材质；别针型乐餐筷用的是树脂辅助夹，筷子可取出。桐木制的筷子表面涂漆，具有手感舒适、轻便易握的特点，还有经过防滑加工的型号。不管用左手还是用右手，无论怎样握，筷子的尖端总可以自然对齐，所以，即使不是惯用的手也可以使用。乐餐筷有 5 种款式可选，长度/重量分别为 22.5 cm/29 g，22.5 cm/26 g，19.5 cm/23 g，19.5 cm/20 g，17 cm/16 g。

举例二：助餐筷（如图 3-47B 所示）。

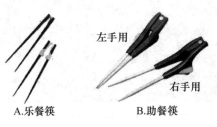

A.乐餐筷　　　　　　B.助餐筷

图 3-47　带辅助夹的筷子

适用人群：手指变形、握力不足或颤抖等原因导致的进餐困难者，因伤病常用手暂时不便使用者等。

功能结构：助餐筷采用轻便的设计，外形紧凑，使用时感觉自然。辅助夹采用防滑设计，使用时不易脱落，有左手用和右手用两种型号。

（四）餐刀

1. 菜刀

举例一：厨师刀（如图 3-48A 所示）。

适用人群：关节炎患者、抓握障碍者等。

功能结构：这是一款多功能菜刀，大的直角组合式把手与光滑、坚硬、重型尖刀相连，刀身长度约为 23 cm。

举例二：叉刀（如图 3-48B 所示）。

适用人群：关节炎患者、抓握障碍者等。

功能结构：叉刀可作食物准备用或进餐用，设计有大的直角组合式把手，刀刃有一半设计为锯齿形，刀尖有两个叉子状的尖端，可以辅助拾起食物或作定位用，刀身长度约为 11.5 cm。

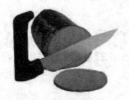 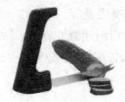

A. 厨师刀　　　　　　　　　B. 叉刀

图 3-48　菜刀

2．环形手柄餐刀

举例：环形手柄餐刀（如图 3-49 所示）。

适用人群：手关节炎患者、抓握障碍者等。

功能结构：符合人体工程学设计的手柄带有手指轮廓，便于抓握和定位，有助于使手腕的运动最小化。餐具套装包括一把圆齿刀刃的准备餐刀（刀身长约 12.5 cm）、一把光滑刀刃的厨师刀（刀身长约 20 cm）、一把圆齿刀刃的切肉餐刀（刀身长约 20 cm）、一把窄的光滑刀刃的切片刀（刀身长约 25 cm）和一把双叉餐叉（刀身长约 15 cm）。

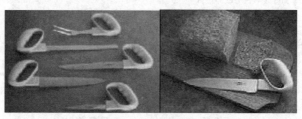

图 3-49　环形手柄餐刀

3．摇杆餐刀

举例一：法国设计摇杆餐刀（如图 3-50A 所示）。

适用人群：上肢运动障碍者、只能单手活动者等。

功能结构：法国设计摇杆餐刀可使力直接施加在食物的正上方，对力量和灵巧度要求低，采用不锈钢刀刃和垂直、易握的塑料手柄，可以放入洗碗机中洗涤，刀刃长约 15 cm，刀身宽约 1 cm，重约 28 g。

举例二：单手用切肉排刀（如图 3-50B 所示）。

适用人群：上肢运动障碍者、关节炎患者、只能单手活动者等。

功能结构：单手用切肉排刀采用垂直手柄和不锈钢刀刃，可采用摇摆动作切断肉排、鸡胸等厚的食物，长约 16 cm。

举例三：T 形摇杆餐刀（如图 3-50C 所示）。

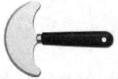　　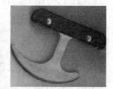

A. 法国设计摇杆餐刀　　B. 单手用切肉排刀　　C. T形摇杆餐刀

图 3-50　摇杆餐刀

适用人群：关节炎患者或有其他上肢运动障碍者等。

功能结构：木制手柄与有弧度的单刃不锈钢刀片垂直连接，可通过来回摇摆轻轻施力切断食物，刀刃长约 9 cm。

4. 大柄餐刀

举例：摇杆餐刀（如图 3-51 所示）。

适用人群：上肢运动障碍者、手腕活动受限者等。

功能结构：大的手柄位于刀的正中，因此能够用最小的力量在中心控制。坚硬、弯曲的不锈钢刀刃保证了切在食物上的力量最大化，左右手均可使用，手柄多为红木材质。

5. 滚动餐刀

举例：易握摇杆餐刀（如图 3-52 所示）。

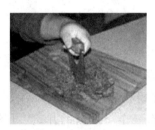

图 3-51　摇杆餐刀

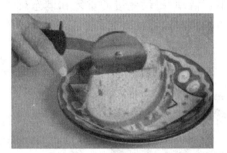

图 3-52　易握摇杆餐刀

适用人群：关节炎患者或有其他上肢运动障碍者等。

功能结构：易握摇杆餐刀采用超大手柄和圆形刀刃设计，可通过旋转刀刃切开食物。

四、喂食辅助器具

（一）喂食手臂支撑

举例一：稳定手臂（如图 3-53A 所示）。

适用人群：手臂震颤者等。

功能结构：此器具可以安装在任何桌面（除了玻璃）上，也可以安装在轮椅上，通过支撑可以进行垂直、水平和划弧运动，可以消除或显著控制手部震颤。使用时，用户的手臂固定在手臂支持器上并用皮带保证安全。此器具设置有 3 条张力调节器来对抗震颤。用户可以用它来进食、饮水、写字、梳头发等，左右手均可使用，不受手臂大小、震颤类型限制；还可以在手受伤、肩外伤（如肩关节脱位）后康复时使用。此器具比较轻便，还带有手提箱，便于携带。此器具可以放入洗碗机中洗涤。

举例二：行动手臂（如图 3-53B 所示）。

适用人群：上肢运动障碍者、神经障碍者、脊髓损伤患者等。

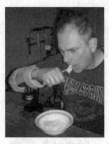

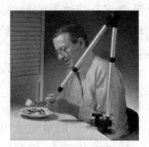

A. 稳定手臂　　　　　　B. 行动手臂

图 3-53　喂食手臂支撑

功能结构：这是专为喂食设计的手臂支撑设备，带有防震衬垫系统，多重连接装置可刺激人体手臂活动，提供变量的重复和动态反馈，阻力和活动范围可调节。可调节的定位笔可帮助用户固定书写或饮食器具。

（二）机械喂食器

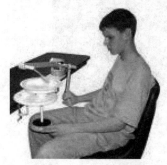

举例：手动喂食器（如图 3-54 所示）。

适用人群：严重运动障碍者、独立进食困难者等。

功能结构：此器具装有一个可调节的弹簧，可辅助用户顺利地将勺子放入盘子或送入嘴中，可调节的制动器能防止勺子错过盘子或距离用户过近，可使勺子停在距离用户嘴巴合适的位置，盘子的旋转由用户控制。此器具有改进版本，可调节的手柄可使勺子的移动相对手部运动更小，用户无须抬

图 3-54　手动喂食器

手，只需转动盘子转动轮便能旋转盘子。转动盘底部有高的柔性连接臂，减少了勺子从盘子移动到嘴边的距离。此器具有分别适合左右手的款式。

（三）动力喂食器

举例一：电动喂食器（如图 3-55A 所示）。

适用人群：独立进食困难者、严重运动障碍者等。

功能结构：喂食手臂和勺子由程序控制，勺子可舀取盘内食物送到用户嘴里。此喂食器可以为 5 位不同用餐者做准备，勺子的自动循环有 4 种不同控制方式：简单喂食模式、按下才运行模式、不停止模式和简单循环模式。用户可用手或膝盖按下一个或两个按钮来控制勺子或盘子的运行。此器具使用 12 V 直流电。

举例二：普通动力喂食器（如图 3-55B 所示）。

适用人群：上肢运动障碍者、独立进食困难者等。

功能结构：使用时，用户用下颌触碰开关，激活器具，器具会自动将食物填满勺子，然后送至用户嘴边，用户可通过控制盘子旋转来选择不同的食物。此器具包括装载盒、勺子、盘子、碗、下颌开关、玻璃把手、转盘、搁板、滴水平锅、电池充电器/适配器、可拆卸的手/脚控制器（为不能使用下颌开关的人士准备）等部件。

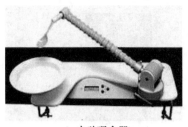

A. 电动喂食器

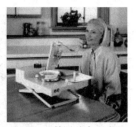

B. 普通动力喂食器

图 3-55　动力喂食器

◤ 任务训练

1. 王奶奶,68 岁,胸 3 完全性脊髓损伤,因双上肢抓握障碍无法独立进食。试为她选配合适的餐碗、餐具、围兜等进食辅助器具,使其能够独立完成进食活动。

2. 胡爷爷,75 岁,因白内障导致视物模糊。可选择具有哪些特征的餐碟来帮助他更方便地辨别菜肴呢?

任务三　如厕辅助器具的选配

◇◇◇◇ 情境引入 ◇◇◇◇

王爷爷,66 岁,三年前因交通事故致胸 12 不完全性脊髓损伤,能够感知和控制大小便,双上肢肌力正常,但因双下肢瘫痪,大小便时只能卧床或需要他人辅助。有哪些如厕辅助器具可以帮助王爷爷在家独立完成如厕活动并帮助王爷爷解决乘轮椅外出时的如厕困难呢?

❓ 知识要点

如厕辅助器具包括大小便控制辅助器具和坐便椅等。

一、排尿辅助器具

(一)导尿收集袋

1. 穿戴式闭口贮尿袋

举例:一件式附腿闭口尿袋(如图 3-56 所示)。

适用人群:肢体障碍者、排尿障碍者等。

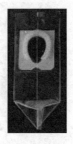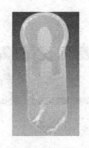

图 3-56　一件式附腿闭口尿袋

功能结构：一件式附腿闭口尿袋不含 PVC，不含引流管，属自粘型，用来收集尿液，可穿戴，安全隐蔽，方便外出。

2. 穿戴式开口贮尿袋

举例：附腿开口尿袋（如图 3-57 所示）。

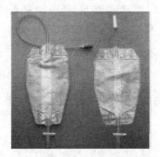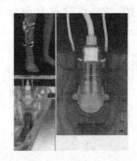

图 3-57　附腿开口尿袋

适用人群：肢体障碍者、男性排尿障碍者等。

功能结构：这是附在腿上的一端开口尿袋，由可固定在腿部的 PVC 透明方形尿袋、导尿管、阴茎尿套、引流阀和固定带组成，用来收集尿液，下端随时可打开放出尿液。贮尿袋和导尿管都可固定在身体上，安全隐蔽，方便外出。

3. 非穿戴式闭口贮尿袋

举例：非穿戴式贮尿袋（如图 3-58 所示）。

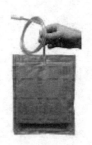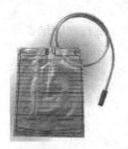

图 3-58　非穿戴式贮尿袋

适用人群：肢体障碍者、尿失禁或重症卧床者、排尿障碍者等。

功能结构：此尿袋为非穿戴型，无引流管，带有刻度，用来收集尿液，贮尿袋可固定在床等家具上，不带排出内容物的开口，袋子和导尿管一起使用。

4. 非穿戴式开口贮尿袋

举例：尿液引流袋（如图 3-59 所示）。

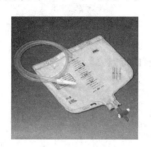
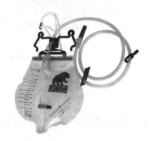

图 3-59 尿液引流袋

适用人群：肢体障碍者、尿失禁者、排尿障碍者等。

功能结构：尿袋有防反流阀、单向引流阀和导管，可防止逆流感染。袋子表面有刻度，用来收集尿液，贮尿袋可固定在床等家具上，下端开口，可方便地放出尿液。

5. 非穿戴式集尿器和贮尿瓶

举例一：贮尿瓶（如图 3-60A 所示）。

适用人群：肢体障碍者、轮椅使用者。

功能结构：贮尿瓶由可折叠的收集袋、延长接管和盖子组成。收集袋为橡胶材质，延长接管和盖子为塑料材质。这种贮尿瓶安全密封，可重复使用。

举例二：男士贮尿瓶（如图 3-60B 所示）。

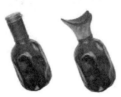
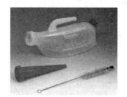

A. 贮尿瓶　　　　　　　　　　B. 男士贮尿瓶

图 3-60 贮尿瓶

适用人群：男性肢体障碍者、轮椅使用者等。

功能结构：此贮尿瓶为聚乙烯合成材质，圆口，带有儿童安全漏斗防漏锁和清洗刷，可站立或卧位使用。

6. 集尿器吊带和紧固器具

举例：集尿器固定架（如图 3-61 所示）。

适用人群：肢体障碍者、尿失禁或重症卧床者等。

功能结构：集尿器固定架是为用户在床上使用尿袋而设计的固定和悬挂尿袋的架子，属塑料制品。

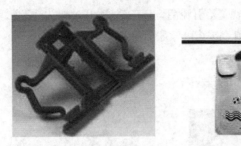

图 3-61　集尿器固定架

7. 尿收集系统

举例：贮尿瓶固定器（如图 3-62 所示）。

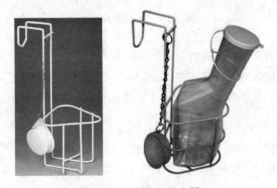

图 3-62　贮尿瓶固定器

适用人群：肢体障碍者等。

功能结构：失禁辅助附件，可将贮尿瓶固定于床边，有钢丝内芯塑料覆层。

（二）导尿用品

1. 排尿装置

举例：双腔气囊导尿管（如图 3-63 所示）。

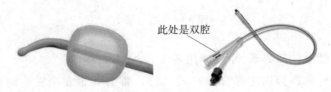

此处是双腔

图 3-63　双腔气囊导尿管

　　适用人群：肢体障碍者、排尿障碍者、需要留置导尿者等。

　　功能结构：这种带有两个腔的导尿管具有引流、导尿、冲洗、止血等功能，采用纯硅胶制成，由导管、两个气囊和接头组成，多在留置导尿时使用。通常，其中一腔用于引流尿液，另一腔注入生理盐水，以防止导尿管脱落。

2. 导尿管

举例：一次性使用导尿管（如图 3-64 所示）。

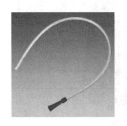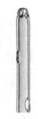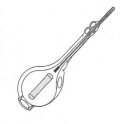

图 3-64　一次性使用导尿管

适用人群：肢体障碍者等。

功能结构：一次性使用导尿管是为尿潴留人士，尤其是脊髓休克期或需要一次性导尿的人士设计的，由连接阀和管子组成，多用于临时性导尿，可与尿袋连接。管子为 PVC 材质，表面涂有一层高分子材料 PVP，遇水后极其润滑，插拔管容易。

3. 导尿管冲洗和定位的镜子

举例：定位镜子（如图 3-65 所示）。

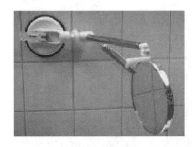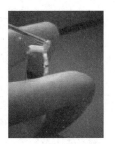

图 3-65　定位镜子

适用人群：肢体障碍者等。

功能结构：定位镜子由镜子、吸盘和支架组成。镜子可自由摆动和转动，吸盘可固定在墙上或地上。借助镜子用户能更好地看到尿道的情况。定位镜子是双面镜，两面分别为平面镜和放大镜。

4. 男用尿套

举例：阴茎尿套（如图 3-66 所示）。

适用人群：肢体障碍者等。

功能结构：这是为截瘫、前列腺疾病、脑卒中后偏瘫、体弱夜间遗尿等原因引起的尿失禁男士而设计的防止尿液渗透的尿套，有弹性，可随阴茎的大小变化而伸缩，含有乳胶，有黏性，套在阴茎上收集尿液，避免污染衣物，使用方便卫生。

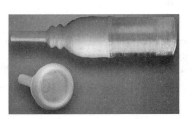

图 3-66　阴茎尿套

5. 女用穿戴式导尿器

举例：女用导尿器（如图 3-67 所示）。

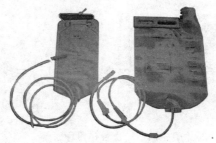

图 3-67　女用导尿器

适用人群：行动障碍或严重肢体障碍的女士。

功能结构：女用导尿器由尿导管、长短伸缩管和集尿袋组成，长短伸缩管一端接导尿管出口，拉直后锁住，另一端接集尿袋。用户可从床上起来排尿，无须移到普通坐便器上。

二、失禁者辅助器具

（一）穿戴式吸收大小便辅助器具

举例：尿垫（如图 3-68 所示）。

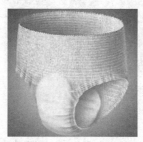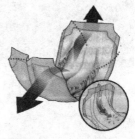

图 3-68　尿垫

适用人群：肢体障碍者、尿频、尿失禁者等。

功能结构：此尿垫多用于白天或行走时，银丝缝线，4 层吸水垫，用魔术贴连接，防侧漏立体护围、棉质表层，无须担心粪便与尿液混合成稀液溢出，具有抗菌和抑制气味的作用。

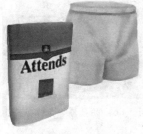

图 3-69　尿裤

（二）穿戴式吸收大小便辅助器具的吊带和紧固件

举例：尿裤（如图 3-69 所示）。

适用人群：肢体障碍者、尿失禁者等。

功能结构：此尿裤为 PVC 材质，前开口用摁扣连接，可将失禁垫从裤内前方的口袋内插入或取出。

（三）尿塞

举例一：阴道塞（如图 3-70 所示）。

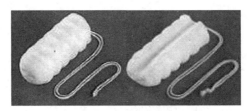

图 3-70　阴道塞

适用人群：肢体障碍、压力性尿失禁和盆底肌肉训练的女性。

功能结构：阴道塞由聚乙烯醇泡沫塑料制成。使用时将阴道塞插入阴道后，撑起前隔膜，使膀胱颈回到初始位置，以便括约肌能照常运作，阴道塞不吸收任何尿液。

举例二：阴茎夹（如图 3-71 所示）。

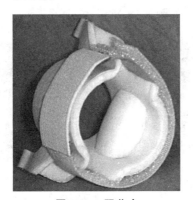

图 3-71　阴茎夹

适用人群：肢体障碍、尿失禁的男性患者。

功能结构：阴茎夹由模塑成型的套夹和带松紧的尼龙搭扣组成，套夹内的凸台放于阴茎下方，用于压迫尿道。使用时将阴茎夹套于阴茎上，采用体外压迫尿道的方法，由用户控制排尿时间，防止尿失禁。

（四）大便塞

举例：肛塞（如图 3-72 所示）。

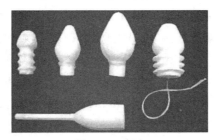

图 3-72　肛塞

适用人群：肢体障碍者、大便失禁者等。

功能结构：将肛塞插入肛门，可防止臭味及肛周感染，通过缝在肛塞里的线可将肛塞从肛门中移除，此肛塞由聚乙烯醇泡沫塑料制成。

三、排便辅助器具

1. 一件式闭口袋

举例：一件式结肠造口袋（如图 3-73 所示）。

适用人群：肢体障碍者、肠造口手术后肛门改道者等。

功能结构：这是收集排泄物的袋子，可避免因造口袋内污物溢出引起的皮肤红肿、糜烂和切口感染，可减轻病人的痛苦，减少护理工作；双面均采用天然软羊毛材质，带肉色衬垫和保护皮肤的气垫。

2. 多件式系统闭口袋

举例：两件式闭口造口袋（如图 3-74 所示）。

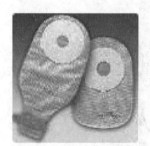

图 3-73　一件式结肠造口袋

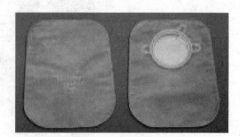

图 3-74　两件式闭口造口袋

适用人群：肢体障碍者。

功能结构：这是为结肠或回肠造口用户收集排泄物而设计的，特别适合粪便成形的结肠造口用户。此造口袋采用阻隔性薄膜密闭设计，可防止异味，佩戴、更换方便，具有较好的柔韧性和密闭性，底盘自带腰带扣凸耳设计。

3. 带防回流阀的一件式开口袋

举例：一件式尿路造口袋（如图 3-75 所示）。

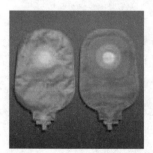

图 3-75　一件式尿路造口袋

适用人群：肢体障碍者、膀胱造瘘者等。

功能结构：此造口袋用来收集尿液，防回流阀可防止排出的尿液反流，可防止逆行感染。此造口袋可以同绝大多数的排尿装置连接，不易出现渗漏；具有柔软、透气、吸水性佳等特点；带有折式排尿阀、进口护肤佳粘胶和无纺布里衬。

4. 带防回流阀的多件式系统造口袋

举例：两件式开口尿路造口袋（如图 3-76 所示）。

适用人群：尿道造口者、膀胱造瘘者等。

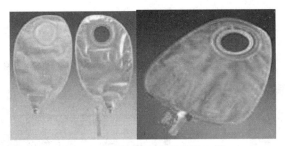

图 3-76 两件式开口尿路造口袋

功能结构：这是为尿道造口用户设计的收集尿液的可清洗的袋子。抗反流结构可有效防止尿液反流及逆行感染，不易出现渗漏，放开、闭合操作简单，可全面保护皮肤和造口。此造口袋由底盘和开口透明袋子组成，带有软塑料制大旋钮排放阀，底盘锁环连接口带腰带扣凸耳设计，薄膜袋子超柔软，可有效防臭。

5. 造瘘术护理辅助器具的压力绷带

举例：压力绷带（如图 3-77 所示）。

适用人群：肢体障碍者、肠道造瘘者等。

功能结构：这是一款帮助造瘘护理的压力绷带，固定在瘘口周围，可防止收集袋移位，且可作为造口区域放置各种黏性袋子的支架。此绷带采用硅胶隔离板凹槽设计，避免绷带滑掉且与身体密切贴合。

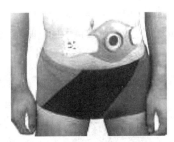

图 3-77 压力绷带

6. 带子和压板

举例一：腰带（如图 3-78 所示）。

适用人群：肢体障碍者、肠道造瘘者等。

功能结构：将此腰带固定在瘘口周围，可防止收集袋移位，避免损伤瘘口，还可以帮助固定底盘，减少身体活动对底盘粘贴带来的影响，延长底盘使用寿命。腰带由棉与人造纤维制成，腰带扣由纯聚丙烯材料制成，可浸入高温的水中清洗，可调节长度，反复使用。

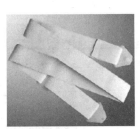
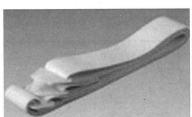

图 3-78 腰带

举例二：压板（如图 3-79 所示）。

适用人群：肢体障碍者、肠道造瘘者等。

功能结构：使用压板可防止收集袋移位，支撑造口袋放于正确位置。此压板不含 PVC 及乳胶。

7. 胶粘板

举例：底盘（如图 3-80 所示）。

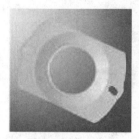

图 3-79　压板

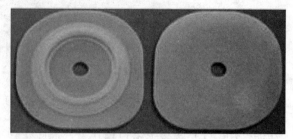

图 3-80　底盘

适用人群：肢体障碍者、肠道造瘘者等。

功能结构：这是用于连接皮肤和造口袋的器具，固定在瘘口周围，可防止收集袋移位和排泄物玷污身体。此底盘具有较强的柔韧性、黏性及皮肤顺应性，安全、不易出现渗漏，可全面保护皮肤和造口，不需要腰带底盘，可以直接与腰带配合使用。

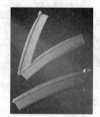

图 3-81　造口袋密封夹

8. 袋子密封件

举例：造口袋密封夹（如图 3-81 所示）。

适用人群：肢体障碍者、肠道造瘘者等。

功能结构：这是用于安全密封结肠或回肠造口袋的夹子，可防止污染。密封夹为乳白色，不含 PVC 及乳胶。

9. 气味吸收剂和除臭剂

举例：通气除臭贴（如图 3-82 所示）。

适用人群：肢体障碍者、肠道造瘘者等。

功能结构：通气除臭贴为黏性碳过滤贴，可插在闭口袋上，吸收排泄物的异味，通气除臭，确保舒适。

10. 造口防护罩

举例：造口保护罩（如图 3-83 所示）。

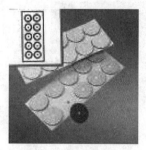

图 3-82　通气除臭贴

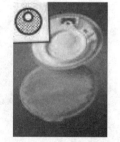

图 3-83　造口保护罩

适用人群：肢体障碍者、肠道造口术后者等。

功能结构：将造口保护罩粘贴在造口周围，可保护造口免受外部感染。造口保护罩中心环内含有药物、木炭过滤器。

11. 冲洗器

举例：冲洗器（如图 3-84 所示）。

适用人群：肢体障碍者、肠道造瘘者等。

功能结构：冲洗器主要用来冲洗肠道、软化粪便、促使粪便排出体外。冲洗器由聚丙烯材料制成，由外套、芯杆、胶塞组成，并且经环氧乙烷灭菌，无毒、无菌、无热源。

12. 冲洗装置

举例：灌洗系统（如图 3-85 所示）。

适用人群：肢体障碍者、肠道造瘘者等。

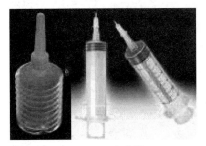 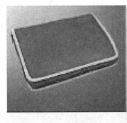 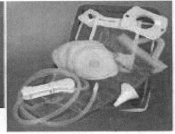

图 3-84　冲洗器　　　　　　　　图 3-85　灌洗系统

功能结构：灌洗系统主要用于定期灌洗肠道并排空肠腔，由储水袋、灌洗栓、灌洗袖、腰带底盘、腰带和迷你袋组成，储水袋带有水量调节器及刻度，并内置温度计，灌洗期间只需佩戴迷你袋。

四、坐便椅及相关辅助器具

独立如厕是老年人最希望解决但也是最难解决的问题之一。独立如厕对老年人的躯体运动技能要求较高，比如，应具备坐位和站位平衡、握持扶手、身体转移等能力。老年人如厕最好采用坐式，适宜的辅助器具可以辅助老年人独立完成如厕活动。

（一）坐便椅（带脚轮或不带脚轮）

举例一：坐便椅（如图 3-86 所示）。

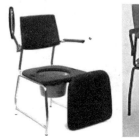 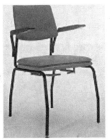 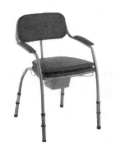 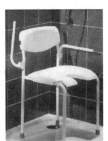

图 3-86　坐便椅

适用人群：肢体障碍者等。

功能结构：坐便椅可放在蹲便器上使用，或直接使用便桶。对于房间离厕所较远，腿部力量下降的老年人，为防止夜间上厕所摔倒并保证安全，可在床边放置坐便椅。有些坐便椅的椅子腿可以升降，扶手可翻折、拆卸。

举例二：带脚轮的坐便椅（如图 3-87 所示）。

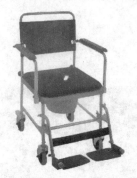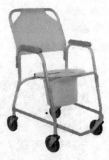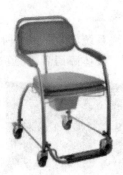

图 3-87　带脚轮的坐便椅

适用人群：肢体障碍者等。

功能结构：这是为移动不便的老年人如厕而设计的可推移带坐厕桶的椅子；由坐便椅、脚轮和坐垫下方的坐厕桶组成。坐便椅的结构主要包括柔软的尼龙质地靠背、坐垫和电镀防锈铝合金管。坐垫可移开，以便如厕；脚轮可制动；座厕桶为塑料制品，方便清洗。取下椅载坐便桶后，还可适用于绝大多数规格的坐便器。

（二）坐便器

举例：智能全自动坐便器（如图 3-88 所示）。

适用人群：肢体障碍者等。

功能结构：此坐便器具有自动开闭、自动冲洗功能。在便座圈和便盖同时打开状态下，产品自动切换为小冲洗，仅在便盖打开状态下使用时系统自动识别大小便，自动切换大小冲水状态。此坐便器为加长型陶瓷产品，一体型无水箱式，下排水，超漩式冲水。

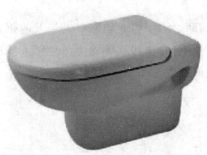

图 3-88　智能全自动坐便器

（三）坐便器座

举例：坐便器垫（如图 3-89 所示）。

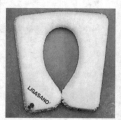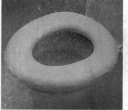

图 3-89　坐便器垫

适用人群：肢体障碍者。

功能结构：将此坐便器垫放在坐便盆或坐便椅上，可使用户感觉舒适和稳定，辅助完成坐位大小便。

（四）增高坐便器座（分离型）

举例一：可调节坐便架（如图3-90所示）。

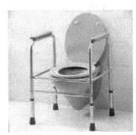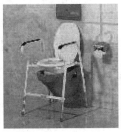

图3-90　可调节坐便架

适用对象：肢体障碍者等。

功能结构：根据需要，坐便架的高度可调节，以方便用户起坐。此坐便架为钢管框架，带扶手，坐便器座有盖并可拆卸。

举例二：增高坐便椅（如图3-91所示）。

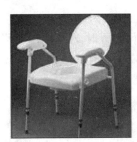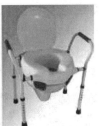

图3-91　增高坐便椅

适用对象：肢体障碍者。

功能结构：增高坐便椅主要用于辅助蹲起困难者用坐姿使用蹲便池，由金属可折叠支架与模塑成型端面连接而成。

（五）内有升降装置的坐便器座

举例：电动坐便升降器（如图3-92所示）。

适用人群：肢体障碍者。

功能结构：电动坐便升降器主要为那些没有力量从坐便器上起身的老年人而设计，安装在坐便器上，可辅助用户便后顺利站起。电动坐便升降器由电机、升降机构、坐便器座、扶手和触摸控制手持机组成。

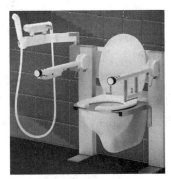

图3-92　电动坐便升降器

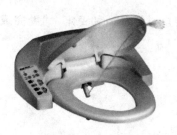

图 3-93　洁身器

（六）作为坐便器附件的冲洗器和吹干器

举例：洁身器（如图 3-93 所示）。

适用人群：肢体障碍者等。

功能结构：这是内有水管和加热装置的坐便器附件，可放于坐便器上，接通电源和水管后使用。上盖打开后自动接通电源，通过侧面的功能键可以实现开启加热、冲洗、烘干等功能；温度键可用来调节水温（一般有低、中、高三个档次）；侧面手轮可用来调节喷水高度。

（七）安装在坐便器上的扶手

举例一：坐便器扶手（如图 3-94 所示）。

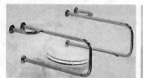
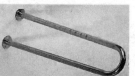

图 3-94　坐便器扶手

适用人群：肢体障碍者等。

功能结构：坐便器扶手主要为用户上下厕所时支撑身体而设计，由表面喷塑的可折叠钢管扶手连接而成，且扶手带铰链，并可安装在现有的坐便器后方。

举例二：可折叠扶手（如图 3-95 所示）。

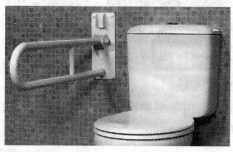

图 3-95　可折叠扶手

适用人群：肢体障碍者等。

功能结构：可折叠扶手可安装在抽水马桶或睡床旁边，以为用户提供额外的支撑，专门为狭小型或多用户浴室设计，不使用时可折叠起来靠在墙上。可折叠扶手主体是钢结构，经过抗腐蚀处理，有聚酯环氧树脂粉末涂层。

（八）手纸夹

举例：手纸夹（如图 3-96 所示）。

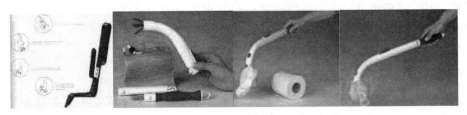

图 3-96　手纸夹

适用人群：肢体障碍者，手臂损伤、手损伤或风湿病患者等。

功能结构：手纸夹主要用于辅助用户清洁肛门区域，由固定手柄、活动手柄和夹子组成，材料为聚酰胺塑料。使用前先按动活动手柄，打开夹子，将手纸放入。清洁肛门区域后，再次按动活动手柄，打开夹子，手纸掉落到便池中。

（九）移动卫生间

举例：移动卫生间（如图 3-97 所示）。

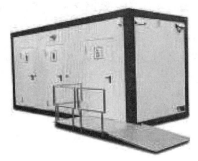

图 3-97　移动卫生间

适用人群：肢体障碍者等。

功能结构：该卫生间包括男士间、女士间和无障碍间，有专为轮椅用户设计的单间和外置坡道，内有适合老年人用的坐便器、洗手盆和热风器。

（十）转移板

举例：转移板（如图 3-98 所示）。

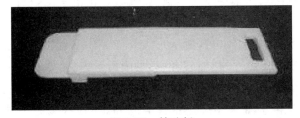

图 3-98　转移板

适用人群：轮椅使用者等。

功能结构：移动板可辅助用户实现轮椅和便座之间的转移，为高密度聚乙烯塑料材质，方便清洗，底面有防滑垫，防止滑动或移动。

◤ 任务训练

1. 万爷爷，64岁，大小便失禁多年。有哪些辅助器具可以帮助万爷爷在家和外出时进行排尿、排便护理？

2. 熊爷爷，69岁，双下肢大腿截肢，依靠双拐和轮椅行走多年，试针对他的功能障碍为他选配合适的如厕辅助器具。

任务四　洗浴辅助器具的选配

◇◇◇ 情境引入 ◇◇◇

刘奶奶，76岁，脑卒中多年，右侧上下肢有严重运动障碍，洗浴时通常需要他人帮助。试针对刘奶奶的情况，为其选配合适的洗浴辅助器具，以帮助她独立完成洗浴活动。

知识要点

一、洗浴凳/椅/床

（一）浴缸凳/椅

1. 洗浴板

举例一：普通洗浴板（如图3-99A所示）。

适用人群：脊髓损伤患者、平衡障碍者、运动障碍者等。

功能结构：普通洗浴板为塑料镀层钢板，可放置在浴缸中间，板面有孔，便于排水，适合各种浴缸。

举例二：洗浴板系统（如图3-99B所示）。

适用人群：脊髓损伤患者、平衡障碍者、运动障碍者等。

功能结构：此系统带有一个软垫洗浴板，连接在带软垫的洗浴凳的上方，洗浴凳放在浴缸底部。座椅、后背、洗浴板都采用阻燃泡沫软材料，座椅框架为环氧树脂涂料，座椅可调节，以适应不同的浴缸深度，座椅的开孔结构方便用户个人清洗。

举例三：平顶浴缸用洗浴板（如图3-99C所示）。

适用人群：平衡障碍者、易摔倒人士等。

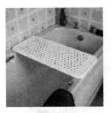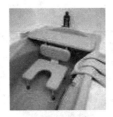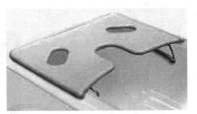

A. 普通洗浴板   B. 洗浴板系统   C. 平顶浴缸用洗浴板

图 3-99　洗浴板

功能结构：此洗浴板适宜放在平顶浴缸的中部或后部，前侧有排水槽和防滑钉，可以深入放置在浴缸里，其曲度可以适合浴缸末端的各种形状。

2. 洗浴座椅

举例一：可调节洗浴长凳（如图 3-100A 所示）。

适用人群：平衡障碍者、运动障碍者，对站立在浴缸或浴室有认知障碍者等。

功能结构：此洗浴长凳可在用户洗浴时起辅助支撑作用。靠背可拆下，用户可根据实际需求使用。座位和后背均为塑料材质，上面有多个排水孔和防滑橡胶条，可起到及时排水和防滑的作用。

举例二：板条洗浴凳（如图 3-100B 所示）。

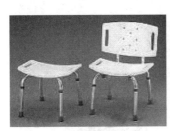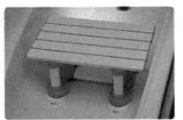

A. 可调节洗浴长凳   B. 板条洗浴凳

图 3-100　洗浴座椅

适用人群：下肢障碍者、平衡障碍者、运动障碍者等。

功能结构：板条洗浴凳可在用户洗浴时起辅助支撑作用。凳子由光滑的增强塑料板材制成，凳子腿的底部都有吸盘，方便将凳子固定在浴缸中安全的位置。

3. 可折叠淋浴椅

举例一：可折叠淋浴凳（如图 3-101A 所示）。

适用人群：平衡障碍者、运动障碍者、神经或下肢障碍者，关节炎患者等。

功能结构：此淋浴凳可供用户淋浴期间休息用，由可折叠电镀铝框架和模塑塑料制成，有两种款式，带有排水孔，不用时可以折叠起来。

举例二：ABS 可折叠淋浴椅（如图 3-101B 所示）。

适用人群：平衡障碍者、运动障碍者、神经或下肢障碍者，关节炎患者等。

功能结构：此淋浴椅装在淋浴间，可供用户淋浴期间休息用，由 ABS 塑料制成，座椅上有排水槽，不用时可以靠墙折叠。

举例三：座椅（如图 3-101C 所示）。

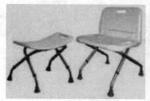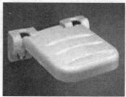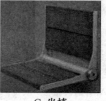

A. 可折叠淋浴凳　　　　B. ABS可折叠沐浴椅　　　C. 坐椅

图 3-101　可折叠淋浴椅

适用人群：平衡障碍者、运动障碍者、神经或下肢障碍者，关节炎患者等。

功能结构：此座椅可装在淋浴间，供用户淋浴时使用。此座椅采用巴西胡桃木椅座、靠背和磨毛的铝制框架。巴西胡桃木具有天然的防潮、防霉和防腐烂作用。靠背通过 3 个隐藏的螺丝固定在固定架上，可拆卸。椅座不用时可以靠墙折叠。

4. 淋浴凳

举例一：柚木淋浴凳（如图 3-102A 所示）。

适用人群：平衡障碍者、运动障碍者、下肢障碍者、关节炎患者等。

功能结构：这款加宽楔形的柚木椅可供用户淋浴期间使用，有排水口，凳子腿为镀铝材质，凳子脚为 ABS 塑料材质。

举例二：全柚木淋浴凳（如图 3-102B 所示）。

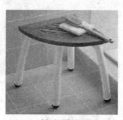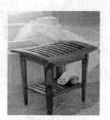

A. 柚木淋浴凳　　　　B. 全柚木淋浴凳

图 3-102　淋浴凳

适用人群：平衡障碍者、运动障碍者、神经或下肢障碍者，关节炎患者等。

功能结构：此淋浴凳可供用户淋浴期间使用，采用哥斯达黎加高品质生态柚木手工制作，方形凳子有条形排水设计，凳子下面设计有条形储物架。

5. 转移凳

举例一：可调转移长凳（如图 3-103A 所示）。

适用人群：下肢障碍者、平衡障碍者、运动障碍者等。

功能结构：这款长凳主要供用户洗浴前后转移用，凳子腿高度可调节且底端有吸盘，后背有一个握手孔且可以拆卸，扶手可拆卸，此外，配有手持淋浴持握器。

举例二：洗浴转移长凳（如图 3-103B 所示）。

适用人群：脊髓损伤患者，下肢障碍者、运动障碍者等。

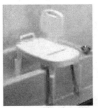
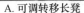
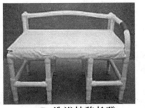

A. 可调转移长凳　　　　B. 洗浴转移长凳

图 3-103　转移凳

功能结构：这款长凳主要供用户淋浴前后转移用，采用 PVC 塑料制成，双重加固框架，长凳有一个高密度的聚乙烯泡沫垫，不打滑橡胶柄保证了安全；最大可承受约 410 kg 重量，凳子腿做了特殊设计以增加稳定性。

（二）洗浴坐便椅

举例一：淋浴坐厕椅（如图 3-104A 所示）。

适用人群：运动或严重身体障碍者、脊髓损伤患者等。

功能结构：此淋浴坐厕椅可如厕、淋浴两用。椅子高度可调节，采用不锈钢材料框式结构；靠背为 10°倾斜设计，垫衬物可调节，可进行旋转调节的脚踏板有标准的足跟包环，脚轮可锁定，扶手可上翻。此座椅可以在多数标准卫生间进出，运输时可拆卸。

举例二：便携式坐便椅/浴缸淋浴椅（如图 3-104B 所示）。

适用人群：下肢障碍者、运动障碍者等。

功能结构：这款椅子适合用户旅行或居家使用，可如厕、淋浴两用。它包括两部分，可以用于从床到卫生间或淋浴室的转移。其旋转部分可以连接到椅子的固定部分，椅子可以安装在浴缸中。椅子为航空铝材质，座椅可调节，椅子腿可伸缩，有脚踏板，还可以调成倾斜的位置（如伸长前侧椅腿，同时降低后侧椅腿）。

举例三：可折叠坐便椅/淋浴椅（如图 3-104C 所示）。

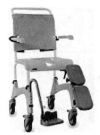
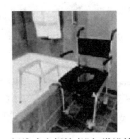
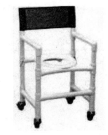

A. 淋浴坐厕椅　　　B. 便携式坐便椅/浴缸淋浴椅　　　C. 可折叠坐便椅/淋浴椅

图 3-104　模塑淋浴坐便椅

适用人群：平衡障碍者、运动障碍者、神经障碍者等。

功能结构：这是一款前侧封闭式坐便椅，可如厕、淋浴两用，采用 PVC 塑料框架，运输或储藏时可折叠，靠背为防水的尼龙网织覆盖物，椅子腿底端有脚轮。

（三）洗浴床

1. 淋浴担架床

举例一：淋浴椅轮床（如图 3-105A 所示）。

适用人群：严重肢体障碍者、脊髓损伤患者等。

功能结构：此淋浴椅轮床设计有升降靠枕和防水泡沫垫，带有全长排水盘，有 6 个耐用的脚轮（中间一对，两端各一对）。侧边安全栏有锁定销，以保证安全。侧边安全栏放下时可以对用户进行转移。

举例二：淋浴床（如图 3-105B 所示）。

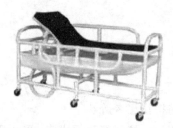 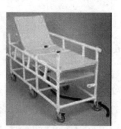

A. 淋浴椅轮床　　　　　　　　　　B. 淋浴床

图 3-105　淋浴担架床

适用人群：严重肢体障碍者、脊髓损伤患者等。

功能结构：此淋浴床有 4 个上置式刹车轮、1 个可调节靠背、2 个安全带，采用折叠式护栏、快干式垫子和枕头（便于水穿过），尼龙排水盘位于垫子下方，水收集系统和排水管可保证护理者的脚不被弄湿。

2. 洗浴床

举例：洗浴床（如图 3-106 所示）。

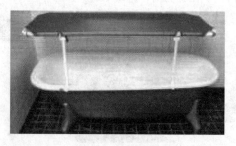

图 3-106　洗浴床

适用人群：运动障碍者或严重残疾者。

功能结构：这是一款可折叠洗浴床，一侧固定在墙上，另一侧用支架支撑在浴缸上，不用时可靠墙折叠。此洗浴床采用聚酯纤维网状防水材料，方便清洗。

二、洗浴工具

（一）洗浴刷

1. 搓背刷

举例：搓背刷（如图 3-107 所示）。

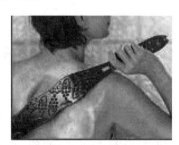

图 3-107　搓背刷

适用人群：上肢运动障碍、移动障碍者等。

功能结构：这是一款塑料制搓澡刷，鱼形手柄有利于搓背时的拿握，一面可以用来按摩，另一面具有刺激作用；可以用温水洗涤，在空气中自然干燥。

2. 长柄刷

举例：长弯柄浴刷（如图 3-108 所示）。

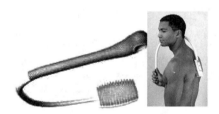

图 3-108　长弯柄浴刷

适用人群：上肢运动受限者等。

功能结构：长弯柄浴刷设计有弯曲的长柄，可使用户更容易够到后背及其他需要洗的部位，手柄末端有一个圆环，便于抓握。

3. 长柄海绵

举例一：成角旋转后背清洗器（如图 3-109A 所示）。

适用人群：肩关节活动受限者、躯干弯曲困难者等。

功能结构：这款清洗器可为肩关节活动受限者和躯干弯曲困难者清洗背部和下肢提供辅助，球形海绵可以在长柄末端旋转，海绵可更换。

举例二：洗浴套装（如图 3-109B 所示）。

适用人群：糖尿病患者、运动障碍者和关节炎患者等。

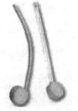

A. 成角旋转后背清洗器

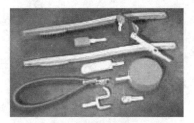

B. 洗浴套装

图 3-109　长柄海绵

功能结构：这套设备包括脚刷、长柄刷、检查镜、穿衣钩、腿升降器和鞋拔等，可提供对腿、关节和脚的卫生学和观察学的保健。根据需要，可以分别组装或单独使用。

4. 脚刷

举例一：糖尿病足套件（如图 3-110A 所示）。

适用人群：糖尿病患者、运动障碍者、关节炎患者等。

功能结构：糖尿病足套件包括脚刷、检查镜、穿衣钩、腿升降器和鞋拔，可提供对腿、关节和足的卫生学和观察学的保健。海绵、刷子、镜子可以与塑料长柄组合使用。

举例二：肥皂垫（如图 3-110B 所示）。

适用人群：关节炎患者、平衡或运动障碍者等。

功能结构：PVC 塑料制成的足部外形的刷子底部有 31 个吸盘，可保证淋浴和洗脚时的安全，刷子上的肥皂水或沐浴露保证了 1500 个指突给足部按摩和清洗。

举例三：欢乐足浴刷（如图 3-110C 所示）。

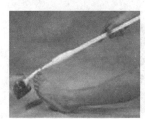

A. 糖尿病足套件

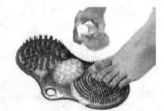

B. 肥皂垫

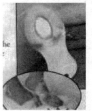

C. 欢乐足浴刷

图 3-110　脚刷

适用人群：下肢运动障碍者、身体弯曲或伸展困难者等。

功能结构：使用时，足浴刷置于地板上，双脚可在刷子上磨搓清洗并按摩双脚。足浴刷中间可放置产生肥皂泡的草药肥皂。刷子背面有粘钩，不用时可以挂在墙上。

5. 洗液敷料器

举例一：身体伙伴洗液敷料器（如图 3-111A 所示）。

适用人群：上肢运动障碍者、脊髓损伤者等。

功能结构：此敷料器由柔软、非吸收性材料制成，洗液不会剩在带子上，两端各有一个环形握手，便于抓握。此敷料器主要用来清洗用户难以够到的身体部位，带子可以够着后背、腿或足底，可以用来应用洗液、药膏或防晒霜，可以机洗。

举例二：长手柄洗液敷料器（如图 3-111B 所示）。

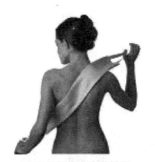

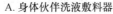

A. 身体伙伴洗液敷料器

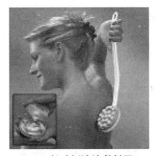

B. 长手柄洗液敷料器

图 3-111　洗液敷料器

适用人群：上肢或下肢运动障碍者、关节炎患者等。

功能结构：此敷料器采用长手柄、小弧度弯曲设计，末端有个圆形刷头。使用时，可先将或沐浴液抹在敷料器刷头上，在需要够到的位置轻轻磨搓。此敷料器也可以不用长柄，单独使用刷头。

（二）洗浴巾

1. 一次性毛巾

举例：舒适洗浴巾（如图 3-112 所示）。

适用人群：脊髓损伤患者、严重运动障碍者等需要在床上洗澡的人士。

功能结构：每块舒适洗浴巾都是免冲洗的，富含水分、维生素 E 和芦荟，pH 为 3.5～4.5，与正常皮肤 4.5～5.5 的 pH 接近；使用前可以在微波炉里稍稍加热。舒适洗浴巾材料柔软、耐用、无味，由天然纤维制成，用后可丢弃。

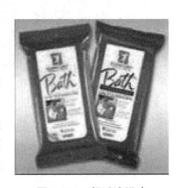

图 3-112　舒适洗浴巾

2. 洗澡布绞干器

举例：毛巾绞干器（如图 3-113 所示）。

适用人群：手部力量缺失或受限者。

功能结构：毛巾绞干器不需要手指或拳头抓握的力量便能把毛巾里的大部分水分挤出。

图 3-113A 显示的绞干器一端为弯曲 90°的金属板，被螺栓固定在厨房或浴室水池边缘，另一端的金属板带有排水孔，并与第一片金属板通过铰链连接，第二块金属板上有一个手柄。使用时，用户只需将湿毛巾放置在两片金属板之间，将手柄向第一片金属板靠近挤压毛巾，毛巾里的水分就会顺着排水孔被挤出来。

图 3-113B 显示的是毛巾绞干器的另一种款式，带有排水孔的金属板被螺栓固定在水池边缘，带有手柄的可活动金属板位于其上侧，使用时，用户向下挤压可将毛巾中的水分挤出。

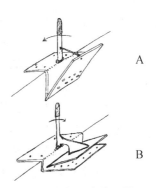

A

B

图 3-113　毛巾绞干器

三、浴室配件

（一）模型保护套

举例一：手臂套（如图 3-114A 所示）。

适用人群：骨折固定、外伤人群等。

功能结构：此手臂套可以在淋浴时用以保护上肢、假肢、伤口、手术刀口及皮肤，使其不暴露在水中。这种长形、一次性聚乙烯手套可以延伸到肘关节，顶端用两条可调节的勾环固定到位。

举例二：模型保护套（如图 3-114B 所示）。

适用人群：骨折固定、外伤人群等。

功能结构：这款模型保护套可以在淋浴时使手臂和腿模型保持干燥。

举例三：模型和绷带保护套（如图 3-114C 所示）。

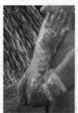 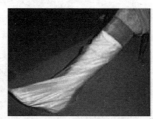 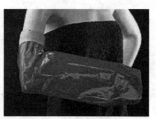

A. 手臂套　　　　　　　B. 模型保护套　　　　　C. 模型和绷带保护套

图 3-114　模型保护套

适用人群：骨折固定、外伤人群等。

功能结构：此保护套的材质为耐用的、可重复使用的柔软塑料，淋浴时可以使模型、伤口和绷带保持干燥。此保护套有 9 种不同的型号可以分别供手臂、腿、肘/膝关节和足/踝关节等选择。

（二）液体肥皂分发器

举例一：液体肥皂自动分发器（如图 3-115A 所示）。

适用人群：上肢运动障碍者等。

功能结构：当用户的手接近塑料制海豚时，感应器感测到手，然后分发预定量的液体肥皂。海豚红眼灯亮时为正在分发液体肥皂。

举例二：非触摸液体肥皂分发器（如图 3-115B 所示）。

适用人群：上肢运动障碍者等。

功能结构：此液体肥皂分发器采用移动激活技术进行开关控制，移动感应器设在设备的前端，同时采用不滴漏设计，可以盛 0.4 L 肥皂液，材料为耐用的 ABS 塑料。

举例三：感应肥皂液泵（如图 3-115C 所示）。

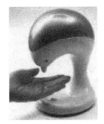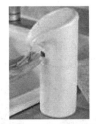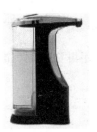

A. 液体肥皂自动分发器　　B. 非触摸液体肥皂分发器　　C. 感应肥皂液泵

图 3-115　液体肥皂分发器

适用人群：上肢运动障碍者、严重身体残疾者、脊髓损伤患者等。

功能结构：当用户将手置于感应器前时，液泵会自动分发肥皂液，LED 显示灯闪烁 20 秒，以确保给予足够的肥皂液。感应肥皂液泵有 4 档容积设置，允许泵出预定量的肥皂液。

（三）带肥皂固定器的墙扶手杠

举例：肥皂碟（如图 3-116 所示）。

适用人群：运动障碍者、下肢功能障碍、平衡障碍者等。

功能结构：此设备既可以作扶手用，又可以用来放置肥皂。此设备的外圈是一个环形不锈钢抓握杠，中间有一个可拆卸的肥皂碟，可用螺丝将其固定于墙面上。

（四）浴室用带墙扶手杠的转角架

举例：转角架（如图 3-117 所示）。

适用人群：平衡障碍者、下肢障碍者、运动障碍者等。

功能结构：此款浴室用带墙扶手杠的转角架既可以用来放置浴室用品，又可以作扶手用，由一个三角形大理石架和前侧的不锈钢弧形抓握杠组成，通过两处隐蔽螺丝与墙面连接。

（五）带墙扶手杠的毛巾挂

举例：毛巾挂（如图 3-118 所示）。

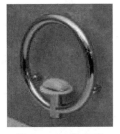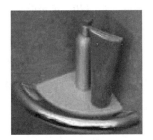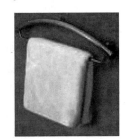

图 3-116　肥皂碟　　　　**图 3-117　转角架**　　　　**图 3-118　毛巾挂**

适用人群：平衡障碍者、下肢障碍者、运动障碍者等。

功能结构：此毛巾挂有一个毛巾架悬挂在一个弯曲的抓握杠下，不锈钢材质，为求最大支撑，有三点与墙面连接。

（六）淋浴用小孔防护罩

举例：遮盖用淋浴衣领（如图 3-119 所示）。

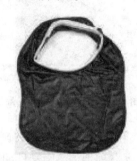

图 3-119　遮盖用淋浴衣领

适用人群：气管造口术患者等。

功能结构：这款淋浴衣领主要用来在淋浴时保护气管造口或细孔，用户在洗头或刮胡子时同样可以使用；波状外形衣领采用尼龙粘扣闭合，适合颈部直径为 22～48 cm 的用户。

（七）洗浴枕

举例一：普通洗浴枕（如图 3-120A 所示）。

适用人群：上肢障碍者或运动障碍者等。

功能结构：这款洗浴枕在上肢障碍者或运动障碍者洗澡时可为其头部或颈部提供支撑，外形有直的和弯曲的两种，材料方便清洗。

举例二：充气式洗浴枕（如图 3-120B 所示）。

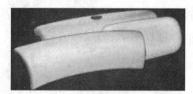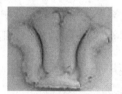

A.普通洗浴枕　　　　　　　B.充气式洗浴枕

图 3-120　洗浴枕

适用人群：上肢障碍者或运动障碍者等。

功能结构：此洗浴枕在用户使用浴缸洗浴时可为其头部和颈部提供支撑，材质为耐用的聚氯乙烯，采用双气门系统设计，不使用时可以放气压缩存放。

（八）淋浴架

举例：淋浴架（如图 3-121 所示）。

适用人群：上肢障碍者、运动障碍者等。

功能结构：此淋浴架采用腈纶材料，外形为弓形，带有两层架子和三个钩子，可以用来放置洗澡巾、海绵球、洗澡布等。用户可通过淋浴架背后的巨大吸盘调整淋浴架的高度，以适应站着或坐着淋浴。

（九）身体烘干机

举例：身体烘干机（如图 3-122 所示）。

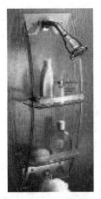

图 3-121　淋浴架

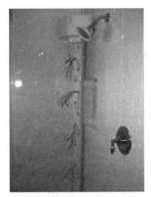

图 3-122　身体烘干机

适用人群：平衡障碍者、运动障碍者、上肢障碍者，烧伤患者、关节炎患者、上肢截肢者等。

功能结构：此身体烘干机主要用来烘干用户的身体，用户可不使用毛巾而是使用此烘干机的旋涡式暖风将身体从头到脚烘干。此烘干机有两档风速可供选择：低档风速可保证洗浴区域的温暖，高档风速则主要用来烘干。由于采用旋涡式暖风，因此运动受限的用户不需要转动身体，烘干机便能将用户身体的各个部位都烘干。

（十）安全踏垫

1. 浴缸防滑垫

举例一：踏板垫（如图 3-123A 所示）。

适用人群：平衡障碍者或运动障碍者等。

功能结构：此踏板垫由压敏安全行走乙烯基材料制成，用在浴盆门槛处以保证用户的安全。

举例二：浴盆垫（如图 3-123B 所示）。

适用人群：平衡障碍者或运动障碍者等。

功能结构：此浴盆垫适合所有的浴盆和淋浴类型，用以保护用户的安全，三维立体表面提供了水流走的通道，材料为防霉、防菌的 EVA 聚合泡沫。当需要移除或更换时，只需将垫子慢慢拉起，高科技聚合黏性材料便自动释放离开粘贴表面而不留下任何残留物。

举例三：竹制洗浴垫（如图 3-123C 所示）。

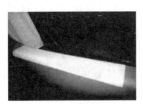
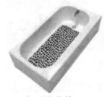
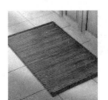

A.踏板垫　　　　B.浴盆垫　　　　C.竹制洗浴垫

图 3-123　浴缸防滑垫

适用人群：平衡障碍者或运动障碍者等。

功能结构：竹制洗浴垫的制作材料为竹条，供用户洗浴后走出浴室时用，背面采取防滑措施，保证固定在原位，避免用户滑倒。

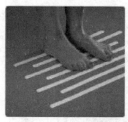

图 3-124　防滑条

2. 防滑条

举例：防滑条（如图 3-124 所示）。

适用人群：平衡障碍者或运动障碍者等。

功能结构：这些带有自黏性的防滑条可以提供浴缸或浴室的防滑牵引力，可以用在任意需要的地方。

3. 淋浴垫

举例一：全长洗浴垫（如图 3-125A 所示）。

适用人群：运动障碍者、平衡障碍者、关节炎患者等。

功能结构：全长洗浴垫可以覆盖多数尺寸的浴缸，背面有 200 个吸盘，可紧紧吸住浴缸底部，表层还提供软垫，可机洗。

举例二：防滑淋浴垫（如图 3-125B 所示）。

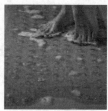　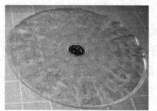

A.全长洗浴垫　　　　　B.防滑淋浴垫

图 3-125　淋浴垫

适用人群：平衡障碍者、其他有摔倒风险者等。

功能结构：防滑淋浴垫是用乙烯基材料制成的软垫，可保证用户在淋浴时安全地站立和行走。其圆形袖珍尺寸几乎适合所有的浴室。其背面有 150 个吸盘，可紧紧吸住地面，上面有 63 个排水孔，9 条排水道，可有效避免积水。此淋浴垫采用微生物阻断技术，可防霉、防菌、防异味。

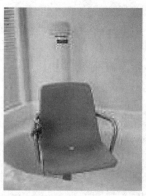

图 3-126　便携洗浴升降机

四、洗浴升降梯

（一）液压洗浴升降机

举例：便携洗浴升降机（如图 3-126 所示）。

适用人群：平衡障碍者、运动障碍者、下肢障碍者等。

功能结构：便携洗浴升降机为一件式整体座椅，带吸盘底座，设计有抗腐蚀扶手，座位可 360°旋转，高度可调节，能适应用户的多样化需求，液压缸使用标准自来水压驱动。

（二）气动洗浴升降机

举例：气动洗浴升降机（如图 3-127 所示）。

适用人群：平衡障碍者、运动障碍者等。

功能结构：气动洗浴升降机的气垫放气后，可将用户降至浴缸的底部。用户洗完后，气动洗浴升降机可以利用压缩机重新将垫子充气，将用户升至浴缸顶部。为保证安全，升降机会在确保有足够的电能后，才将用户放至浴缸底部。

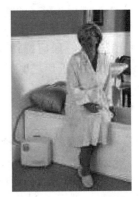

图 3-127　气动洗浴升降机

（三）动力洗浴升降机

举例：可躺式洗浴升降机（如图 3-128 所示）。

适用人群：下肢运动障碍者、移动障碍者、脊髓损伤患者等。

功能结构：可躺式洗浴升降机通过吸盘与浴缸牢固连接（移除吸盘时可采用快速释放手柄的方法），带有舒适的倾斜座椅和可折叠侧板，打开时可落在浴缸两侧上缘，创造了宽阔的转移区域，座椅下方由不锈钢框架支撑。使用时，按压"向下"键，座椅可被降至浴缸底部，同时靠背变倾斜，倾斜量可以通过按键调节；按压"向上"键，可回到座位状态。此升降机可以折叠，便于收纳和转移，装有充电提示灯，并配有智能安全系统，可检查电量多少，在确保电量足够后，升降机才会将用户放至浴缸底部。

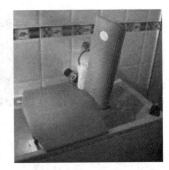

图 3-128　可躺式洗浴升降机

◤任务训练

史爷爷，68 岁，胸 10 完全性脊髓损伤，双下肢感觉和运动功能丧失，双上肢除手部抓握力量弱外，其他肌力尚可。试针对史爷爷的功能障碍，为其选择合适的洗浴椅/床和洗浴工具，便于他独立完成洗浴活动。

任务五　衣物及穿衣取物辅助器具的选配

◇◇◇◇ 情境引入 ◇◇◇◇

李奶奶，69 岁，脑卒中多年，一侧肢体偏瘫，常年乘坐轮椅，喜爱打扮。那么，她的上衣、裤子、鞋子和袜子在材料、款式和功能选择上有什么特殊要求？又有哪些辅助器具可以帮助她更独立及顺利地穿脱衣物呢？

知识要点

老年人一般应选择方便穿脱的衣物。上衣以宽松、前开身为宜,衣扣可改为摁扣或尼龙搭扣;裤子可选用松紧带裤腰或背带挂钩式;鞋应选择软底、不系带的,鞋后帮最好稍硬些,方便穿脱。

一、老年人衣物选择

（一）内衣

1. 带保护垫的内裤

举例:带保护垫的内裤(如图 3-129 所示)。

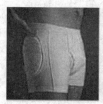 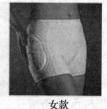

男款　　　　　女款

图 3-129　带保护垫的内裤

适用人群:平衡障碍者、运动障碍者等。

功能结构:此内裤的左右两侧带有安全护垫,用户一旦摔倒,可重新分配冲击力以保护髋部,有男款和女款两种款式。

2. 洗浴服

举例:洗浴服(如图 3-130 所示)。

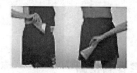 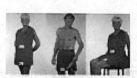 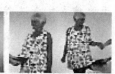

图 3-130　洗浴服

适用人群:老年痴呆患者、认知障碍者等。

功能结构:这是用于洗澡或从浴室出去替代干外衣的洗浴服,是专为那些不愿意脱光衣服洗澡的人设计的,掀起衣服可以清洗身体,同时可保护用户的尊严。

3. 胸罩

举例:舒适型前侧开口休闲胸罩(如图 3-131 所示)。

适用人群:手部活动受限以及上肢关节炎、多发性硬化、纤维肌痛等导致的手灵巧度受限的女士等。

功能结构：此产品是为有手部障碍的女士设计的便于穿戴的内衣，前侧采用魔术贴开合设计，采用棉和弹力纤维材质。

4. 女背心

举例：口袋支撑的背心（如图 3-132 所示）。

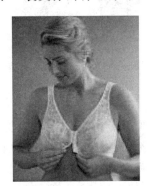

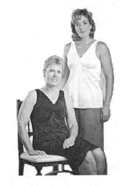

图 3-131　舒适型前侧开口休闲胸罩　　　　　图 3-132　口袋支撑的背心

适用人群：乳房切除术后的女士等。

功能结构：这款背心由轻质针织材料制成，长至髋部，可以不穿胸罩单独穿。背心的上部为弹力纤维材质，内置口袋用来支撑乳房填充物，看上去就像真乳房一般。

5. 滑衣

举例：坐位开孔滑衣（如图 3-133 所示）。

适用人群：抬胳膊有困难、使用轮椅的女士等。

功能结构：坐位开孔滑衣由棉-聚酯纤维混织材料制成，后侧采用摁扣开合方式，便于穿戴，宽的肩带设计可防止滑落。

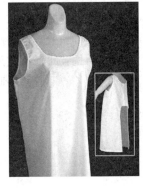

图 3-133　坐位开孔滑衣

（二）上衣

1. 衬衫

举例一：经典长袖衬衫（如图 3-134A 所示）。

适用人群：精细运动障碍者、精神障碍患者、脊髓损伤患者等。

功能结构：这款衬衫用户不用抬手即可穿上，为涤纶或棉制品，魔术贴开襟，可设或不设摆襟开口，前面有胸袋和假纽扣。

举例二：男士休闲衬衫（如图 3-134B 所示）。

适用人群：暂时性或永久性的上肢运动障碍者、上肢截肢者等。

功能结构：这款衬衫的袖子为定制的，可以容纳支具、石膏绷带、假肢等。衬衫的材质为 60%棉＋40%聚酯纤维。袖子为加长款，袖口上有两颗扣子，松紧度可调节，左胸口前设计有口袋。

2. 男士连衣裤

举例：男士针织连衣裤（如图 3-135 所示）。

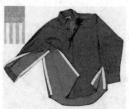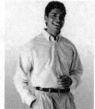

A. 经典长袖衬衫　　B. 男士休闲衬衫

图 3-134　衬衫

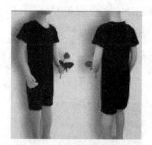

图 3-135　男士针织连衣裤

适用人群：失禁者、穿衣困难者等。

功能结构：此连衣裤有两种款式，一种为裤腿有摁扣儿的套头款式，另一种为无裤腿摁扣儿，后背整体拉链款式。裤腿有摁扣儿的套头款使用时不用脱外衣便能方便更换尿布，后背拉链款在拉链上方设有襻扣，可防止有脱衣倾向的人自我脱衣。此连衣裤采用 65％棉＋35％聚酯纤维混织材质，宽度可以拉伸约 10 cm，长度可以拉伸约 4 cm，能较好地保持形状不变形，采用短袖短裤的设计，也可作为睡衣。

3. 肩部保暖衣

举例一：披肩（如图 3-136A 所示）。

适用人群：上肢运动障碍者等。

功能结构：此轻质披肩搭在肩上可起到覆盖保暖的作用。

举例二：羊毛肩部保暖衣（如图 3-136B 所示）。

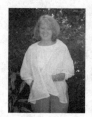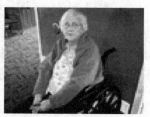

A. 披肩　　　　　B. 羊毛肩部保暖衣

图 3-136　肩部保暖衣

适用人群：颈肩关节炎患者等。

功能结构：此羊毛肩部保暖衣除具有很好的保暖作用外，还具有质轻，不占空间的特点，搭在肩上可长至腰部，轮椅使用者也可以使用，可机洗，快干。

4. 轮椅连衣裙

举例：爱尔兰连衣裙（如图 3-137 所示）。

适用人群：轮椅使用者、穿衣困难者等。

功能结构：此连衣裙采用包裹式设计，便于穿脱；选用平纹针织面料，宽大的弹力布料具有很好的舒适度；带有摁扣儿的 V 形领口，右肩有褶饰肩带搭至胸前，通过摁扣儿连接至左肩，没有纽扣或魔术贴设计。

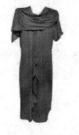

图 3-137　爱尔兰连衣裙

5. 轮椅裙

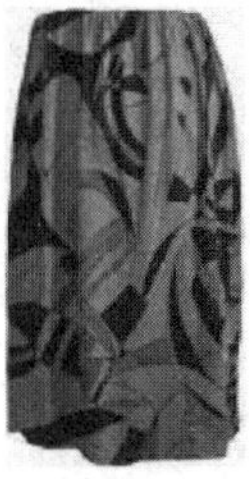

举例：轮椅裙（如图 3-138 所示）。

适用人群：轮椅使用者、穿衣困难者等。

功能结构：此轮椅裙由柔性平纹针织面料制成，采用弹力腰带
设计，可以与 T 恤搭配穿。

6. 女士 T 恤

举例：女士 T 恤（如图 3-139 所示）。

图 3-138　轮椅裙

适用人群：穿衣困难者、手臂活动受限者等。

功能结构：此 T 恤采用前侧或后侧包绕式设计，袖长至肘部，不用套头穿脱，面料为
100％针织棉，可机洗。

7. 女士背心

举例：女士背心（如图 3-140 所示）。

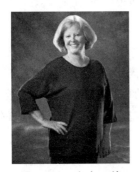

图 3-139　女士 T 恤

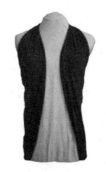

图 3-140　女士背心

适用人群：轮椅使用者、穿衣困难者等。

功能结构：这款无袖开襟女士背心袖孔比较大，便于穿脱，前侧有摁扣，需要时也可以
拉合上。当合上穿时，前侧为 V 形领口，可使用户看上去更加苗条。

（三）下衣

1. 男士牛仔裤

举例一：男士休闲牛仔裤（如图 3-141A 所示）。

适用人群：运动障碍者、精神障碍患者等。

功能结构：此开口式休闲牛仔裤采用可调松紧的弹性腰带设计，裤腰带上有腕环，便于
提裤和穿裤；开口处内缝用摁扣儿或魔术贴粘接，外缝用拉链开口；材质为可洗的纯棉牛
仔布。

举例二：男士轮椅专用牛仔裤（如图 3-141B 所示）。

适用人群：运动障碍者、精神障碍患者等。

功能结构：此双侧开口式高腰牛仔裤的裤腰部分有指环，便于提裤和穿裤。此裤子的
开口处采用魔术贴粘接，外缝打开时可将裤子平摊在床上或轮椅上，内缝打开时可以不用脱
鞋就穿上裤子。此裤子由可机洗的纯棉牛仔布制成。

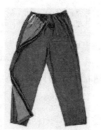 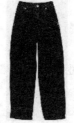

A. 男士休闲牛仔裤　　B. 男士轮椅专用牛仔裤

图 3-141　男士牛仔裤

2. 裤子

举例：裤子（如图 3-142 所示）。

适用人群：精细运动障碍者、抓握障碍者、关节炎患者等。

功能结构：此裤子采用松紧带设计，扣子和后侧口袋都用魔术贴开合。

3. 轮椅专用裤

举例：轮椅专用裤（如图 3-143 所示）。

适用人群：运动障碍者、脊髓损伤患者、穿衣需要他人辅助者等。

功能结构：此裤子采用开口式设计，可调松紧的弹性加强腰带便于提裤和穿裤；外侧开口采用魔术贴粘接，魔术贴开口处有指环辅助打开，外侧缝打开时可将裤子平摊在床上或轮椅上，便于穿脱。此裤子选用聚酯纤维/棉质纤维材料制成。

4. 女士牛仔裤

举例：女士牛仔裤（如图 3-144 所示）。

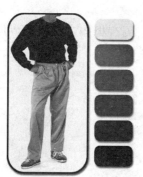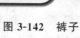　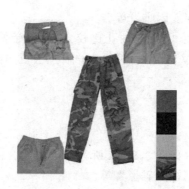　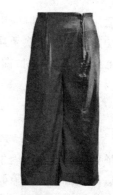

图 3-142　裤子　　　　图 3-143　轮椅专用裤　　　　图 3-144　女士牛仔裤

适用人群：轮椅使用者、穿衣有困难的女士等。

功能结构：此牛仔裤秉承不限制和舒适的设计理念，前侧有两个拉链可调节松紧度，腿部尺寸很宽，便于穿支具、石膏绷带的人士使用，无纽扣，采用魔术贴设计。此牛仔裤选用轻质的可延展牛仔纤维材料制成。

（四）户外衣物

1. 男士夹克

举例：普通男士夹克（如图 3-145 所示）。

适用人群：暂时性或永久性的上肢运动障碍者、上肢截肢者等。

功能结构：此夹克的袖子为定制的，可以容纳支具、石膏绷带、假肢等。夹克外层采用耐用的防水尼龙材料，内里采用羊绒材料，腰带和袖口处编织收口，双侧都有口袋，内层也设计有口袋，口袋均设有拉链。

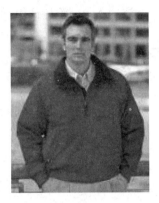

图 3-145　普通男士夹克

2. 披肩

举例一：带头巾的排汗披肩（如图 3-146A 所示）。

适用人群：轮椅使用者等。

功能结构：此披肩后侧较短，用户乘坐轮椅时使用更加方便，袖孔有襻扣，可防止手臂暴露过多。使用时用户不用站起，只需向前倾斜身子即可穿上。披肩用 100% 聚酯纤维羊绒制成，快干材质，两侧的空气袋可制造隔热层，以防止身体热量流失，同时可方便身体湿气排出。

举例二：冬日披肩（如图 3-146B 所示）。

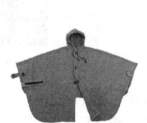
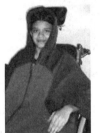

A. 带头巾的排汗披肩　　B. 冬日披肩

图 3-146　披肩

适用人群：运动障碍者、脊髓损伤患者等。

功能结构：此披肩可遮住头部、身体、双臂和双腿，采用防水尼龙材料，带有衬里和风帽，前面有耐用拉链。

3. 外套

举例：舒适冬衣（如图 3-147 所示）。

适用人群：轮椅使用者等。

功能结构：此外套采用双层羊绒设计，前侧长，后侧短，几乎可以对身体全覆盖，同时不会造成背部起褶而使用户感觉不舒适，侧边较短，可防止其绞进轮椅轮子中。落肩和大的袖孔设计可使用户活动不受限制。此外套还配有摁扣儿、腰带、纽扣、挂钩，中间有大口袋，左右手均可放物或取物，配有头巾。

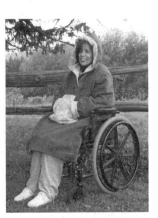

图 3-147　舒适冬衣

4. 雨衣

举例：舒适雨衣（如图 3-148 所示）。

适用人群：轮椅使用者等。

功能结构：此雨衣适合多个季节使用，既可以防寒保暖，又可以在下雨天防水。此雨衣采用前侧长后侧短的设计，可防止坐下后背部起褶，侧边较短，可防止其绞进轮椅轮子中。此雨衣中间有大口袋，左右手均可放物或取物，配有衣领和防风帽，外层为防水材料，内层为羊绒材料。

（五）睡衣

1. 易穿脱睡衣

举例：绒布睡衣（如图 3-149 所示）。

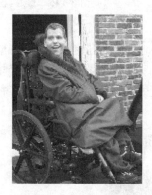

图 3-148　舒适雨衣

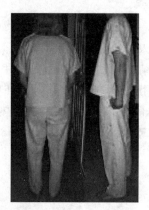

图 3-149　绒布睡衣

适用人群：严重运动障碍者、脊髓损伤患者等。

功能结构：此睡衣用绒布制成，上衣在双侧及肩部均有开口，领口为圆形，袖口比较宽松，下装为侧开门襟；采用摁扣儿或魔术贴闭合设计，代替纽扣和拉链。

2. 夹克式床上用衣

举例：女士羊毛夹克式床上用衣（如图 3-150 所示）。

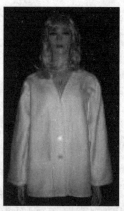

图 3-150　女士羊毛夹克式床上用衣

适用人群：长时间坐在或躺在床上的女士等。

功能结构：此衣服袖子比较宽松，右前方有口袋，V形领，前侧开口处用魔术贴连接，外侧有两个纽扣，100％抗药聚酯纤维材质。

3. 女士睡衣

举例：睡袍（如图3-151所示）。

适用人群：患有精细运动障碍、上肢运动障碍等穿衣有困难的女士。

功能结构：此睡袍采用包绕式设计，肩上用摁扣儿开合，袖口和前胸处有蕾丝花边；短袖为涤纶材质，长袖为100％绵羊绒材质。

4. 女士长袍

举例：洗浴披肩（如图3-152所示）。

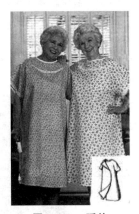

图3-151　睡袍

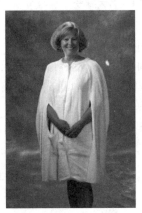

图3-152　洗浴披肩

适用人群：患有运动障碍以及其他身体障碍的女士。

功能结构：此洗浴披肩采用小立领设计，前侧用魔术贴开合，前侧有两个超大开口的口袋。

（六）袜子

1. 无缝袜

举例：无缝袜（如图3-153所示）。

适用人群：循环障碍者、糖尿病患者等。

功能结构：无缝袜提供了光滑舒适的接触体验，没有压力点，更容易适应脚、踝和腿的生理形状；采用的是软性丙烯酸纤维材料。

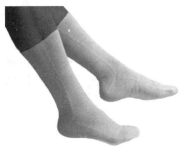

图3-153　无缝袜

2. 加大袜子

举例：加大袜子（如图3-154所示）。

适用人群：水肿或糖尿病患者等。

功能结构：此加大袜子为无缝棉袜，加宽的袜口设计可使用户有更舒服的体验。

3. 马镫支撑延展袜

举例：马镫支撑延展袜（如图 3-155 所示）。

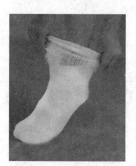

图 3-154　加大袜子

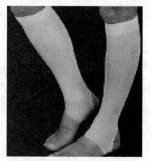

图 3-155　马镫支撑延展袜

适用人群：循环障碍者等。

功能结构：此袜子可为有循环障碍的用户提供治疗性支撑，对步行、练习和缓解静脉曲张有帮助，通过马镫固定到位，可穿在最内层，不影响外观。

4. 压力袜

举例：压力袜（如图 3-156 所示）。

适用人群：循环障碍者等。

功能结构：此袜子有Ⅰ类和Ⅱ类款式可选，两种款式分别提供不同的压力，高度至膝下，踝部压力值最大，至腿部压力递减。

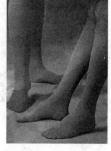

图 3-156　压力袜

（七）常用衣物附件

1. 领带

举例：拉链领带（如图 3-157 所示）。

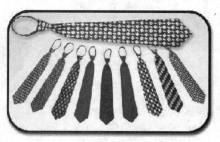

图 3-157　拉链领带

适用人群：上肢运动障碍者等。

功能结构：此领带采用拉链开合设计，穿脱更加轻松，消除了常规打领带时造成的颈部突出情况；采用的是棉＋聚酯纤维混纺材料。

2. 带假发的帽子

举例：带头巾和围巾的帽子（如图 3-158 所示）。

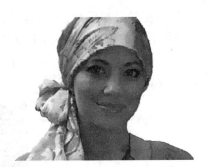

图 3-158　带头巾和围巾的帽子

适用人群：头发稀薄者或对发型不自信者等。

功能结构：此帽子可以帮助那些因癌症治疗头发掉落或想使自己形象更好的用户建立自信。此帽子有各种颜色和款式可选，有些还有饰品附件等。

3. 手套

举例一：露指手套（如图 3-159 所示）。

适用人群：关节炎、肌腱炎或腕管综合征患者、精神障碍患者等。

功能结构：患有关节炎、肌腱炎或腕管综合征的用户使用此手套可有效缓解手部所承受的振动和冲击，且可防污垢。此手套由多块皮革缝合而成，衬层采用防振材料，背面为合成弹力纤维，以保持良好的透气性。

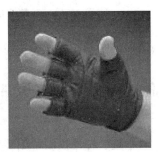

图 3-159　露指手套

举例二：连指手套（如图 3-160 所示）。

适用人群：严重运动障碍者、精神障碍患者、上肢运动障碍者等。

功能结构：此手套采用排汗羊绒材料，侧边有拉链和腕部弹性松紧带，可机洗和甩干。

举例三：关节炎压力手套（如图 3-161 所示）。

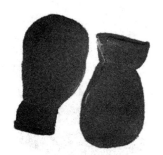

图 3-160　连指手套

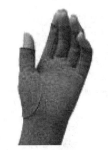

图 3-161　关节炎压力手套

适用人群：关节炎患者等。

功能结构：此手套由莱卡棉材料制成，用来提供温和的压力，以保持温暖和促进血液循环，露在外面的手指可以更灵活地触摸或抓握物品。

举例四：手掌保护手套（如图 3-162 所示）。

适用人群：轮椅使用者等。

功能结构：此手套可为轮椅用户提供手部保护，上面有弹性手掌保护垫，可以吸收振动和冲击力。此手套为无指手套，选用开放的编织网材料，手腕处有可调节松紧的尼龙搭扣。

4. 手臂保护装置

举例：手臂保暖器（如图 3-163 所示）。

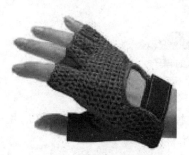

图 3-162　手掌保护手套

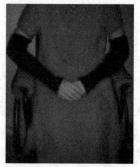

图 3-163　手臂保暖器

适用人群：循环障碍者、关节炎患者、腕管综合征患者、手臂脆弱者等。

功能结构：此手臂保暖器主要用于肘关节和腕关节的保暖，采用 100% 柔软腈纶材料，可延展，男女均可使用，使用时手部可以自由活动。

5. 膝部保暖装置

举例：安哥拉山羊毛膝支持器（如图 3-164 所示）。

适用人群：循环障碍者、下肢障碍者、关节炎患者等。

功能结构：这是由安哥拉山羊毛和尼龙纤维制成的弹性膝部保暖装置，可为膝部提供隔热和保暖作用，同时不会束缚膝关节。

6. 安全行走袜

举例：连袜便鞋（如图 3-165 所示）。

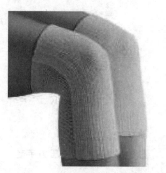

图 3-164　安哥拉山羊毛膝支持器

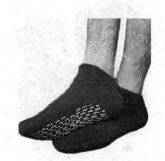

图 3-165　连袜便鞋

适用人群：行走障碍者等。

功能结构：此袜子底面有橡胶，可起到防滑的作用，可作为室内拖鞋使用，厚度合适，也能穿在鞋子里，可机洗。

7. 脚趾盖

举例：舒适脚趾盖（如图 3-166 所示）。

适用人群：穿腿部模型或步行模型的人士等。

功能结构：此脚趾盖由摇粒绒材料制成，可减轻外力对脚趾的冲击，同时可起到保暖的作用，可以舒适地穿在模型、石膏型、靴子中。

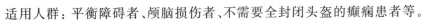

图 3-166　舒适脚趾盖

8. 防护头盔

举例一：环状头盔（如图 3-167A 所示）。

适用人群：平衡障碍者、颅脑损伤者、不需要全封闭头盔的癫痫患者等。

功能结构：此头盔由泡沫带、十字带和下颌带组成。泡沫带沿着头部两侧向下延伸至颞叶区和脑后部枕叶区。顶部有一根可调的十字带，用于固定头盔。下颌带长度可调。此头盔主要用于保护头部。

举例二：防护头盔（如图 3-167B 所示）。

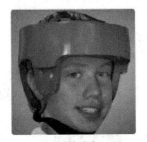
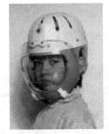

A. 环状头盔　　　　　　　　　　B. 防护头盔

图 3-167　防护头盔

适用人群：严重癫痫患者等。

功能结构：此头盔主要用于保护用户的面部和头部，由硬塑料外壳、泡沫塑料内衬、聚碳酸酯面罩和针织下颌带组成。

（八）鞋

1. 可调节的鞋子

举例：巨人鞋（如图 3-168 所示）。

适用人群：糖尿病患者、由其他足部疾病导致的足部肿胀者等。

功能结构：此鞋子可调节、可洗，有男款和女款；采用轻质材料进行无缝制作，加深深度可放入糖尿病鞋垫，前侧为大空间、透气、加强的头套，滚动鞋底，有中号、宽号和加宽号可选，通过一个宽的魔术贴调节松紧。

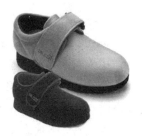

图 3-168　巨人鞋

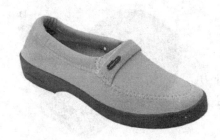

图 3-169　城市鞋

2. 男士鞋

举例：城市鞋（如图 3-169 所示）。

适用人群：患有关节炎、槌状趾、鸡眼、胼胝、水肿及其他足部障碍者。

功能结构：此鞋子根据足部生理学结构设计，有助于平均分布身体重量。鞋子采用杜邦莱卡弹性鞋面，全支撑防滑鞋垫可辅助用户保持合适的足部角度。

3. 羊皮靴

举例一：医用羊皮压力护理靴（如图 3-170A 所示）。

适用人群：足部手术后者、循环障碍者、足部肿胀者或压疮/溃疡高危人士等。

功能结构：此靴子为厚底靴，适合室内外穿用。靴腰可以完全打开，侧边可以放平，允许用户或护理者将鞋子放置在地面，然后根据需要调整缠绕压力，褶叶也可以通过魔术贴适当调整压力。

举例二：带硬鞋垫的羊皮医用护理靴（如图 3-170B 所示）。

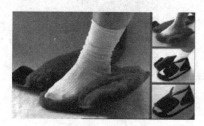
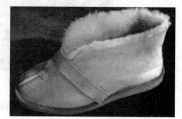

A. 医用羊皮压力护理靴　　　　B. 带硬鞋垫的羊皮医用护理靴

图 3-170　羊皮靴

适用人群：糖尿病患者、足部肿胀者、下肢运动障碍者等。

功能结构：此靴子前侧有开口，便于脚轻松穿入，靴子上的魔术贴可以调节压力。靴腰包踝，尽可能保暖，还可以根据需要翻下。

4. 拖鞋

举例一：防滑拖鞋（如图 3-171A 所示）。

适用人群：无法穿全支撑鞋子者等。

功能结构：此拖鞋采用毛巾布鞋面，鞋底采用带肋的橡胶，有很好的防滑效果，可机洗。

举例二：羊皮莫卡辛鞋（如图 3-171B 所示）。

适用人群：下肢运动障碍者、循环障碍者等。

功能结构：此鞋子为厚质澳大利亚美利奴羊毛材质加宽拖鞋，两侧鞋面可以完全打开，并可通过魔术贴调节松紧度，鞋底中层为软泡沫，底层为轻质橡胶，有很好的防滑效果。

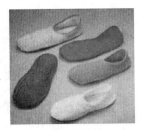

A. 防滑拖鞋

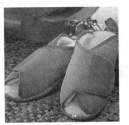

B. 羊皮莫卡辛鞋

图 3-171　拖鞋

5. 冰面鞋

举例一：轻松冰面鞋套（如图 3-172A 所示）。

适用人群：行走障碍者、平衡障碍者等。

功能结构：此冰面鞋套有 6 个钢钉提供抓地力，可辅助用户在有冰的车道、人行道、停车场等地稳定行走，弹性材质，可以适配大部分的鞋。

举例二：普通冰面鞋（如图 3-172B 所示）。

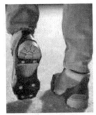

A. 轻松冰面鞋套

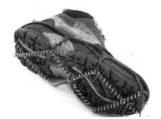

B. 普通冰面鞋

图 3-172　冰面鞋

适用人群：行走障碍者、平衡障碍者等。

功能结构：此鞋能够帮助用户在打滑的阶梯、覆盖冰雪的人行道、冰面停车场等地安全步行，采用不锈钢线圈而非防滑钉来防滑。用户每踩下一步，防滑线圈系统就向下嵌入冰面中，提供各方向的稳定性。

二、穿衣辅助器具

（一）可折叠穿袜辅助器具

举例一：柔性穿袜器（如图 3-173A 所示）。

适用人群：不能弯腰或在穿袜时有其他运动障碍者。

功能结构：此穿袜器主体为柔韧、透明的塑料板，下面有泡沫橡胶垫，以将袜子固定到位。使用时，可先将塑料板卷成管状，将袜子套在穿袜器外侧，穿入脚，然后上拽绳索将袜子穿到位。

举例二：可折叠穿袜辅助器（如图 3-173B 所示）。

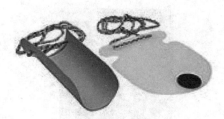

A. 柔性穿袜器

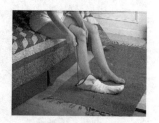

B. 可折叠穿袜辅助器

图 3-173　可折叠穿袜辅助器具

适用人群：弯腰有困难者、关节炎患者等。

功能结构：此穿袜辅助器为纤维织布材质，质轻，可折叠。使用时，可将袜子（长袜、短袜）套在织布外侧，穿入脚的同时用双手拉动绳子以提升袜子。

（二）穿连裤袜辅助器具

举例：穿袜助手（如图 3-174 所示）。

适用人群：下肢运动障碍者、关节炎患者等。

功能结构：此穿袜助手为金属框架，带有两个手柄，适合辅助用户穿短袜或连裤袜。使用时，可将袜子撑开置于框架上，然后双手撑住手柄，将脚穿进去。此穿袜助手的高×长×宽尺寸为 345 mm×205 mm×175 mm，重 1 kg。

（三）穿短袜辅助器具

举例：高级柔韧穿袜辅助器具（如图 3-175 所示）。

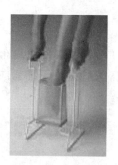

图 3-174　穿袜助手

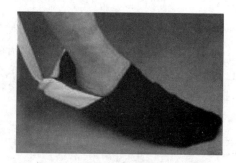

图 3-175　高级柔韧穿袜辅助器具

适用人群：下肢运动障碍者、移动障碍者、关节炎患者等。

功能结构：此辅助器具采用柔性的塑料内芯三指设计，内芯外侧包裹尼龙，以减小摩擦，底端包裹毛巾材料，以防止袜子滑脱，两个环形长柄用以辅助拖拽穿袜器。使用时，可先将穿袜器插入袜子内，三指指向脚趾，置于地板上，然后将脚滑入袜子内，同时拖拽环形手柄，直至将袜子穿到位。

三、取物辅助器具

（一）取物器

举例一：塑料取物器（如图 3-176A 所示）。

适用人群：行动障碍者。

功能结构：此取物器重量较轻，取物杆较长，取物时张合有力。此取物器为塑料材质。

举例二：带磁铁取物器（如图 3-176B 所示）。

适用人群：行动障碍者。

功能结构：此取物器手柄为球状，橡胶材料使抓握更牢靠，扳机激活装置呈 U 形，钳子两端装有强磁铁，可帮助拾起金属物件。

举例三：可折叠取物器（如图 3-176C 所示）。

适用人群：行动障碍者。

功能结构：此取物器可折叠，一支一包装，便于携带。钳子两端有两个橡胶吸盘，用来取物非常方便。取物杆为铝合金材质，表面阳极氧化，手柄为塑料材质。

举例四：灵活取物器（如图 3-176D 所示）。

适用人群：行动障碍者或身材短小者。

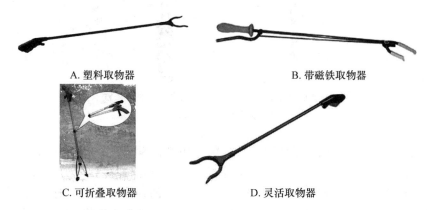

A. 塑料取物器   B. 带磁铁取物器

C. 可折叠取物器   D. 灵活取物器

图 3-176 取物器

功能结构：此取物器手柄呈一定角度弯曲，以便于手部进行有效的抓握，手柄处有一食指支撑，以获得更高的精确度。U 形钳口的表面用硬质的橡胶包裹，通过旋转手臂可从水平和垂直两个方向夹持物体，当钳口被伸向前方时可以 360°旋转。

（二）鞋拔取物器

举例：鞋拔取物器（如图 3-177 所示）。

适用人群：行动障碍者，弯腰困难者。

功能结构：此鞋拔取物器集鞋拔与取物器于一体，轻便灵活，主要用于穿鞋或远距离取物。

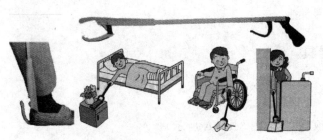

图 3-177　鞋拔取物器

（三）可伸缩磁铁

举例一：普通可伸缩磁铁（如图 3-178A 所示）。

适用人群：上肢障碍者、移动障碍者及脊髓损伤患者等。

功能结构：此取物器有一个可伸缩的不锈钢强磁手部装置，可以拾起约 0.45 千克的金属物体。挂钩可以用来拖拽物体、开橱柜、按电梯按钮、拾起衣物等。此外，对于打开伸缩臂有困难的人，可以用挂钩钩住外物然后向后拉长伸缩臂至需要的长度。把手上用的是柔软、防滑的 PVC 材料。

举例二：双"手臂"可伸缩磁铁（如图 3-178B 所示）。

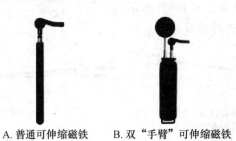

A. 普通可伸缩磁铁　　　B. 双"手臂"可伸缩磁铁

图 3-178　可伸缩磁铁

适用人群：上肢障碍者、移动障碍者及脊髓损伤患者等。

功能结构：除具有图 3-178A 所示可伸缩磁铁的功能外，此磁铁增加了第二个可伸缩的手臂，上面带有可清洗的粘贴盘，可以拾起约 0.45 千克的物体。使用的时候，将粘贴面置于要拾起的物体上，轻轻地施力便可将物体顺到身旁；对于较重的物体，施力后将黏合剂置于物体上一会儿，然后便可将其取到身旁。黏合剂是可以洗换的，多次使用后黏性会降低，这时，将粘贴盘拆下，用温水和温和肥皂清洗，黏合剂很快便干了，并会重新变得有黏性。把手上用的是柔软、防滑的 PVC 材料。

（四）夹具

举例：微型夹具（如图 3-179 所示）。

适用人群：抓握、够物有困难者。

图 3-179　微型夹具

功能结构：此夹具主要用以辅助抓取小空间中的小物体，如从烤箱中取出烤好的面包，从信封中取出信，拾起橡皮筋等。此夹具结构简单，将两片压舌板的一边粘在定位销两侧即可制成。

（五）手抓握器

举例：手抓握器（如图 3-180 所示）。

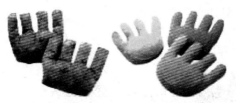

图 3-180　手抓握器

适用人群：手肌痉挛患者。

功能结构：手肌痉挛患者因手掌长期处于蜷缩状，可能会导致手掌皮肤溃烂、有异味等。此手抓握器内装有药物，具有抑菌、消除异味的功效。

▼ 任务训练

1. 皮奶奶，62 岁，患糖尿病多年，在选择上衣、裤子、袜子和鞋子方面需要特别注意款式和面料，试为她选择合适的衣物。

2. 孔爷爷，79 岁，患关节炎多年，并伴有弯腰困难，穿脱衣物和鞋袜时非常吃力。试为他选配合适的穿衣取物辅助器具，使他可以更轻松地完成穿衣和取物动作。

任务六　修饰辅助器具的选配

◇◇◇◇ 情境引入 ◇◇◇◇

曹爷爷，84 岁，多年前因脑梗死致一侧肢体瘫痪，左侧上、下肢功能障碍，日常生活主要由健侧来完成。试为他选配合适的修饰辅助器具，使他可以独立完成漱洗、梳头、剃胡须、剪指甲等日常梳洗修饰活动。

？ 知识要点

一、口腔护理辅助器具

（一）带吸盘基底的牙刷

举例：带吸盘基底的牙刷（如图 3-181 所示）。

适用人群：只能使用单手者等。

功能结构：此牙刷两面均带有刷毛，加大的带吸盘基底可以吸附在光滑平面和波浪平面上。

（二）安全 T 形牙刷

举例：安全 T 形牙刷（如图 3-182 所示）。

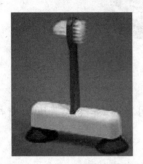

图 3-181　带吸盘基底的牙刷

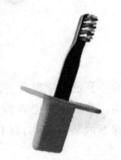

图 3-182　安全 T 形牙刷

适用人群：抓握障碍者等。

功能结构：此牙刷有柔性牙刷柄和带有口腔保护装置的防滑大握柄，采用非 PVC 塑料材料，配有超软磨圆耐力丝刷毛，使用起来更加安全。

（三）电动牙刷

举例：音波牙刷（如图 3-183 所示）。

适用人群：手灵巧度受限者等。

功能结构：此牙刷采用柔性音波振动和高速刷洗技术，可有效去除牙菌斑和牙缝里的细菌，每分钟刷 3100 下，可作为计时器促使用户移动牙刷，2 分钟后可自动断电，具体使用时间可由牙医推荐。此牙刷由刷头固定器、两个刷头、充电器座等组成。

（四）口腔卫生辅助器具

举例：手动力便携抽吸系统（如图 3-184 所示）。

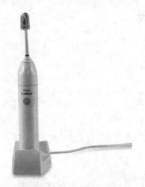

图 3-183　音波牙刷

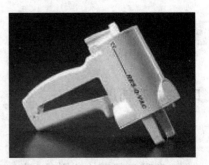

图 3-184　手动力便携抽吸系统

适用人群：吞咽障碍者、呼吸障碍者、脑卒中患者等。

功能结构：这是一款呼吸卫生或口腔卫生辅助器具。手动力便携式，无需电力即可达到医院水平的抽吸力。两个按压式的手柄可以制造大于 400 mmHg 的抽吸力，最高可获得 550 mmHg 的抽吸水平。该系统主要由一个可反复使用的抽吸泵手柄、多个一次性抽吸活性炭罐和抽吸管配置组成。

（五）牙膏分发器

举例：牙膏挤压机（如图 3-185 所示）。

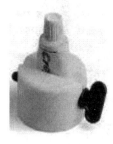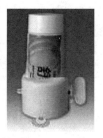

图 3-185　牙膏挤压机

适用人群：关节炎患者、其他手部障碍者等。

功能结构：使用时，用户可将塑料制或铁制牙膏管或其他管状物体放入牙膏挤压机基盘的底部，旋转旁边的旋钮即可挤出管内物品。

二、头发护理辅助器具

（一）带组合手柄的梳子

举例：加长手柄修饰套装（如图 3-186 所示）。

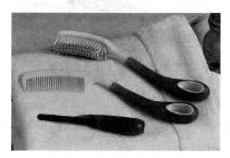

图 3-186　加长手柄修饰套装

适用人群：上肢运动障碍者、抓握障碍者等。

功能结构：此修饰套装的手柄为卵圆形，表面粗糙，提供了足够的抓握感，可以被稳稳地握在手中，同时，方便更换不同的工具，如指甲锉、刮胡刀、牙刷等。每款产品都有特殊的外形，梳子和刷子的弯曲度都是随着头部形状的，便于用户使用。

（二）加长手柄的梳子

举例二：长柄梳子和刷子（如图 3-187 所示）。

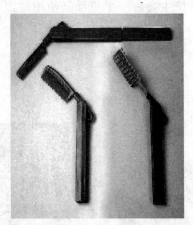

图 3-187 长柄梳子和刷子

适用人群：肩关节脆弱者、关节活动度受限者等。

功能结构：此工具有加长手柄，使用起来更加方便。此工具由模塑塑料制成，套装包括一把细齿梳、一把圆齿梳和一把刷子，可调整折叠角度，便于收纳和携带。

（三）带持握器的发刷

举例：带持握器的发刷（如图 3-188 所示）。

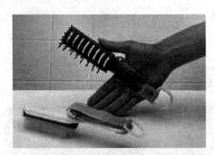

图 3-188 带持握器的发刷

适用人群：抓握障碍者、手功能障碍者等。

功能结构：这款发刷的手柄处带有魔术贴持握器，使用起来更加方便。

（四）电吹风固定器

举例：免手持电吹风固定器（如图 3-189 所示）。

适用人群：上肢障碍者等。

功能结构：此固定器可将电吹风固定至合适位置，便于用户将头发吹干或做造型，可以适配最大直径约 5.4 cm 手柄的电吹风，利用底部吸盘可以安装在任何无孔的表面，也可以采用螺丝永久安装。

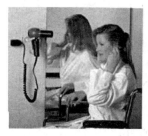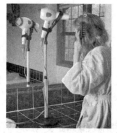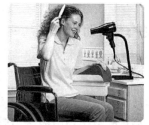

图 3-189　免手持电吹风固定器

（五）免洗香波

举例：免洗香波（如图 3-190 所示）。

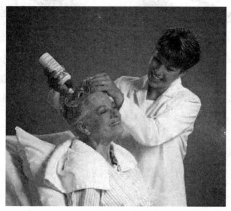

图 3-190　免洗香波

适用人群：移动障碍者、严重身体障碍者、脊髓损伤患者、其他无法自己洗浴者。

功能结构：用户或护理者只需将香波挤在头发和头皮上，并按摩一会，然后用毛巾将头发擦干，无须清洗便可起到清洁头发的作用。

（六）洗发盆

举例：充气式洗发托盘（如图 3-191 所示）。

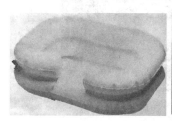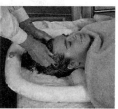

图 3-191　充气式洗发托盘

适用人群：洗发需要辅助的身体障碍者等。

功能结构：此洗发托盘采用耐用的聚氯乙烯材料，在颈部和肩部环绕有舒适的软垫，双重管状设计，盆深约 15.24 cm，可防止水飞溅和溢出，底部有排水孔，方便折叠后收纳。

三、化妆护理辅助器具

（一）镊子

举例一：自动镊子（如图 3-192A 所示）。

适用人群：精细运动障碍者、抓握障碍者、关节炎患者等。

功能结构：此镊子有防滑抓握手柄，使用时，用户挤压手柄两侧，镊子收缩，用户即可拔出无用的毛发。

举例二：易握镊子（如图 3-192B 所示）。

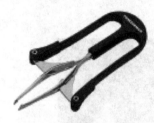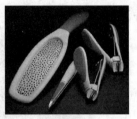

A. 自动镊子　　　　　　　　　　B. 易握镊子

图 3-192　镊子

适用人群：精细运动障碍者、关节炎患者等。

功能结构：此镊子有更长、更结实的抓握手柄，并在其他手指和拇指抓握处加上柔软橡胶，使用时更加稳定。

（二）放大镜

举例：轻质卵圆放大镜（如图 3-193 所示）。

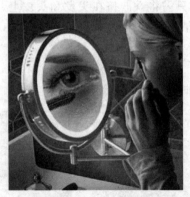

图 3-193　轻质卵圆放大镜

适用人群：低视力者等。

功能结构：此镜子两面均可使用，一面为标准镜，另一面为 8 倍放大镜，可旋转切换。此外，此镜子还有光学防雾、防白炽灯眩光、阴影处理等作用。三节式延长手臂，可以将镜子移至用户需要的位置。

（三）检查镜

举例：柔性镜子（如图 3-194 所示）。

适用人群：运动障碍者、关节炎患者、糖尿病患者等。

功能结构：卵圆形的镜子提供了清晰的反射面，可用于检查皮肤或插入导管。此镜子由轻质、防断裂腈纶制成，带有柔性可弯折杠杆，使用时可保持弯曲，杠杆上还有塑料手环。

（四）落地式镜子

举例：可调落地镜（如图 3-195 所示）。

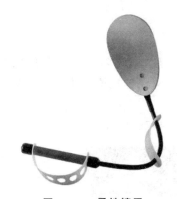

图 3-194　柔性镜子

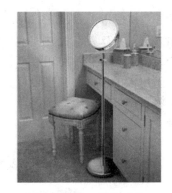

图 3-195　可调落地镜

适用人群：低视力者、移动障碍者等。

功能结构：此镜子的高度可调节，用户可站立使用或坐着使用，镜子一面为标准镜，另一面为 4 倍放大镜，底座经过加重处理，可提高稳定性。

四、指甲护理辅助器具

（一）指甲刷

举例一：长柄修脚套装（如图 3-196A 所示）。

适用人群：下肢运动障碍者、移动障碍者、关节炎患者等。

功能结构：此套装包含一系列指甲刷和锉刀，手枪式握把与长杆扳机连接，可以更换 8 种指甲护理附件。此套装采用电池供电，LED 液晶灯可辅助观察。

举例二：高级带吸盘指甲刷（如图 3-196B 所示）。

适用人群：只能单手活动者、上肢截肢者、上肢障碍导致的抓握受限者、手部力量受限者、手灵巧度受限者等。

功能结构：此指甲刷底部有两个大的吸盘，可保证其稳固地吸附在光滑平面上，并在使用时保持水平。一侧的刷毛较短和硬，更容易够着指甲下方；另一侧的刷毛更长、更柔软，可用于手指和手部。此指甲刷的尺寸约为 9 cm×5 cm。

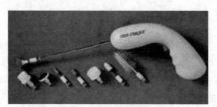
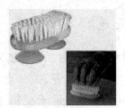

A. 长柄修脚套装　　　　　　　　B. 高级带吸盘指甲刷

图 3-196　指甲刷

（二）指甲刀

举例一：易握指甲刀（如图 3-197A 所示）。

适用人群：关节炎患者、抓握障碍者等。

功能结构：此指甲刀利用杠杆原理增加了剪切的力度，同时降低了需要使用的力量。此指甲刀采用大的手柄和角度设计，使抓握更加容易。刀片保护杠增加了剪切时的稳定性，并可防止将指甲剪得过短。

举例二：豪华型与经济型单手指甲护理套装（如图 3-197B 所示）。

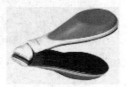
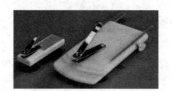

A. 易握指甲刀　　　　　B. 豪华型和经济型单手指甲护理套装

图 3-197　指甲刀

适用人群：抓握力量弱者、只能使用单手者等。

功能结构：豪华型指甲刀有一个耐用的底盘和可旋转的指甲刀，弓形的斜板适合不同厚度的手指。经济型指甲刀包括耐用指甲刀和锉甲纸。这两种指甲刀的底盘都有吸盘，可固定在桌面上。

（三）指甲锉

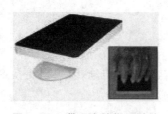

图 3-198　带吸盘的指甲砂锉

举例：带吸盘的指甲砂锉（如图 3-198 所示）。

适用人群：只能单手活动者、上肢运动障碍者等。

功能结构：此指甲砂锉的锉板底部有一个大的吸盘，可以固定在光滑平面上并在使用时保持水平。砂锉为两种不同等级的金刚砂，使用时将指甲在上面移动便可轻松修型。

（四）指甲剪

举例一：助伸式指甲剪（如图 3-199A 所示）。

适用人群：关节炎患者、其他上肢障碍者等。

功能结构：此指甲剪采用波浪形抓握手柄设计，放松时弹簧带辅助张开作用，质轻，左右手均可使用。

举例二：长柄趾甲剪（如图 3-199B 所示）。

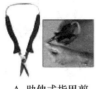　　　　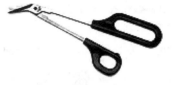

A. 助伸式指甲剪　　　　　　　　B. 长柄趾甲剪

图 3-199　指甲剪

适用人群：关节炎患者，后背受伤者、弯腰有困难者等。

功能结构：此趾甲剪采用易握塑料手柄设计，另有弯曲的不锈钢刀刃，长约 20 cm。

五、修面护理辅助器具

（一）电动剃须刀固定器

举例：电动剃须刀固定器（如图 3-200 所示）。

适用人群：手功能障碍者等。

功能结构：此固定器带有手掌持握带，适配多种型号的电动剃须刀，可以辅助用户顺利使用剃须刀。

（二）带组合手柄的剃刀

举例：剃刀套装（如图 3-201 所示）。

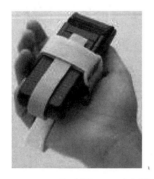　　　　　　　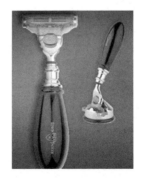

图 3-200　电动剃须刀固定器　　　　图 3-201　剃刀套装

适用人群：患有精细运动障碍、抓握障碍、上肢障碍等的男士。

功能结构：这是两件式剃刀组合套装，球形人体工程学设计的手柄易于抓握，此剃刀使用的是涡轮增压刀片。

（三）剃刀固定器

举例：加长剃刀固定器（如图 3-202 所示）。

适用人群：肢体障碍者、关节炎患者等。

功能结构：此固定器有加长塑料手柄，采用安全的电动剃刀，可辅助弯腰有困难的用户够着腿部，以及辅助肩关节活动障碍者够着面部。

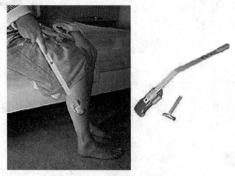

图 3-202　加长剃刀固定器

任务训练

孙奶奶，66 岁，患有关节炎多年，上肢表现为肩、肘、腕关节活动度受限，手指抓握障碍。孙奶奶平时爱交际，喜欢干净和打扮自己。试针对孙奶奶的上肢功能障碍，为她选配合适的口腔护理、头发护理、化妆和修面护理辅助器具。

老年人居家管理辅助器具的选配

√ 能够说出各类膳食、家务管理、老年人住家家具及其适配件的名称、功能特点及适用人群；

√ 能够为有不同功能障碍的老年人选配合适的膳食、家务管理、住家家具及其适配件。

工具性的日常生活活动是指在各种环境中利用各种可以利用的工具进行的活动，例如，做家务、使用交通工具出行等，是日常生活活动的重要部分。

上肢运动、感觉、协调功能及认知功能较好的老年人可以进行家务劳动训练，如洗涤及熨烫衣服、铺床、打扫卫生、室内布置、切菜、烹调、布置餐桌、购物、使用家电等。学习完本项目，应能指导老年人应用残存能力进行代偿性活动，如单手切菜、洗涤及熨烫衣物等；指导老年人借助辅助器具做家务，如用改制的刀具、菜板切菜；并能够改装家用设备以适应老年人的功能水平。

任务一 膳食辅助器具的选配

◇◇◇ 情境引入 ◇◇◇

徐奶奶，69岁，患有骨性关节炎多年，四肢远端关节经常疼痛难耐，关节活动度受限，肌力下降，但她非常热爱烹饪。试为徐奶奶选配合适的膳食辅助器具，帮助她更独立地完成食物的预备、烹饪及餐具的清洗活动。

知识要点

一、预备食物和饮料辅助器具

（一）开瓶、开罐和开箱辅助器具

1. 瓶子固定器

举例：罐头、瓶子固定器（如图 4-1 所示）。

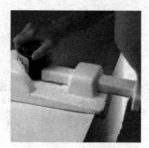

图 4-1　罐头、瓶子固定器

适用人群：只能单手活动者、关节炎患者、上肢运动障碍者等。

功能结构：使用时将此器具固定在柜台边沿，然后将罐头、瓶子放置在 V 形区域，推进滑动块，用髋部顶住滑块，空出单手即可拧开瓶盖。

2. 开瓶器

举例一：六合一多功能开瓶器（如图 4-2A 所示）。

适用人群：精细活动受限者、抓握障碍者、上肢运动障碍者等。

功能结构：此开瓶器的形状似阿拉伯数字"8"，可以开启各种瓶盖、金属拉片、安全封孔等，不锈钢内层，聚碳酸酯外框，抓握部为弹性材料覆层，带有夹钳设计，可以放入洗碗机中洗涤，尺寸为 14 cm×6.3 cm×2.5 cm。

举例二：易开开瓶器（如图 4-2B 所示）。

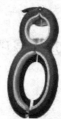 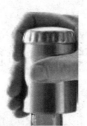

A. 六合一多功能开瓶器　　B. 易开开瓶器

图 4-2　开瓶器

适用人群：精细活动受限者、抓握障碍者、上肢运动障碍者等。

功能结构：使用时，将此开瓶器置于瓶盖上，向下推压，内置磁铁就会吸住瓶盖，然后瓶盖就会随开瓶器一同离开瓶身。

3. 开箱器

举例一：多功能开箱器（如图 4-3A 所示）。

适用人群：手部力量受限者、手灵巧度受限者等。

功能结构：这是多功能开启工具，可以开启瓶盖、箱子封口、金属拉片等，主要由一个铲子形状的刀片和一个橡胶握把组成，长×宽×厚约为 14 cm×5 cm×2.2 cm。

举例二：带组合手柄的开箱器（如图 4-3B 所示）。

适用人群：关节炎患者、其他手部障碍者等。

功能结构：这是由耐用塑料制成的开启工具，设计有海绵状粗大手柄，使用更方便。

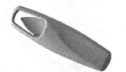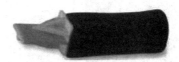

A. 多功能开箱器　　　　B. 带组合手柄的开箱器

图 4-3　开箱器

4．开罐器

举例一：自动安全开盖器(如图 4-4A 所示)。

适用人群：关节炎患者、精细运动障碍者、抓握障碍者、上肢运动障碍者等。

功能结构：这是单手开盖器，放置在罐头盖上时可自动锁定，转动手柄即可将盖子顶部切断，再提起盖钳就可将罐头盖完全移除。此开盖器没有尖锐的边缘，刀片也不会碰到食物，可用手洗，长约 19 cm，有红色、蓝色、黑色可选。

举例二：顶部开罐器(如图 4-4B 所示)。

适用人群：关节炎患者、精细运动障碍者、抓握障碍者、手灵巧受限者等。

功能结构：此开罐器应从顶部而不是从旁边开启，避免了尖锐边缘及盖子掉入罐头中的情况。此开罐器左右手均可使用，有大的防滑橡胶手柄，使用时更方便。

举例三：可固定的开罐器(如图 4-4C 所示)。

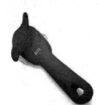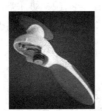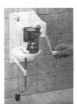

A. 自动安全开盖器　　B. 顶部开罐器　　C. 可固定的开罐器

图 4-4　开罐器

适用人群：只能单手活动者、抓握障碍者等。

功能结构：使用时，此开罐器一般被固定在墙上，罐头被放置在开罐器刀刃下方，用户单手转动组合手摇曲柄即可开启盖子。

举例四：防滑开罐器套装(如图 4-5A 所示)。

适用人群：上肢运动障碍者等。

功能结构：此设备包括一个碗状的防滑开罐器和一个圆形防滑垫，开罐器用来打开罐头螺旋盖，防滑垫用来保持开罐时罐头的稳定，防滑垫的内圆直径约为 14 cm。

举例五：动力开罐器(如图 4-5B 所示)。

适用人群：上肢运动障碍者等。

功能结构：使用时，将罐子置于旋转盘下方，开罐器的上部降低以卡紧瓶盖，按下"开/关"按钮可旋转、拧松瓶盖。此开罐器可以打开各种形状、尺寸、风格的罐头(包括婴儿食品罐、大罐头、带塑料盖的罐子等)，可折叠存放。

举例六：轻松拧开罐器(如图 4-5C 所示)。

169

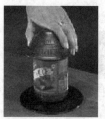 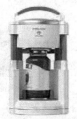 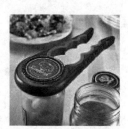

A. 防滑开罐器套装　　　B. 动力开罐器　　　C. 轻松拧开罐器

图 4-5　开罐器

适用人群：抓握障碍者、上肢运动障碍者、关节炎患者等。

功能结构：此开罐器有 4 个橡胶圈覆层夹紧口，适合多种尺寸的瓶罐（从指甲油瓶到蛋黄酱瓶），紧握的手柄提供了额外杠杆。此开罐器的尺寸约为 23 cm×10 cm×2.5 cm，重约 28 g，可打开直径最大为 8 cm 的盖子。

5. 螺丝锥（开酒瓶器）

举例一：兔子螺丝锥（如图 4-6A 所示）。

适用人群：关节炎患者、精细运动障碍者等。

功能结构：此螺丝锥可以打开任意酒瓶（包括宽口瓶和带软木塞的瓶子）。使用时，将手柄套入瓶颈，手柄经橡胶处理，具有人体工程学外形，向下推按上方手柄，螺丝锥就探至软木塞中，再将手柄提起，软木塞被拉出，再次移动手柄就可将软木塞从螺丝锥中弹出。此螺丝锥采用聚碳酸酯和加强尼龙材料，带有箔制刀盘，尺寸约为 14 cm×7.6 cm×16.5 cm。

举例二：自动弹出开瓶器（如图 4-6B 所示）。

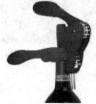 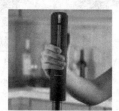

A. 兔子螺丝锥　　　　　B. 自动弹出开瓶器

图 4-6　螺丝锥（开酒瓶器）

适用人群：精细运动障碍者、抓握障碍者、上肢运动障碍者、关节炎患者等。

功能结构：使用时，将开瓶器置于酒瓶上，简单的一键操作即可除去瓶子上天然的或合成的软木塞。此开瓶器带有箔制刀盘，使用的是可充电电池。

6. 纸板开启器

举例：罐头、瓶子开启器（如图 4-7 所示）。

适用人群：关节炎患者、精细运动障碍者等。

功能结构：这是一个两件套，包括一个果汁盒开启器和一个牛奶盒开启器，果汁盒开启器用来旋开果汁盒开口的盖子，牛奶盒开启器用来撕裂和打开牛奶盒的开口处。两个开启器的长度均约为 15 cm。

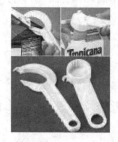

图 4-7　罐头、瓶子开启器

7. 螺帽开启器

举例：盖子旋转器（如图 4-8 所示）。

适用人群：精细运动障碍者、抓握障碍者、关节炎患者等。

功能结构：此款盖子旋转器适配螺旋盖或扭转盖，L 形手柄提供了抓握和旋转的杠杆，可使用户打开盖子更方便、更省力。

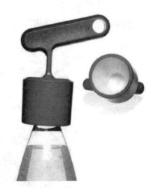

图 4-8　盖子旋转器

8. 环形盖开启器

举例一：塑料环形开启器（如图 4-9A 所示）。

适用人群：精细运动障碍者、抓握障碍者、上肢运动障碍者、关节炎患者等。

功能结构：此塑料环形开启器中间的孔可帮助用户更轻松地开启旋钮盖。

举例二：拉力环形开启器（如图 4-9B 所示）。

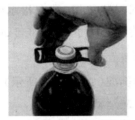 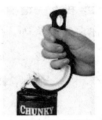

A. 塑料环形开启器　　　B. 拉力环形开启器

图 4-9　环形盖开启器

适用人群：精细运动障碍者、抓握障碍者、上肢运动障碍者、关节炎患者等。

功能结构：此拉力环形开启器有防滑垂直手柄，使用时前端的钩子可钩住罐子上的圆环，用户握住手柄向上提便可取下罐头盖。此开启器长约 21.5 cm。

9. 动作激活糖果分发器

举例：动作激活糖果分发器（如图 4-10 所示）。

适用人群：上肢运动障碍者、精细运动障碍者等。

功能结构：使用时，将要分发的食物从分发器的顶部装入，分发器通过感应手在碗下面感应器前方的运动，可自动分发散装糖果、散装坚果等。分发器可设置为分发一小把、一大把或一碗。

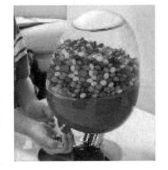

图 4-10　动作激活糖果分发器

10. 塑料夹袋器

举例：夹袋架（如图 4-11 所示）。

适用人群：上肢运动障碍者、只能单手活动者等。

功能结构：此夹袋架为聚丙烯塑料材质，有一个圆形防滑基底和两个可调节的手臂，顶部有两个夹子，可以固定各种尺寸的打开状储存袋，方便往袋子中填充物品。此夹袋架高度为 18～25.5 cm，基底直径约为 9 cm，约重 140 g，存放时手臂可折叠。

11. 封装机

举例：食品封装机（如图 4-12 所示）。

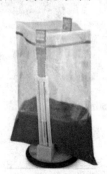

图 4-11　夹袋架

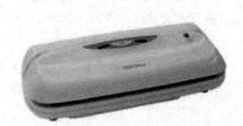

图 4-12　食品封装机

适用人群：上肢运动障碍者、只能单手活动者等。

功能结构：此食品封装机有一键抽真空和封装按钮，带有指示灯，托盘可拆卸，可以封装金属容器罐、瓶子、迷你卤制罐头等。此封装机的尺寸约为 16.5 cm×37 cm×11.5 cm。

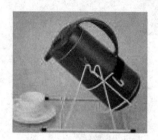

图 4-13　辅助倾倒架

12. 倾倒辅助装置

举例：辅助倾倒架（如图 4-13 所示）。

适用人群：上肢运动障碍者等。

功能结构：此辅助倾倒架设计有线框送料架，可以固定各种壶。使用时，将壶放在倾斜的架子上，并用尼龙袋加固，轻轻用力，水壶便随着架子的前倾将液体倒出。此辅助倾倒架的尺寸为 190 cm×260 cm×190 cm，重 377 g。

（二）切削和破碎工具

1. 百吉饼切片机

举例一：百吉饼（先蒸后烤的发面圈）架（如图 4-14A 所示）。

适用人群：盲人、低视力者、精细运动障碍者、上肢运动障碍者等。

功能结构：此架子的外壳为丙烯酸材质，形成了一个安全屏障，中间为锯齿状的树脂覆层的不粘切片刀，主要在制作百吉饼时使用。

举例二：百吉饼夹（如图 4-14B 所示）。

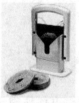 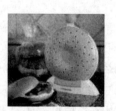

A. 百吉饼（先蒸后烤的发面圈）架　　B. 百吉饼夹

图 4-14　百吉饼切片机

适用人群：精细运动障碍者、抓握障碍者、只能单手活动者等。

功能结构：使用时，将百吉饼固定在装有防滑柄的内层，关上门，然后拉动顶上的把手，百吉饼就会被均匀地切成两半。当门是开着状态时，刀具是锁定的，防止暴露边缘；当刀具在工作时，侧边锁是锁定的，以保证安全。此百吉饼夹的外壳为塑料材质，手柄防滑柔软，圆形外观可拆卸，基底为矩形面包屑捕获器，尺寸约为 20 cm×7 cm×25 cm，约重 368 g。

2. 奶酪切片器

举例：钢制奶酪刀套装（如图 4-15 所示）。

适用人群：精细运动障碍者、抓握障碍者、关节炎患者等。

功能结构：不同款的刀具为切不同类型和材质的奶酪设计。例如，奶酪刀用来切硬质或半软质的奶酪；脆型奶酪刀用来削硬质和脆型奶酪；软型奶酪刀有锯齿刀刃，便于穿透外壳切断，刀具中有孔，可防止奶酪粘连；奶酪叉用来切削时固定奶酪。此套装中的刀具有不锈钢刀刃和大轮廓手柄，可放入洗碗机中洗涤。

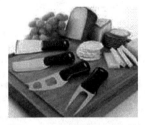

图 4-15　钢制奶酪刀套装

奶酪刀的尺寸为 15 cm×3 cm×1.2 cm，约重 75 g；脆型奶酪刀的尺寸为 15 cm×5 cm×1.2 cm，约重 100 g；软型奶酪刀的尺寸为 15.5 cm×3 cm×1.2 cm，约重 60 g；奶酪叉的尺寸为 14.5 cm×3.5 cm×1.2 cm，约重 65 g。

3. 切碎机

举例一：普通切碎机（如图 4-16A 所示）。

适用人群：上肢运动障碍者、只能单手活动者、关节炎患者等。

功能结构：此切碎机为 ABS 塑料框架，不锈钢切碎网格，可以将洋葱切丁或将土豆切丝，可安全地放入洗碗机中洗涤。使用时，先提起盖子，然后将食物置于底盘网格上，关上盖子的过程中即可将食物切碎。

举例二：简易切碎机（如图 4-16B 所示）。

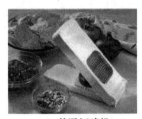 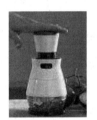

A. 普通切碎机　　　　　　　B. 简易切碎机

图 4-16　切碎机

适用人群：抓握障碍者、精细运动障碍者、低视力者等。

功能结构：使用时，先将食物放入杯内，然后可通过推压顶部的红色装置来控制不锈钢刀工作，可用来切碎蔬菜、药草、坚果等，可放入洗碗机中洗涤。

4. 切削辅助器具

举例一：带夹钳的削皮器（如图 4-17A 所示）。

适用人群：偏瘫患者、上肢截肢者、只能单手活动者等。

功能结构：使用时，先将削皮器夹在桌子或工作台边缘，然后使用单手握住水果或蔬菜即可为水果或蔬菜削皮。此削皮器的尺寸为 26 cm×19 cm×17 cm，约重 510 g。

举例二：带通用万向接头的切板（如图 4-17B 所示）。

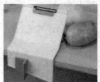
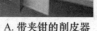
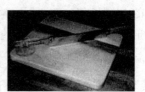

A. 带夹钳的削皮器　　B. 带通用万向接头的切板

图 4-17　切削辅助器具

适用人群：不能使用手指者等。

功能结构：刀具通过通用万向接头与切板连接，因此刀具可以左右摆动、上下反复运动。借助此工具，即使用户的手指不能运动，也可以使用笨重、尖锐的菜刀。

5. 切板

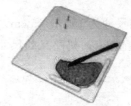

举例：防滑切板（如图 4-18 所示）。

适用人群：上肢运动障碍者等。

功能结构：此切板专为切食物或削皮时难以将食物保持在固定位置的用户设计。切板采用聚丙烯材料，不锈钢钢钉可固定食物，两片转角防护板可防止切食物时食物滑落。切板背面有 4 个防

图 4-18　防滑切板

滑吸盘，可将切板安全固定在桌子或台面上。切板的长×宽为 30 cm×30 cm，转角防护板高约 1.2 cm。

6. 削皮器

举例一：土豆/蔬菜削皮器（如图 4-19A 所示）。

适用人群：关节炎患者、其他抓握障碍者等。

功能结构：此削皮器有组合防滑塑料手柄，提供了大的、柔软的抓握表面，钢制刀刃，手柄直径约 2.5 cm，削皮器长度为 16.5 cm，约重 42.5 g。

举例二：易握削皮器（一形）（如图 4-19B 所示）。

适用人群：抓握力量弱者等。

功能结构：此削皮器有组合人体工程学设计橡胶手柄，带有柔韧螺纹，可使抓握更牢固。此削皮器的尺寸为 20 cm×5 cm×2.5 cm，约重 110 g。

举例三：易握削皮器（Y 形）（如图 4-19C 所示）。

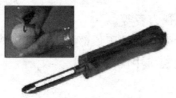
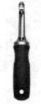

A. 土豆/蔬菜削皮器　　B. 易握削皮器(一形)　　C. 易握削皮器(Y形)

图 4-19　削皮器

适用人群：抓握障碍者、精细运动障碍者等。

功能结构：此削皮器有防滑大轮廓手柄和增强不锈钢刀刃，可使抓握更牢固，操作更省力。此削皮器的尺寸为 15 cm×7.5 cm×2.5 cm，约重 110 g。

7. 刨丝器/擦菜板

举例：带吸盘的刨丝器（如图 4-20 所示）。

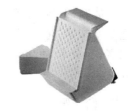

适用人群：关节炎患者、只能单手活动者、有其他上肢运动障碍者等。

功能结构：此刨丝器的吸盘底面可确保自身固定在操作台上，双面可用的刨丝板分别适用精细或粗的刨丝，附加的箱子可收集刨好的食物。

图 4-20　带吸盘的刨丝器

二、烹饪食物辅助器具

（一）电气用具

1. 洗碗机

举例一：内置抽屉洗碗机（如图 4-21A 所示）。

适用人群：关节炎患者、下肢运动障碍者等。

功能结构：此洗碗机适合轮椅使用者，用户不用弯腰就可拿取物品或使用，上下各有 1 个抽屉，清洗时使用同一个间隔。洗碗机内置聚合材料桶，有 5 层餐具架、毛巾挂门把手、指示灯、波浪形前侧轮廓、微处理控制器，有 6 小时延迟开始选择功能和 6 种循环模式（重型、正常、Insta 清洗、轻型、自动清洗和高温清洗），还有控制时钟、取消按钮以及循环模式记忆功能。此洗碗机的尺寸为 90 cm×60 cm×60 cm，不锈钢外壳。

举例二：内置高桶洗碗机（如图 4-21B 所示）。

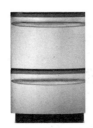
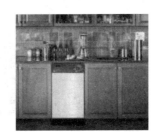

A. 内置抽屉洗碗机　　　　　　B. 内置高桶洗碗机

图 4-21　洗碗机

适用人群：运动障碍者等。

功能结构：此洗碗机高度适合轮椅使用者，有 9 个触摸屏按钮，4 种循环和选择模式，带有 2 个数字倒计时显示及 2 小时、4 小时和 6 小时延时计时器，尺寸约为 82 cm×60 cm×60 cm，不锈钢外壳。

2. 户外电烤架

举例：露天小酒台（如图 4-22 所示）。

适用人群：轮椅使用者等。

功能结构：此设备为一个带脚轮的桌子，一端为圆形电动烧烤架，另一端为可拆卸的泡沫绝缘冷却器，防风雨的切肉板既可以做冷却器的顶盖，又可以做食物托盘。高度适合轮椅使用者，为轮椅使用者提供了宽阔的空间。另外，此设备还设计有挂毛巾和放置刀架的位置。

3. 食物加工机

举例：沙拉射手（如图 4-23 所示）。

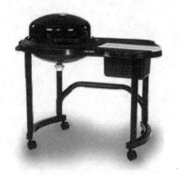

图 4-22　露天小酒台

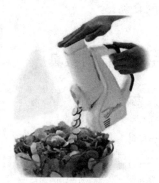

图 4-23　沙拉射手

适用人群：运动障碍者等。

功能结构：此设备可盛下 2.5～4 cm 高的水果和蔬菜，通过按压"启动/关闭"按钮，水果、蔬菜可被推出，同时配套有切片机和切菜机。

4. 微波炉

举例：语音微波炉（如图 4-24 所示）。

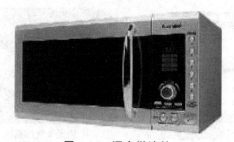

图 4-24　语音微波炉

适用人群：盲人、低视力者等。

功能结构：此微波炉可用语音指导用户设置时间和烹饪模式，它有 10 种功率模式、8 种普通食物预设值功能、5 种快速烹饪一键设置功能、5 种记忆设置按钮。此微波炉由旋盘、时间/重量解冻钮、数字显示钟、提示信号器和厨房计时器组成。工作功率为 900 W，尺寸约为 43 cm×50 cm×28 cm，有黑色、银色和红色。

5. 烤箱

举例：电烤箱（如图 4-25 所示）。

适用人群：运动障碍者等。

功能结构：此电烤箱设计有可翻转的滑动/摆动门、大的观察窗，既可烘焙，又可烧烤，有 6 种烧烤温度设置，还有电子时钟和倒计时计时器。此外，此电烤箱可以实现自动清洗，清洗时弹簧锁自动锁定。此电烤箱可以独立安装在橱柜中，也可以放在柜台下方，内部尺寸约为 64 cm×76.5 cm×60 cm。

6. 煲锅

举例：智能慢炖锅（如图 4-26 所示）。

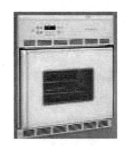

图 4-25　电烤箱

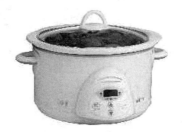

图 4-26　智能慢炖锅

适用人群：运动障碍者等。

功能结构：此锅内置可拆卸瓷内胆和数字计时器，可在 30～1200 分钟内进行时间设置，烹饪完成时会自动转为保温模式。内胆和锅盖均可放入洗碗机中洗涤。

7. 语音输入咖啡机

举例：会说话的咖啡机（如图 4-27 所示）。

适用人群：盲人、低视力者等。

功能结构：此咖啡机有 10 杯容量，有内置芯片，用户只需说出制作需要的时间，咖啡机即可应答并确认时间，设置好后，咖啡机会将时间显示在液晶屏上，然后便开始工作。用户也可以手工操作。此咖啡机还有 2 小时自动断电功能。此咖啡机由液晶显示屏（LCD）、暂停/服务按钮、开关指示灯、人工一键开始按钮、可拆卸过滤网、水位指示器和玻璃咖啡壶构成。

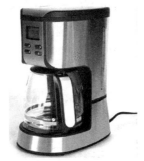

图 4-27　会说话的咖啡机

（二）烹饪辅助器具

1. 炊具

举例：易握水壶（如图 4-28 所示）。

适用人群：上肢运动能力弱者、关节炎患者等。

功能结构：此水壶有个响亮的和声鸣笛，水开后可提醒用户，同时，鸣笛能将蒸汽导向远离用户的方向。此水壶为不锈钢壶身，隔热橡胶手柄位置较低，降低了烫伤和手腕扭伤的风

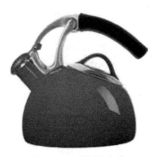

图 4-28　易握水壶

险。当提起手柄并倾斜水壶时,壶口盖自动打开,免去了推开按钮动作。大的壶盖设计方便填充水和清洗水壶。水壶尺寸约为 20 cm×20 cm×23 cm,约重 56 g。

2. 高温防护设备

举例：火炉顶级消防器（如图 4-29 所示）。

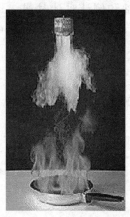

图 4-29　火炉顶级消防器

适用人群：老年痴呆患者、认知障碍者等。

功能结构：这是一款罐装化学灭火器,通过磁力吸附在排气扇上,如果火炉起火,灭火器被激活,倾斜向下喷洒小苏打在火焰上,可达到灭火的效果。

3. 把手旋转器

举例一：旋钮器（如图 4-30A 所示）。

适用人群：关节炎患者、抓握障碍者、上肢运动障碍者等。

功能结构：此旋钮器有大的抓握手柄,圆形基底下有许多可伸缩的尼龙针/钢针,用来抓住不同形状的水龙头和把手。

举例二：把手旋转器（如图 4-30B 所示）。

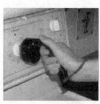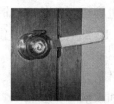

A. 旋钮器　　　　　　B. 把手旋转器

图 4-30　把手旋转器

适用人群：精细运动障碍者、关节炎患者、抓握障碍者、手部力量受限者等。

功能结构：使用时,把旋转器夹钳在水龙头或门把手上,利用旋转器的杠杆力即可轻松旋转难以转动的水龙头或门把手。

4. 烤箱辅助器具

举例：推拉烤箱架手杖（如图 4-31 所示）。

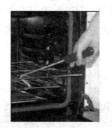

图 4-31　推拉烤箱架手杖

适用人群：上肢运动障碍者、轮椅使用者等。

功能结构：此手杖可以作为取物器，长约 33 cm，可以辅助用户从烤箱中取出物品。

5. 操作台上方镜子

举例：炉子上方镜子（如图 4-32 所示）。

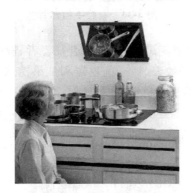

图 4-32　炉子上方镜子

功能结构：这是一款可调节角度的镜子，位于炉子上方，便于用户采取坐位时观察炉子上烹饪的食物，镜子的尺寸为 30 cm×46 cm。

6. 平锅固定器

举例：可折叠平锅固定器（如图 4-33 所示）。

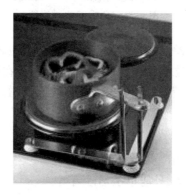

图 4-33　可折叠平锅固定器

适用人群：只能单手活动者等。

功能结构：此固定器的吸盘可将固定器粘在灶台上，平锅的手柄可被固定在固定器的开槽中，确保用户单手操作时锅不会移动。收纳时吸盘架可以折叠。

7. 橘子铰刀

举例：凝胶手柄套装（如图 4-34 所示）。

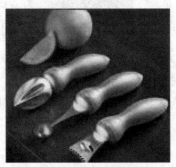

图 4-34　凝胶手柄套装

适用人群：抓握障碍者、关节炎患者、腕管综合征患者、慢性手部疼痛者等。

功能结构：此套装包括橘子铰刀、橘子削皮器和瓜果挖球器各一把，手柄采用凝胶材料人体工程学设计，工具头部为不锈钢材质。

8. 过滤器

举例：免提环绕过滤器（如图 4-35 所示）。

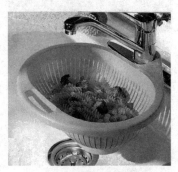

图 4-35　免提环绕过滤器

适用人群：上肢运动障碍者、只能单手活动者、关节炎患者、脊髓损伤患者等。

功能结构：这是一款塑料过滤器。钩状手柄可以环绕在厨房洗涤池水龙头基底处，可以起固定作用。此过滤器可以用来滤洗蔬菜、通心粉等食物。此过滤器边沿处设计有槽状手柄，便于抓握。

9. 沙拉旋转器

举例：易握沙拉旋转器（如图 4-36 所示）。

适用人群：上肢运动障碍者、只能单手活动者等。

功能结构：此旋转器由防滑碗、旋转篮和防滑旋转大手柄组成。使用时，将旋转篮置于防滑碗中，将水果和沙拉放入旋转篮中控净水分后，盖上盖儿，按压手柄，旋转篮开始旋转，手柄按压越紧，旋转篮旋转速度越快。按压内置制动器，旋转篮可随时停止旋转。

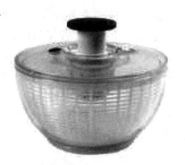

图 4-36 易握沙拉旋转器

10. 菜叉

举例：人体工程学设计成角厨房系列（如图 4-37 所示）。

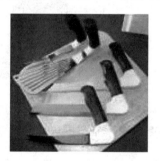

图 4-37 人体工程学设计成角厨房系列

适用人群：精细运动障碍者、抓握障碍者、腕管综合征患者、关节炎患者等。

功能结构：此套装包括锯齿刀刃的面包刀、主厨刀、叉菜刀、平底锅铲和切肉刀各一把。刀为不锈钢材质，防滑、软性直角手柄可使手部和腕部保持在无压力的中立姿势，手柄也可以用两手的拳头抓握。

11. 食谱

举例：轻松烹饪食谱（如图 4-38 所示）。

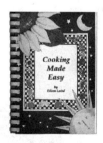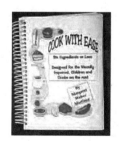

图 4-38 轻松烹饪食谱

适用人群：发展性能力丧失者、学习障碍者、认知障碍者、脑损伤患者等。

功能结构：此食谱包含汤、主食、蔬菜、甜点等的制作方法，制作方法简单，用户不需要有任何烹饪知识。每道菜的制作都分为简单易懂的详细步骤，并标记上了 1～5 级的难度等级。食谱第一步为原料清单，接下来是烹饪前需要使用的器具清单，然后是大号字体印刷的烹饪方法。每道食谱前都会提示"洗手"，并以"完成了"结束。

（三）测量和混合辅助器具

1. 语音输出烹饪温度计

举例：烧烤无线通话 BBQ/烤箱温度计（如图 4-39 所示）。

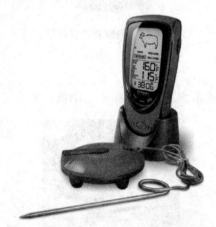

图 4-39　烧烤无线通话 BBQ/烤箱温度计

适用人群：盲人、低视力者等。

功能结构：当烤肉架上的肉达到预定温度时，此温度计将用语音提示用户。液晶显示屏可以显示肉的温度和生熟度。远程探针的感应温度范围为 0～300℃；有 4 种煮熟度可供选择，4 种语言和声音警告操作可让用户知晓肉的状态（差不多好了、已经好了、煮过头了、超出范围了）；当选定的温度到达时，声音警报会响起。主机可以接收到 100 米外探测的信号。

2. 语音输出液体测量器

举例：会说话的水壶（如图 4-40 所示）。

适用人群：盲人、低视力者等。

功能结构：此水壶可以用来计量水、牛奶、食用油等。此水壶有语音提示功能，容积为 2 L，高×长×宽约为 24 cm×20 cm×15 cm。

3. 混合器

举例：混合器（如图 4-41 所示）。

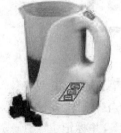　　　　　　　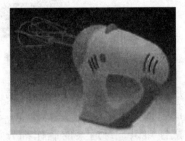

图 4-40　会说话的水壶　　　　　　　　　**图 4-41　混合器**

适用人群：关节炎患者、其他手部运动障碍者等。

功能结构：这款混合器质轻，有 5 挡速度可选，手柄采用人体工程学设计，便于用户抓握，附加有抹刀，主要用来搅拌和混合食物。

4. 量匙

举例：量匙系列（如图 4-42 所示）。

适用人群：低视力者等。

功能结构：此量匙系列专为低视力者设计，用颜色和数字标记，便于用户看清楚。此量匙系列包括计量 1/4 匙的茶匙、计量 1/2 匙的茶匙、计量大茶匙和计量大汤匙各一把。

5. 量杯

举例：站立倾倒杯（如图 4-43 所示）。

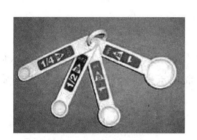

图 4-42　量匙系列

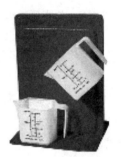

图 4-43　站立倾倒杯

适用人群：抓握障碍者、上肢运动障碍者等。

功能结构：这是一款安装在立台上的倾倒杯，可以通过激活开关将液体或面粉等倒入容器，按压第二个开关可将杯子竖直。杯子上有刻度，可拆卸清洗。

（四）调料分发辅助器具

1. 胡椒研磨器

举例：重心研磨机（如图 4-44 所示）。

适用人群：上肢关节炎患者、上肢运动障碍者、只能单手活动者等。

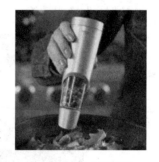

功能结构：此研磨机为高强度陶瓷材质，用户通过简单的上下翻转研磨机的操作即可磨碎胡椒，此研磨机还可以用来研磨其他食材。研磨机顶部有研磨按钮，可以选择精细研磨或粗略研磨。研磨机配备陶瓷研磨盘，以及最大填充量内部指示灯和可拆

图 4-44　重心研磨机

卸防滑基底。此研磨机采用电池提供动力，直径约 6 cm，高约 19 cm，重约 170 g。

2. 食盐研磨器

举例：拇指研磨机（如图 4-45 所示）。

适用人群：只能单手活动者等。

功能结构：此研磨机有不锈钢筒外壳，通过用手指推压顶部泵即可研磨食盐、胡椒等。直筒下部有透明窗口，便于用户观察内容物。

3. 调料瓶

举例：调料瓶套装（如图 4-46 所示）。

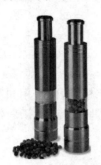

图 4-45　拇指研磨机

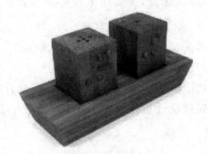

图 4-46　调料瓶套装

适用人群：盲人、低视力者等。

功能结构：此套装包括两个木质调料瓶和一个木质基底，调料瓶上有盲文浮雕，以便用户区分不同的调料，调料瓶底端有塑料闭锁装置，用来填充调料。套装的长×宽×高约为 12.5 cm×5 cm×7.5 cm。

4. 糖分发器

举例：自动糖分发器（如图 4-47 所示）。

适用人群：关节炎患者、只能单手活动者、精细运动障碍者、上肢运动障碍等。

功能结构：使用时，每按压顶端按钮一次即可分发一部分糖（约一茶匙）。此分发器也可用来分发其他粉状的食材，其底部有一个回填漏斗，与底部覆盖物一起可防止不使用时糖洒落出来。此分发器长约 18 cm，底部直径约 5.5 cm，重量小于 226 g。

5. 动力筛

举例：电力驱动筛（如图 4-48 所示）。

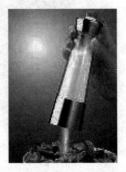

图 4-47　自动糖分发器

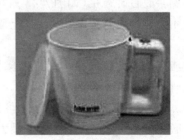

图 4-48　电力驱动筛

适用人群：关节炎患者、上肢运动障碍者等。

功能结构：此动力驱动筛有 3 个不锈钢网状筛，通过按钮控制振动开关，可以过筛面粉等干的材料，筛子与塑料杯盖用摁扣儿连接，收纳时手柄可拆卸。

三、清洗辅助器具

举例一：蔬菜刷（如图4-49A所示）。

适用人群：关节炎患者、只能单手活动者、其他上肢运动障碍者等。

功能结构：此蔬菜刷底部有两个吸盘，可以牢固地吸在光滑的操作面上，便于单手操作，同时也提供了舒适的抓握体验。坚硬的尼龙毛刷可以帮助用户擦洗土豆等蔬菜和水果，一端的两个尖叉可以用来去除蔬菜和水果上的坏点，另一端有钩子，方便悬挂。此蔬菜刷的尺寸约5 cm×11 cm，约重140 g。

举例二：手掌刷（如图4-49B所示）。

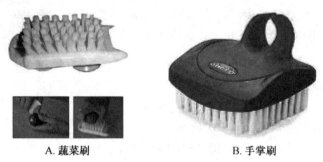

A. 蔬菜刷　　　　　　　　　　　　　B. 手掌刷

图4-49　清洗辅助器具

适用人群：关节炎患者、抓握障碍者、精细运动障碍者等。

功能结构：此刷子握把处设计有圆环，使用时将中指放入圆环，整个刷子就被置于手掌中，操作起来非常方便。此刷子为塑料材质，尼龙毛刷，刷子长约6 cm。

◥ 任务训练

田奶奶，62岁，多年前因脑卒中致右侧肢体偏瘫，现右上肢屈肌张力大，右下肢伸肌张力大，在家可依靠肘拐行走，出门需要借助轮椅，左侧肢体正常，右侧可作为辅助侧。由于儿女平时忙，田奶奶需要自己做饭。针对田奶奶的功能障碍，试为她选配适合的辅助器具，帮助她更顺利地处理食物、烹饪食物和清洁餐具。

任务二　家务管理辅助器具的选配

◇◇◇◇ **情境引入** ◇◇◇◇

刘奶奶，62岁，双下肢大腿截肢，居家和外出主要靠轮椅代步，平时爱做家务。试为刘奶奶选配合适的家务管理辅助器具，使她在进行卫生清洁（使用扫帚、拖把清理地面，擦洗门窗、整理物件、搬移物件等）、使用家用电器、洗熨衣服、上街购物等活动时更加独立和顺畅。

一、室内清洁辅助器具

（一）簸箕

举例：电动簸箕（如图 4-50 所示）。

适用人群：上肢运动障碍者、下肢运动障碍者、移动障碍者等。

功能结构：此电动簸箕采用红外光束探测技术，当光线被阻挡时，真空泵自动激活，清除垃圾。其电压为 110 V，功率为 600 W，约重 3.2 kg。

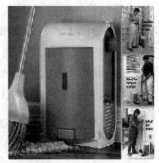

图 4-50　电动簸箕

（二）自动开盖垃圾桶

举例：自动开盖垃圾桶（如图 4-51 所示）。

适用人群：上肢运动障碍者、只能使用单手者等。

功能结构：此垃圾桶有红外传感器，可以感应到上方 25 cm 的物体移动，并会自动打开桶盖，4～5 秒后桶盖会自动关闭。此垃圾桶为不锈钢材质，内置塑料桶，便于倒空和清洗，容积为 5 L，高×直径为 29 cm×21.5 cm。

（三）硬毛刷

举例：浴盆和瓷砖刷（如图 4-52 所示）。

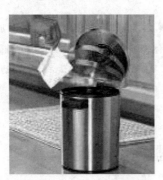

图 4-51　自动开盖垃圾桶

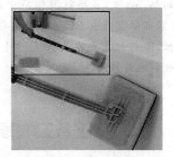

图 4-52　浴盆和瓷砖刷

适用人群：关节炎患者、平衡障碍者、下肢运动障碍者、移动障碍者等。

功能结构：此刷子设计有轻质聚合材料手柄，手柄可调节，有 5 种长度定位和 2 种旋转清洁头定位，清洁头有带海绵的百洁布和超细纤维垫两种，并可更换。此刷子长 66～96.5 cm，清洁头尺寸约为 13 cm×10 cm。

（四）马桶刷

举例：马桶刷柜（如图 4-53 所示）。

适用人群：运动障碍者、认知障碍者等。

功能结构：此马桶刷柜为墙内植入式，采用 ABS 塑料，通过磁性拉手保持门处于关闭状态，马桶刷置于其中，减少了细菌的传播。按下门上方中间的弹簧锁即可打开门，当门全开时刷子手柄会伸向用户。门可以拆除，便于清洗。

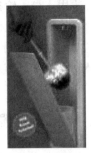

图 4-53 马桶刷柜

（五）由程序控制的地面清理器

举例：地面清理机器人（如图 4-54 所示）。

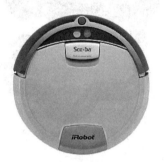

图 4-54 地面清理机器人

适用人群：移动障碍者、上肢运动障碍者等。

功能结构：此设备可以清洁木质地板、瓷砖和油布地面。用户可以预设清扫时间、房间大小和清扫模式。地面清理机器人能沿墙边和角落自动进行清扫。地面清理机器人由主机和毛刷组成。

二、洗衣和熨烫辅助器具

举例：通用熨衣板（如图 4-55 所示）。

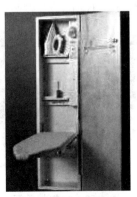

图 4-55 通用熨衣板

适用人群：轮椅使用者、熨烫时需坐着的人士等。

功能结构：此熨衣板可满足坐着熨烫的需求，熨衣板通过弹簧控制可折叠起或放下，可90°左旋/右旋，上下约有 10 cm 的高度调节空间。此熨衣板主要由内装工作灯、安全隔离开关、熨烫架、额外存储架组成，高×长×宽约为 150 cm×38 cm×20 cm。

三、购物辅助器具

（一）购物袋载体（运送架）

举例：运送架（如图 4-56 所示）。

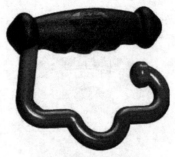

图 4-56　运送架

适用人群：上肢运动障碍者、关节炎患者等。

功能结构：此运送架抓握手柄根据人体工程学相关原理设计而成，可以分散重量，可以支撑装有 22.5 kg 物品的塑料购物袋。

（二）购物袋手柄

举例一：运送带（如图 4-57A 所示）。

适用人群：关节炎患者、其他上肢运动障碍者等。

功能结构：这是一款长度可调节的运送带，通过肩部斜挎，肩垫可分散肩部压力，末端有金属钩，用来悬挂和支撑购物袋，长度最长可调节至约 89 cm。

举例二：购物袋舒适手柄（如图 4-57B 所示）。

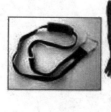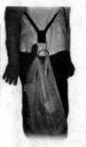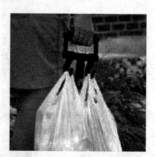

A. 运送带　　　　　　　　　　　B. 购物袋舒适手柄

图 4-57　购物袋手柄

适用人群：关节炎患者、抓握障碍者等。

功能结构：此购物袋舒适手柄上有衬垫，有多个悬挂钩，可以分散重量或携带多个塑料袋。手柄的最大承重为 22.5 kg。

（三）可折叠购物车

举例一：助行器和手推车（如图 4-58A 所示）。

适用人群：下肢运动障碍者、行走障碍者、平衡障碍者等。

功能结构：此器具有 4 个轮子，质量较轻，手柄高度可调节，有隐线的自动调节刹车系统，有座位、饮料固定架，轮子锁定后可安全就座，座位尺寸为 28 cm×46 cm，最大承重为 120 kg。此设备展开后的宽×长×高为 56 cm×58 cm×（86～99）cm，折叠起的宽×长×高为 56 cm×23 cm×99 cm，整车约重 7.5 kg。

举例二：爬楼梯购物车（如图 4-58B 所示）。

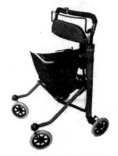
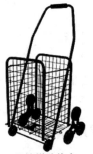

A. 助行器和手推车　　　　B. 爬楼梯购物车

图 4-58　可折叠购物车

适用人群：步行障碍者、平衡障碍者、关节炎患者、其他上肢运动障碍者等。

功能结构：此购物车有可折叠金属丝篮筐、聚氯乙烯易握手柄和 8 个轮子，后方两侧各有 3 个轮子，适用于不平路面，能爬楼梯。此购物车可折叠，重约 5.3 kg。

（四）带轮子的购物袋

举例：巡航购物袋（如图 4-59 所示）。

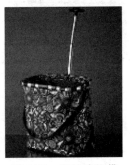

图 4-59　巡航购物袋

适用人群：上肢运动障碍者、行走障碍者、平衡障碍者等。

功能结构：此购物袋由轻质尼龙材料制成，内置拉带封口，有可伸缩的拉杆，肩带供短距离运输，轮子支持长距离运送，长×宽×高为 48 cm×30 cm×48 cm，手柄长度为 25～46 cm。

（五）购物车

举例：购物车（豪华版）（如图 4-60 所示）。

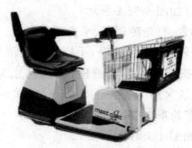

图 4-60　购物车（豪华版）

适用人群：运动障碍者等。

功能结构：此购物车为小轮摩托车，可以在 60 cm 宽的零售店货品架间穿梭，前侧有购物篮，有可折叠托盘和舒适坐垫。

四、其他居家管理辅助器具

（一）小型送货升降机

举例：住宅升降机（如图 4-61 所示）。

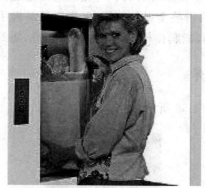

图 4-61　住宅升降机

适用人群：运动障碍者等。

功能结构：此升降机用于转移物品，包括杂货、菜肴、餐具、衣服、行李等，提升距离最长为 15 m。此升降机主要由商业级别传动系统、微处理控制系统、带门锁的推拉门、不锈钢外壳组成。

（二）实用托盘

举例：动力升降桌（如图 4-62 所示）。

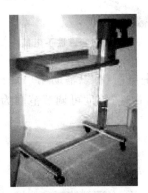

图 4-62　动力升降桌

适用人群：手部运动受限者、平衡障碍者等。

功能结构：此升降桌主要用于从炉子或烤箱中运送食物至餐桌，也可用作进餐时的床边桌，高度可以在 48～94 cm 之间调节，轮椅使用者也可方便地操作使用。此升降桌的桌面为瓷砖，两侧边缘有木质挡板，保证了运送热烫食物时的安全。

（三）失物探测器

举例：失物探测器（如图 4-63 所示）。

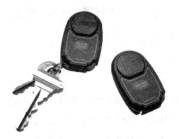

图 4-63　失物探测器

适用人群：老年痴呆患者、记忆减退者、盲人、低视力者等。

功能结构：此探测器一般为成对设计，按压任意一个探测器的按钮，另一个会发出响亮的鸣叫声，方便用户找到与另一个探测器相连的物品。探测器可以与钥匙、电视遥控器或其他物件连在一起。每个探测器带有红色闪灯辅助定位部件，定位范围为 60 m。

（四）磁性手电筒

举例：磁性手电筒（如图 4-64 所示）。

适用人群：助行器使用者、轮椅使用者等。

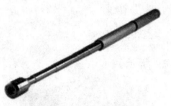

图 4-64　磁性手电筒

功能结构：这是一款伸缩式手电筒，可以辅助用户观察细小部位，同时也可以用作取物器，前端的磁性部位可以拾起金属物件，长度可调节范围为 29～66 cm。

（五）纸巾固定器

举例：感应纸巾分发器（如图 4-65 所示）。

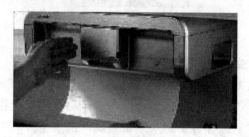

图 4-65　感应纸巾分发器

适用人群：上肢运动障碍者等。

功能结构：使用时，用户将手置于纸巾分发器的红外传感器前，纸巾分发器就会自动分发纸巾，当达到需要的长度时，用户用手阻断另一侧红外光，纸巾就会被切断。此纸巾分发器适配所有品牌纸巾及卷筒尺寸。

任务训练

吴奶奶，66 岁，左侧肢体偏瘫多年，下肢为伸痉挛模式，划弧步态；上肢为屈痉挛模式，出行需要借助单侧手杖。吴奶奶喜爱打扫家庭卫生和外出购物。试针对吴奶奶的功能障碍，为她选配合适的家务管理辅助器具，使她可以更便捷地完成清洁卫生和外出购物等活动。

任务三　老年人住家家具及其适配件的选配

◇◇◇ 情境引入 ◇◇◇

张爷爷，61 岁，20 年前截瘫后一直靠轮椅代步，热爱生活和学习，注重健康和保健。试为张爷爷选配合适的桌、椅、床及其配件，使他的生活更加便利。

知识要点

一、桌子

（一）工作台

举例：轮椅使用者的工作台（如图 4-66 所示）。

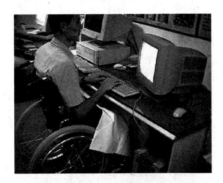

图 4-66　轮椅使用者的工作台

适用人群：肢体障碍者。

功能结构：此工作台可以辅助功能障碍者工作和学习，高度是可调节的，桌下有足够空间，以适合轮椅使用者的坐姿，且轮椅能自由出入工作台。

（二）书桌、课桌和讲台

举例：书桌（如图 4-67 所示）。

适用人群：肢体障碍者。

功能结构：这是一款为轮椅使用者设计的高度可调节并方便轮椅出入的书桌。此书桌可以辅助功能障碍者阅读和学习，由桌面、立柱、支架和脚轮组成。立柱由铬镍钢板制成，插入支架并调好高度后可用螺钉拧紧，塑料桌面、桌子底部有可锁紧的脚轮。

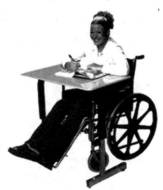

图 4-67　书桌

（三）饭桌

举例：野餐桌（如图 4-68 所示）。

适用人群：肢体障碍者等。

功能结构：这是一款为功能障碍者设计的野餐桌，可以辅助功能障碍者摆放饭菜，便于进餐，两边带有座位，轮椅可停放在一端。交叉形支架更有利于保持稳定。此野餐桌主要由桌面板、座位板和支架组成。桌面板和座位板均为可再利用的塑料，支架为电镀钢结构。

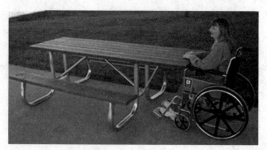

图 4-68　野餐桌

（四）床桌

举例：可移动床桌（如图 4-69 所示）。

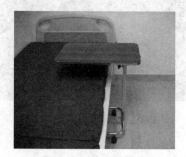

图 4-69　可移动床桌

适用人群：肢体障碍者。

功能结构：这是一款可移动的桌子，可以辅助肢体障碍者坐在床上进食、阅读和书写。此桌子由桌面、支架和脚轮组成，支架的高度可调节。

二、照明装置

（一）普通照明灯

举例：照明灯（如图 4-70 所示）。

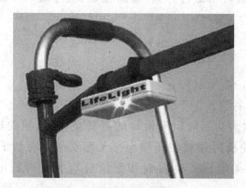

图 4-70　照明灯

适用人群：肢体障碍者。

功能结构：此照明灯可为使用助行器或轮椅的用户提供前方或侧方照明，也可单独作为手电筒使用。使用时用魔术贴将照明灯固定在助行器的横杆或轮椅的扶手上即可。照明灯由 3 个 LED 照明灯管和开关组成。

（二）阅读和工作灯

举例：带磁性底座的荧光灯（如图 4-71 所示）。

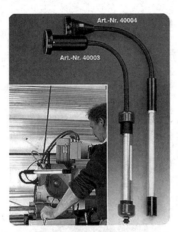

图 4-71　带磁性底座的荧光灯

适用人群：肢体障碍者、视力障碍者等。

功能结构：此灯可以为用户照明，便于他们阅读、书写等。用户通过磁性底座和柔性管灯座，可将荧光灯固定在便于工作的场所。此灯主要由荧光灯、柔性管灯座、磁性底座构成。

三、坐式家具

（一）椅子

举例：有轮椅子（如图 4-72 所示）。

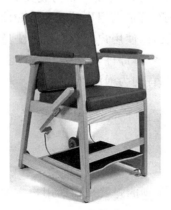

图 4-72　有轮椅子

适用人群：关节炎患者、下肢障碍者等。

功能结构：这是一款带脚轮的椅子，方便移动，可以辅助用户维持坐位，方便他们工作和休息。此椅子带有靠背、扶手、坐垫和脚踏板，靠背在 70°～90°范围内有 4 种倾斜角度可选，且靠背和坐垫有不同的厚度可以选择，以改变座位深度和高度，脚踏板可手动伸缩。

（二）凳子和站立椅

举例：可旋转三腿凳（如图 4-73 所示）。

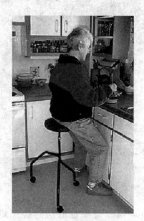

图 4-73　可旋转三腿凳

适用人群：平衡失调者、移动障碍者、关节炎患者等。

功能结构：这是一款带脚轮且可旋转的三条腿凳子，可小范围移动，多用于厨房、工作间或浴室里接近直立位的工作。此凳子由 3 条腿、无锁脚轮和 1 个填充垫组成。

（三）髋关节椅

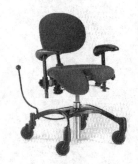

图 4-74　髋关节椅

举例：髋关节椅（如图 4-74 所示）。

适用人群：肢体障碍者。

功能结构：这是一款为髋关节有障碍或髋关节固定术后用户设计的椅子，可根据用户的髋关节屈曲受限程度调节座椅的高度和前沿的角度，以使用户保持舒适的坐感并方便起坐。前沿为两片向下倾斜的圆弧形部件，座椅可旋转，也可锁紧，高度可借助弹簧调整，座位和靠背均为泡沫塑料材质。

（四）带有可协助站立或坐下特殊机械装置的椅子和座位

举例：可弹起座椅（如图 4-75 所示）。

适用人群：肢体障碍者。

功能结构：此座椅主要通过带锁的弹簧来辅助用户方便、省力地站起或坐下，可根据用户的体重来调节弹力。

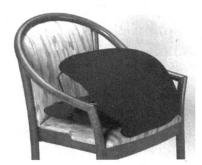

图 4-75　可弹起座椅

（五）躺椅和安乐椅

举例：有轮的安乐椅（如图 4-76 所示）。

适用人群：肢体障碍者等。

功能结构：此椅子设计有一定倾斜角度，可以辅助肢体障碍者舒适地坐着或躺着。座位为乙烯基材料，可洗，且经卫生处理，可抑制细菌，搁脚板位置可调节。椅子带有小脚轮，其中之一可定向控制。

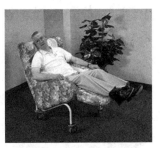

图 4-76　有轮的安乐椅

（六）椅子升降和移动装置

举例：椅子升降和移动装置（如图 4-77 所示）。

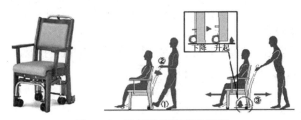

图 4-77　椅子升降和移动装置

适用人群：肢体障碍者等。

功能结构：这是一款可升降和移动椅子的装置。使用时，先将升降装置推入椅子下面，用脚踩装置下方的固定杆，再用手向后拉动把手，椅子被抬离地面，然后此装置和椅子一起向前移动，到位后，先用脚踩固定杆，然后向前推动把手，椅子落地后即可从椅子后面撤去此装置。此装置为钢制品。

（七）搁腿凳/搁脚凳

举例：搁脚凳（如图 4-78 所示）。

适用人群：肢体障碍者等。

功能结构：此凳子可辅助用户维持舒适的坐位。凳腿为木质结构，凳面为地毯制品的软垫。

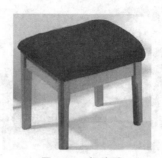

图 4-78　搁脚凳

（八）椅子扶手

举例：轮椅扶手（如图 4-79 所示）。

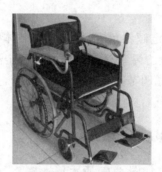

图 4-79　轮椅车扶手

适用人群：肢体障碍者。

功能结构：此扶手安装在轮椅上，用来支撑轮椅使用者的手臂，增加舒适性，预防并发症，并可防止手臂滑落。此扶手为泡沫材质。

（九）坐垫和衬垫

举例：凝胶坐垫（如图 4-80 所示）。

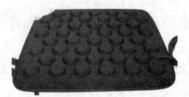

图 4-80　凝胶坐垫

适用人群：肢体障碍者及其他人士。

功能结构：此坐垫通气性较好，放在轮椅或其他座椅上，可以辅助用户平均分布压力，增加舒适性。此坐垫由圆台突起的整体凝胶材料、外罩、防滑底面和固定带组成，通过固定带和底面的防滑材料可固定在轮椅或其他座椅上。

（十）靠背垫

举例：充气靠背垫（如图 4-81 所示）。

适用人群：关节炎患者、肢体障碍者等。

功能结构：此靠背垫为缓解背痛患者、关节炎患者或背部不适用户的症状而设计，使用户能长时间地保持舒适坐姿，放在轮椅或其他座椅的椅背处，可辅助用户分散背部压力，提高舒适性。此靠背垫由 3 个互相连接的气室构成，气囊可按用户要求来调整，并可用弹性带固定在多数椅背上，排出空气后可折叠放入袋中。

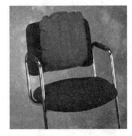

图 4-81　充气靠背垫

（十一）坐式家具使用者的限位系统

举例：轮椅限位装置（如图 4-82 所示）。

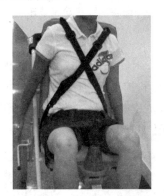

图 4-82　轮椅限位装置

适用人群：肢体障碍者。

功能结构：这是一款为肢体障碍者使用轮椅而设计的装置，可以辅助用户固定、支撑身体，防止从轮椅上滑出。此装置由固定带、背带和限位挡块组成，固定带和背带的长度可调，限位挡块位于座位中间，其前后位置可调。

四、床具

（一）护理床

举例：家庭护理床（如图 4-83 所示）。

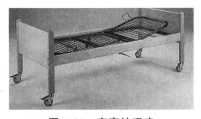

图 4-83　家庭护理床

适用人群：肢体障碍者等。

功能结构：此护理床可根据用户和护理人员的需要选择合适的角度，方便休息和护理。此护理床为木质结构，用螺栓固定，带有脚轮。

（二）可调节床

举例一：手动调节床（如图4-84所示）。

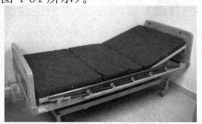

图4-84　手动调节床

适用人群：肢体障碍者等。

功能结构：这是一款手动调节床，可根据用户和护理人员的需要，通过手动方式调节床垫支撑台的高度和角度，方便休息和护理，增加使用舒适性。此床由三块床板、转动装置、手摇把手和床垫组成。背部的调节范围为0°～80°，腿部的调节范围为0°～30°。

举例二：多功能电动床（如图4-85所示）。

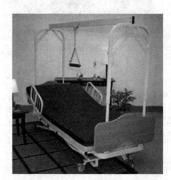

图4-85　多功能电动床

适用人群：肢体障碍者等。

功能结构：此床有辅助左/右侧翻身功能，可使床板左右侧翻0°～36°，可辅助实现自然舒适的左右侧翻，更换行动不便者的体位，调整肌肤的受压面，最大限度地避免压疮的产生。另外，在用户大小便之后，侧翻功能起到了方便清洗的作用。可拆卸和移动式的多功能餐桌板除了可用餐，也可用于看书、写字，餐桌不用时可置于任何其他地方。此床在床头位置还配有专用的洗头盆，方便为卧床者清洗头部。此床可以辅助用户背起，在背起的同时，臀部至膝关节处同时向上抬16°，防止在背起时人体下滑。

此床能分别升降床的上部、下部或整个床，并能升降成坐姿。此床由木制的床头板和床板、传动装置、控制装置、栏杆、脚板和可锁紧的脚轮组成。

（三）床升降架

举例：电动床升降架（如图 4-86 所示）。

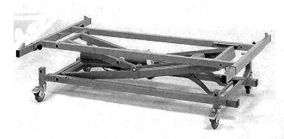

图 4-86　电动床升降架

适用人群：肢体障碍者等。

功能结构：这是为需要调节床高度的用户设计的电动床升降架，可以根据用户和护理人员的需要调节床的高度，方便上下床和护理。此升降架由喷塑钢管支架、可锁紧的脚轮和电机组成，通过按钮操作。

（四）床上用具

举例：颈部枕头（如图 4-87 所示）。

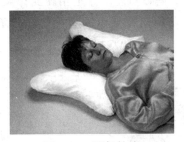

图 4-87　颈部枕头

适用人群：肢体障碍者等。

功能结构：这是为最大限度支撑用户头部和颈部而设计的枕头，可以增加躺姿的舒适性。此枕头的填充物为聚酯纤维，枕头的形状为蝴蝶形，枕套可机洗。

（五）床垫和床罩

举例："摩乐天"超看护气垫（如图 4-88 所示）。

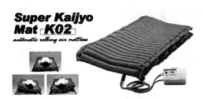

图 4-88　"摩乐天"超看护气垫

适用人群：瘫痪、风湿病、痉挛、肌肉发育代谢异常者等。

功能结构：此垫子可以用来平均分布压力和增加舒适性，能代替护理人员帮助用户按时、有规律地变换体位和翻身，防止压疮，使用户犹如安睡在摇篮中；此垫子还可以增进用户的心肺功能，预防沉积型肺炎等综合征。上部气垫（压力转换气垫）由被称为气室的空气筒排列而成，通过交替进行压力转换，从而减轻持续的身体压迫。下部气垫（自动体位变换垫）可配合选定的动作模式左右倾斜，或在仰卧时下部垫不膨胀。

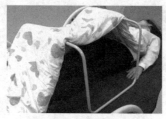

图 4-89　毯子支撑架

（六）毯子支撑架

举例：毯子支撑架（如图 4-89 所示）。

适用人群：肢体障碍者等。

功能结构：将此支撑架放置在床上，可起到支撑毯子或被子等物品的作用，以防止用户身体受压。此支撑架由钢管制作而成。

（七）腿支撑架和可调靠背

举例一：腿支撑架（如图 4-90 所示）。

适用人群：肢体障碍者等。

功能结构：这是一款可用手调整角度的床上抬腿支撑架，便于矫形后正确支撑腿部，以调整腿部或足部的血液循环。此腿支撑架由喷塑钢管和牙条构成，而支撑小腿和大腿的材料是抗撕裂的软弹性 PVC。

举例二：可调靠背（如图 4-91 所示）。

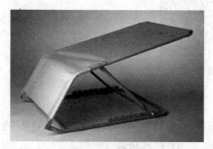

图 4-90　腿支撑架

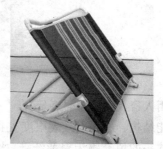

图 4-91　可调靠背

适用人群：肢体障碍者等。

功能结构：此靠背可为用户在床上坐着时提供支撑，其角度可调节。此靠背主要由涂漆钢管和尼龙材料制成，有 5 种倾斜角度。

（八）床栏杆和固定在床上用于自我起立的栏杆

举例：床栏杆（如图 4-92 所示）。

适用人群：肢体障碍者等。

功能结构：将此栏杆固定在床边，可防止用户从床上掉下来，也可以辅助肢体障碍者完成独立翻身和坐起动作。此栏杆为 P 形，钢结构，并能 90°锁定在床边。

（九）床缩短辅助器具

举例：床缩短器具（如图 4-93 所示）。

适用人群：肢体障碍者等。

功能结构：此器具是为身材矮小、需要护理、可能从床上滑落的人士设计的，可根据用户的身高减小床的长度。此器具可防止滑落，方便护理。此器具由矩形板、钢管支架和床固定器组成。钢管支架可调节、可拆卸。

（十）床伸展器

举例：床延伸器（如图 4-94 所示）。

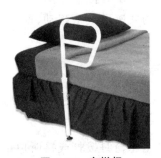 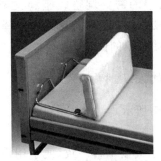 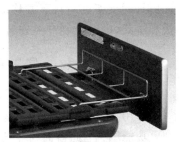

图 4-92　床栏杆　　　　图 4-93　床缩短器具　　　　图 4-94　床延伸器

适用人群：肢体障碍者等。

功能结构：此器具主要是为身材高大的用户设计的，可根据用户的身高增加床的长度，方便用户使用和护理者护理。

五、其他住家家具及适配件

（一）（家具）腿增高器

举例：家具支脚增高器（如图 4-95 所示）。

适用人群：肢体障碍者等。

功能结构：此家具支脚增高器是为关节炎患者、背部疼痛者、移动障碍者、下肢障碍者等抬高床或椅子而设计的，可根据用户的需要增加家具的高度，并能保持家具的稳定性。此家具支脚增高器为塑料制品。

（二）高度可调的底座和支架

举例：升降厨具（如图 4-96 所示）。

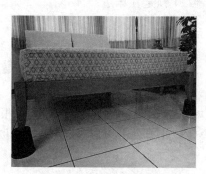

图 4-95　家具支脚增高器

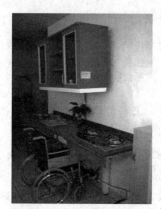

图 4-96　升降厨具

适用人群：肢体障碍者等。

功能结构：此厨具可根据用户的需要调整底座和支架的高度，方便在各种体位使用。此厨具的支架可向斜下方移动，便于取放餐具和调料，升降灶台的底座可上下移动，便于做饭和洗菜，电动控制开关安装在灶台前的面板上。

（三）基座和高度固定的底座和支架

举例：报刊电话台（如图 4-97 所示）。

适用人群：肢体障碍者等。

功能结构：此台面与轮椅扶手高度基本一致，便于用户在乘坐轮椅时拨打或接听电话，也可以放置日常用品。低层支架可以放置报刊，顶层台面可以放置装饰品或其他常用品。此台面的底座带滚轮，移动方便，台面为木质结构，支架为不锈钢材质。

（四）手栏杆和支撑栏杆

举例：手栏杆（如图 4-98 所示）。

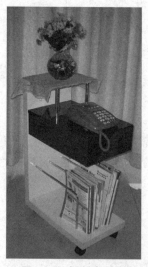

图 4-97　报刊电话台

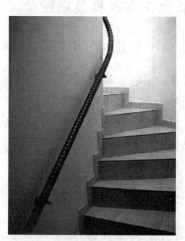

图 4-98　手栏杆

适用人群：肢体障碍者等。

功能结构：此栏杆固定在地上或墙上，可以辅助用户站立及行走，起支撑作用，提高稳定性，防止摔倒。栏杆表面带棱的硬木扶手可以防滑，固定部分为钢或铜材料。

（五）抓握栏杆和把手

举例：抓握栏杆（如图 4-99 所示）。

适用人群：肢体障碍者等。

功能结构：这是一款为肢体障碍者在浴室变换体位而设计的抓握栏杆，固定在墙上或家具上，可辅助用户顺利并安全地变换体位，也可以辅助用户安全移位。此栏杆高度可调，当不使用时，可借助弹簧折叠存放。此栏杆由固定在地板上的立柱、U 形环氧涂层钢管、带圆钮可调高度的固定器和弹簧组成。

（六）支撑扶手

举例：支撑扶手（如图 4-100 所示）。

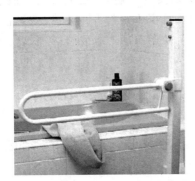

图 4-99 抓握栏杆

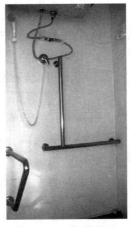

图 4-100 支撑扶手

适用人群：肢体障碍者、平衡障碍者等。

功能结构：此扶手主要用来支撑身体，辅助用户保持姿势。此扶手由不锈钢管制作而成，可固定在墙上或地面上。

（七）门开关器

举例：遥控开门器（如图 4-101 所示）。

适用人群：上肢残疾者、移动障碍者、肢体障碍者等。

功能结构：这是一款为上肢残疾、移动障碍或严重肢体障碍者在住宅内使用而设计的电动开门装置。此装置主要由线性执行机构、带紧急出口功能的控制箱、管材、配件等组成。

（八）窗开关器

举例：开窗器（如图 4-102 所示）。

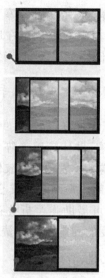

图 4-102　开窗器

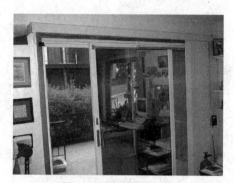

图 4-101　遥控开门器

适用人群：肢体障碍者等。

功能结构：这是一款为上肢残疾者、手臂力量或灵活度受限者等，在火灾或其他紧急情况下使用而设计的在短时间内可打开窗户的器具。此器具可垂直打开单悬窗、双悬窗、水平滑动窗等。此器具带有可旋转的曲柄，带有一个把手，可使用普通工具安装。

（九）窗帘开关器

举例：遥控窗帘开关器（如图 4-103 所示）。

适用人群：肢体障碍者等。

功能结构：使用此器具，用户不需要改变体位就可遥控打开或关闭窗帘。此器具适用于位置较高的窗帘，由铝制轨道、窗帘开关装置、控制盒及遥控器组成。

（十）遮阳篷开关器

举例：遮阳篷开关器（如图 4-104 所示）。

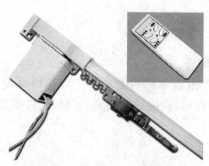

图 4-103　遥控窗帘开关器

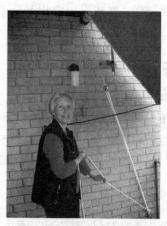

图 4-104　遮阳篷开关器

适用人群：肢体障碍者等。

功能结构：这是一款为辅助力量较弱的用户打开或关闭窗户外的遮阳篷而设计的可以用手上下拽动的器具。此器具由不锈钢滑轮和尼龙绳索固定楔组成。滑轮被固定在墙上，固定楔被固定在大约肩高的墙上，绳索的末端可以打结。

（十一）锁

举例一：指纹门锁（如图 4-105 所示）。

适用人群：肢体障碍者、精细运动障碍者等。

功能结构：这是一款为上肢残疾、严重肢体障碍者或精细运动障碍者等设计的无钥匙门锁，通过指纹识别功能来开启门锁，能存储 10 个指纹。

举例二：橱柜隐蔽锁（如图 4-106 所示）。

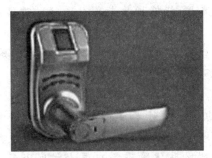

图 4-105　指纹门锁

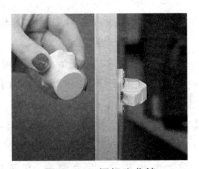

图 4-106　橱柜隐蔽锁

适用人群：老年痴呆患者、智力障碍者等。

功能结构：此锁在橱柜外看不见，仅通过磁性"钥匙"才能打开或关闭，可防止用户误打开厨房或卫生间柜子。

▼ 任务训练

余奶奶，82 岁，患有关节炎多年，肢体活动受限，平衡功能较差。试为余奶奶选择合适的座椅、床等住家用的辅助器具，以提高她的生活质量。

项目五

老年人信息沟通辅助器具的选配

学习目标

√ 掌握助视器的种类与特点，能够为老年人选择适合的助视器，并能在日常生活中指导他们正确使用；

√ 掌握助听器的种类与特点，熟悉助听器验配流程，能够指导老年人进行助听器日常正确使用及保养；

√ 了解常见的沟通、提示、书写、阅读、计算等辅助器具的特点，能够帮助老年人选购；

√ 掌握常见的计算机辅助器具的相关知识，能够指导老年人正确使用计算机。

获取信息与沟通交流是人们生活中不可缺少的内容。对老年人来说，随着社会角色的转换，生活范围变窄，闲暇时间增多，对沟通的需要会相对增加。然而因衰老及疾病等因素导致的视力障碍、听力障碍、言语障碍、认知障碍及肢体障碍等在很大程度上影响了他们获得外界信息的能力，也阻碍了他们进行有效沟通，进而会影响他们的身心健康。在这种情况下他们容易产生悲观、抑郁、敏感等负面情绪。信息沟通辅助器具可以帮助老年人代偿部分视觉、听觉、言语、认知及肢体功能，帮助他们克服获取信息及沟通交流的障碍。

任务一　老年人视力障碍辅助器具的选配

◇◇◇◇ 情境引入 ◇◇◇◇

徐爷爷，69岁，退休前是大学数学系教授，性格开朗，退休后想把自己多年的研究成果编著成书，然而视力障碍却使他的著书梦变得无比艰难。由于患上了老年性黄斑变性，徐爷爷阅读及书写的能力急剧下降，不得不通过家人帮助阅读及他口述家人书写的形式来进行编写，速度十分缓慢。那么，有没有相关的辅助器具能够帮助徐爷爷阅读及书写，让他能尽快完成论著的编写呢？

🔍 知识要点

一、常见老年视力障碍及其形成原因

（一）眼的生理解剖与视觉的形成

人体的视觉器官包括眼球、视路与眼的附属器。眼球的结构如图 5-1 所示。

角膜：位于眼球最前方,凸出而透明,有透光及屈光两个作用。

巩膜：位于眼球后方,呈乳白色,起保护和支持眼球的作用,也是眼外肌的附着点。

虹膜：位于角膜后面、晶状体前面,呈环状,中央为瞳孔,可根据外部光线的强弱调节进入眼内的光线。虹膜因所含色素的不同而呈现出不同的颜色。

睫状体：为环带状,从虹膜根部延伸至脉络膜边缘,睫状肌的收缩与松弛可以调节晶状体的曲率,进而可以调节视力。

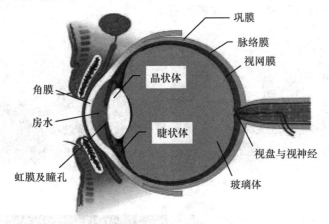

图 5-1 眼球的结构

脉络膜：衬于巩膜内面,为视网膜、巩膜、玻璃体提供营养;含丰富的色素细胞,呈棕黑色,使眼球内形成暗环境,起到遮光和暗房的作用,保证视网膜感光功能不受影响。

视网膜：位于眼球壁最内层,其上布满了感光细胞,光线刺激感光细胞,被转化为神经电信号,然后通过神经纤维传导至大脑。鼻侧视网膜在视神经穿出的地方集中形成视盘,无感光细胞,又称为盲点。视网膜中心处有一浅黄色区域,称为黄斑,是视网膜上对光刺激最敏感的特殊区域。

房水：充盈于角膜之后、晶状体之前,由睫状体产生,可调节、维持眼压,为角膜、晶状体、玻璃体提供营养。

晶状体：位于虹膜与玻璃体之间,与睫状体相连,是具有弹性的双凸透明体,有屈光作用,可进行屈光调节。

玻璃体：位于晶状体和视网膜之间,为无色透明胶状物,具有屈光及支撑眼球的作用。

当光线进入眼睛,首先经过角膜,屈光后得以聚合,再穿过房水进入瞳孔,瞳孔根据光线的强弱调节大小,然后光线到达晶状体,睫状肌根据景物的远近调节晶状体的凸度,光线再次屈光后进入玻璃体,最后落在视网膜上。视网膜尤其是黄斑部密集着感光细胞,光线刺激感光细胞引起神经冲动,然后神经冲动经由视神经纤维传送于大脑的视觉中枢,视觉中枢对其进行分析、选择、加工和整合,从而产生视觉。由此可见,在视觉产生的过程中,视觉器官的每一个部分都不可或缺,任何一部分的生理及病理变化都会导致视力障碍。

(二)常见老年视力障碍

光作用于视觉器官,使其感受细胞兴奋,信息经视觉神经系统加工后便产生视觉。通过视觉,人和动物感知外界物体的大小、明暗、颜色、动静,获得对机体生存具有重要意义的各种信息,至少有 80% 的外界信息经视觉获得,视觉是人和动物最重要的感觉。随着年龄的增长,视觉下降是普遍的客观现象。人类平均从 40 岁开始就会出现老视眼,之后随着年龄的增长,低视力的发生率会继续增加。视力障碍是影响老年人生活质量的主要原因。老年视力障碍的主要表现有视物模糊、视力下降(如图 5-2 所示),视野缺损、变形扭曲(如图 5-3 所示),对比敏感度、光觉敏感度下降,色觉、立体觉、运动觉等视功能全面下降(如图 5-4 所示)。

视力残疾是指由于各种原因使视觉器官或大脑视觉中枢的构造或功能发生部分或完全病变,导致双眼不同程度的视力损失或视野缩小。

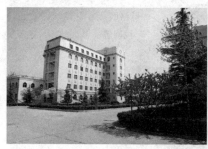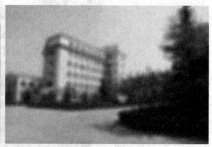

图 5-2　正常视力与视力下降

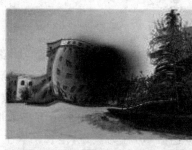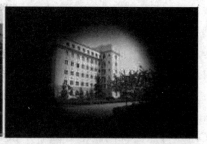

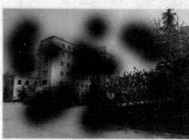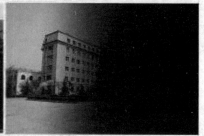

图 5-3　视野缺损与变形扭曲

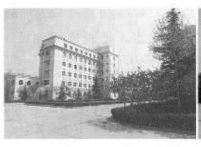 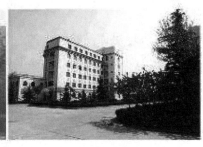

图 5-4 对比敏感度下降与色觉异常

表 5-1 列出了盲与低视力的区别,视力评价标准是双眼中较好眼的最佳矫正视力的测定值。除了视力因素外,还考虑到了视野的情况,视野过小也被认定为是盲或低视力。

表 5-1 盲与低视力的区别

项 目	类 别	最佳矫正远视力(双眼中的好眼)
盲	1 级	无光感～0.02 或视野半径<5°
	2 级	0.02～0.05 或视野半径<10°
低视力	1 级	0.05～0.1
	2 级	0.1～0.3

另外,从低视力康复的实践经验中人们发现:部分视力达到 0.4～0.5 的患者,如果因生活和工作上的不便寻求保健,也应该给予必要的矫治;而视力低于 0.05,甚至低至 0.02 的患者,虽然界定为盲,但在助视器使用得当的情况下,依然可以获得可贵的生活视力。总之,能利用助视器获得有临床价值的矫正视力的患者都属于康复的对象。

(三)老年视力障碍的形成原因

老年视力障碍包括生理性视力障碍和病理性视力障碍。生理性视力障碍是人体生理功能下降的一种表现,如老视,不属于疾病范畴。病理性视力障碍是指由于老年性疾病导致的眼球、视路、视中枢组织结构或功能异常,使之不能成像或成像不清晰,或不能分析成像而发生的视力障碍。老年视力障碍的形成原因主要有以下几种。

1. 衰老

随着年龄增长,由于晶体弹性下降、睫状肌功能减弱,眼调节能力会逐渐下降,从而引起患者视近困难,以致在近距离工作中,必须在其静态屈光矫正之外另加凸透镜才能有清晰的近视力(如图 5-6 所示),这种现象称为老视。临床表现为近点远移、视近物困难、视疲劳、阅读需要更强照明度等。

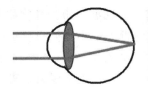 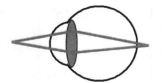 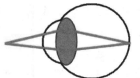

图 5-5 老视及其矫正

2. 白内障

白内障是发生在眼球里面晶状体上的一种疾病。由衰老、遗传、代谢异常、外伤、辐射、中毒及局部营养障碍等原因导致的晶状体混浊都可称为白内障。

3. 糖尿病性视网膜病变

糖尿病在眼部的并发症最常见的是视网膜血管病，如视网膜血管渗出、出血、缺血、增生和牵引等（如图 5-6B 所示）。预防糖尿病性视网膜病变最有效的方法是控制血糖。

4. 年龄相关性黄斑变性

随着年龄的增长，视网膜黄斑区中心或附近会发生变性（如图 5-6C 所示），变性主要指出血、渗出、水肿、瘢痕等。随着年龄增长，这种变性的概率也会增加，主要表现为中心视力下降、中心视野缺损、视物扭曲变形等。

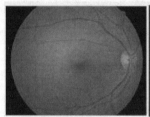 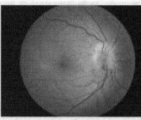 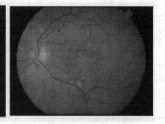

A. 正常视网膜　　　　　B. 糖尿病视网膜病变　　　　　C. 老年黄斑变性

图 5-6　视网膜及黄斑

5. 青光眼晚期

若眼压超过眼球内组织，尤其是超过视网膜视神经所能承受的限度，就会带来视功能损害，即出现青光眼症状，主要表现为眼压增高，畏光流泪，周边视野缺损，呈管状视野，视力下降等。

二、视功能检查

视功能检查包括形觉、光觉、对比敏感度、色觉、立体视和视觉电生理的检查等。它分为视觉心理物理学（如视力、屈光、视野、对比敏感度、色觉、立体视觉、眼压）检查和视觉电生理检查两大类。

（一）视力检查

视力即视锐度，它代表形觉功能。通常所说的视力是指中心视力，它反映功能最敏锐的视网膜黄斑中心凹处的视力。视力检查主要用来测定视网膜中心凹处分辨二维物体形状和位置的能力。眼识别远方物体或目标的能力称为远视力，识别近处细小物体或目标的能力称为近视力。老年人在日常生活中，需要用近视力的场合很多，如看书、做家务等，而且由于老年人的老视现象普遍，因此对老年人进行近视力检查更具有意义。由于视力检查最能正确地评价患者的视功能情况，所以它被列为眼科检查之首。

国际上应用最广泛的远用低视力检查表如图 5-7 所示,国际标准近用低视力检查表如图 5-8 所示。

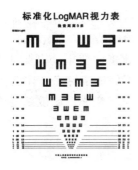

图 5-7　远用低视力检查表

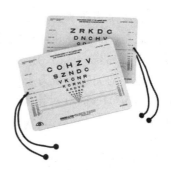

图 5-8　近用低视力检查表

（二）屈光检查

所有低视力者都要进行常规的和细致的屈光检查,以判断其视力是否可以矫正。约 20％的低视力患者可以提高远视力。在临床实践中人们发现:低视力并不都是眼部疾病造成的,相当一部分低视力是屈光不正所致或者由某些眼部疾病(如核性白内障、白内障术后、圆锥角膜等)造成的屈光不正所致。低视力的屈光检查与常规屈光检查的方法基本相同,有客观屈光检查及主观屈光检查两种,但低视力的屈光检查比具有正常矫正视力的屈光检查困难得多,工作人员必须掌握不同于常规屈光检查的技术。

（三）视野检查

视野是指当人的头部和眼球固定不动的情况下,眼睛观看正前方物体时所能看见的空间范围。眼科常用 Amsler 方格表(如图 5-9 所示)来对人们的视野进行检查。当注视中心时,检查患者是否看到直线变弯曲,有没有方格缺失,以发现中心暗点的范围与性质,找出视力较佳区域。另外,视野检查还可以使用视野棒筛查法、Goldmann 视野计检查法等。老年患者周边视野缩小常见于视网膜色素变性、晚期青光眼等,偏盲常见于脑血管意外后,中心暗点常见于黄斑部病变、视神经萎缩等。

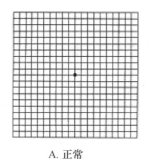

A. 正常　　　　　　　　　　B. 中心暗点及变形

图 5-9　Amsler 方格表

（四）对比敏感度检查

对比敏感度是指在明亮对比变化下，人的视觉系统对不同空间频率的正弦光栅视标的识别能力。它是一种形觉功能的定量检查，不同于视力表检查所反映的形觉功能。在对比敏感度检查中，被测物不仅要有空间频率的变化，还要有对比度的变化。检查对比敏感度可以评价某些潜在的无法从视力上反映出来的视力丧失，能更好地了解患者体会到的视觉问题。眼科常用 VCTS6000 对比敏感度测试卡（如图 5-10 所示）、激光对比敏感度测试仪进行对比敏感度检查。

（五）色觉检查

色觉异常包括色弱和色盲两种。色弱是指对颜色的辨别能力降低；色盲是指不能辨别颜色。色觉异常又分先天性和后天性两种。任何从视网膜到大脑视皮层间发生的损害（如颅脑疾病、某些眼病、全身疾病及中毒等）都可能引起后天性色觉异常。色觉检查常用假同色表检查法、色毛线法、FM-100 色彩试验法和 D-15 色盘试验法（如图 5-11 所示）。

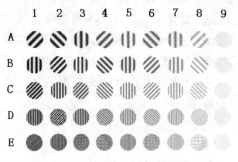

图 5-10　VCTS6000 对比敏感度测试卡

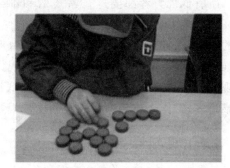

图 5-11　D-15 色盘试验

（六）立体视觉检查

立体视觉是指在三维视觉空间感知物体形状及不同物体之间远近、深浅、凹凸关系的能力。常用的检查立体视觉的工具有 Dolman 深度视觉计、立体镜、各种立体视觉检查图等。

（七）眼压检查

有青光眼病史或有眼胀、头疼等症状的患者，有必要进行眼压检测。常用眼压检查设备有 Schiotz 压陷式眼压计、附加于裂隙灯上的 Goldmann 压平式眼压计、非接触式眼压计等。眼压正常值为 10～21 mmHg。

（八）视觉电生理检查

视觉电生理检查是利用仪器的生物活动了解视觉功能的一种方法，属于客观视功能检查，主要有视觉诱发电位检查、视网膜电流图检查、眼电图检查等。

三、助视器的应用

（一）助视器的定义与分类

助视器是指可以改善低视力者活动能力的任何一种装置或设备。

根据功能，助视器可分为近用助视器和远用助视器两类。近用助视器是为了帮助低视力者阅读和近距离辨认物体，如老视镜。远用助视器是为了帮助低视力者辨认远处（3 米以外）物体，如单筒望远镜。

根据工作原理，助视器可分为视觉性助视器和非视觉性助视器。视觉性助视器是通过视觉途径帮助视力障碍者提高视觉能力的装置或设备，如放大成像、控制光照、增加对比度、改变成像在视网膜上的位置的设备等。非视觉性助视器是利用视觉以外的功能，如听觉、触觉、嗅觉等来弥补视觉功能缺陷，从而提高视力障碍者生活质量的辅助器具，如盲杖、盲用点显器等。

（二）视觉性助视器的种类与特点

视觉性助视器又可分为光学助视器、电子助视器和非光学助视器。

1. 光学助视器

光学助视器是一种借助光学性能的作用（如利用凸透镜、凹透镜、三棱镜、平面镜等的作用）来帮助低视力者提高视觉活动能力的装置或设备。透镜可以使视力障碍者看到比原来物体大的图像，也可通过各种镜片调整目标物体的焦点以改善其在视网膜上成像的清晰度。三棱镜或平面镜可以改变目标物体在视网膜上成像的位置。光学助视器有远用和近用两类，其中有些需要在良好的照明下才能发挥作用，低视力老年人需要进行一定的视功能训练才能较好地使用。

（1）老视镜。

老视镜是一种凸透镜，用于补偿晶状体由于老化而失去的屈光度。老视度数与年龄相关。例如，45 岁时老视度数是＋1.50D（即 150 度），到了 50 岁，不管戴不戴眼镜，老视度数都会增加到＋2.00D（即 200 度）。所以，老视镜当配即配，不要延误。年龄增长后，原先配的老视镜度数不够了，也要及时更换。另外，一副老视镜只是给用户的视力补充了一个固定的屈光度，并没有增强用户的视力调节力。也就是说，用户并不是要固定戴某一个固定度数的老视镜，而是应当根据视物的距离来选择合适度数的老视镜。例如，一名 65 岁的老人在阅读书写时可佩戴＋3.50D 的老视镜，而在看电视时需佩戴＋1.00D 的老视镜。所以建议老年人根据使用的需要配几副不同度数的老视镜轮流使用，避免出现老视加深的情况。选购老视镜时，适宜选用较宽大、坚固耐用的镜架（如图 5-12 所示）。

（2）近用眼镜式助视器。

与老视镜一样，这种助视器也是凸透镜，但放大范围较大，从＋4.00D～＋32.00D 不等（如图 5-13 所示）。这种助视器利用的是相对距离放大原理：目标与眼睛之间的距离缩短，因而使视网膜像增大。要想产生放大作用，用户需要将读物移到离眼很近，然后才能看清，但人眼难以维持这么高的调节，因此，需要在人眼前加上凸透镜来代替人眼调节的不足，使近处的物体在视网膜上清晰地成像。近用眼镜式助视器的优点：容易被人接受；可空出双手拿材料或书写,适用于手臂震颤的患者；视野比较宽。它的缺点：只能看近处事物,凸透镜度数越高,阅读距离越近,最近距离在 2.5 cm 以内,这种阅读姿势会妨碍照明,也容易引起腰背疲劳；当透镜度数增加时,视野会逐渐缩小；度数超过 10D 时,双眼看到的事物无法重合,会产生干扰；光学中心固定,偏中心注视的用户使用起来有一定困难。

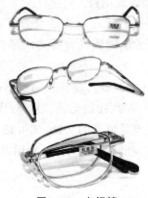

图 5-12　老视镜

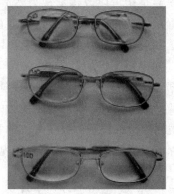

图 5-13　近用眼镜式助视器

（3）放大镜。

放大镜是近用助视器,常用于观看近处事物,主要分手持式、胸挂式、台式、立式、镇纸式、多功能式等(如图 5-14 所示)。这里主要介绍一下手持式放大镜和立式放大镜。

手持式放大镜由镜片和手柄构成,有多种放大倍数和形状,常用放大倍数为 2.5～10倍。其优点是可根据用户的需要任意改变阅读距离,移动灵活,使用方便,可用来看较小的字,如报纸、药品说明书、字典等。目前,考虑到光照问题,有的手持式放大镜还加装了光源,使阅读时的效果更好,但使用时要注意调整光源,避免光线直射入眼或产生眩光、暗影等影响视觉效果。其不足是视野较小,不能大于放大镜的直径,伴有运动失调及手抖的用户使用起来比较困难。

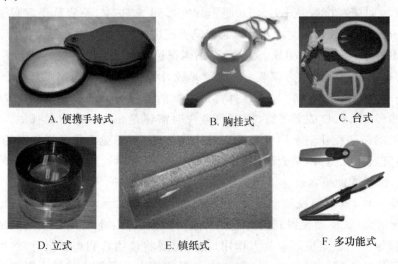

A. 便携手持式　　　　B. 胸挂式　　　　C. 台式

D. 立式　　　　E. 镇纸式　　　　F. 多功能式

图 5-14　各种放大镜

立式放大镜的放大倍数同手持式放大镜,但它有固定焦距,有利于以最佳的距离于阅读物上移动,容易维持清晰的图像,使用时需要用手扶而不必手持,比较适合视野小和肢体运动能力较差,不能保持物体与放大镜之间距离的用户使用。

（4）单筒望远镜。

单筒望远镜主要由目镜、镜筒和物镜三部分组成,一般还有挂绳（远用单筒望远镜如图 5-15 所示）。目镜和物镜常为凸透镜,镜筒上常标明放大倍数、视野大小等,如标明 4×12×12.5 表明望远镜放大倍数为 4 倍,物镜直径为 12 mm,视野角度为 12.5°。单筒望远镜的工作原理与普通望远镜一样,它可以将远处目标移近、放大,当镜筒调长时可以看近处,镜筒调短时可以看远处,可以帮助低视力者辨认站牌、楼号、户外标志等。单筒望远镜的优点是比较小巧,便于随身携带使用,增加了阅读距离;缺点是视野狭小、景深短,不利于寻找目标,同时目标因变近变大而会使用户难以估计自己与目标的实际距离和目标的真实大小。使用单筒望远镜时要注意焦距的调节技巧,要避免长时间使用造成的视觉疲劳。

（5）双筒眼镜式望远镜。

这是一款常用的放大 2.5～3 倍的远用望远镜,可套在普通眼镜上使用,也可单独使用,方便用来看黑板、看电视、做家务等（如图 5-16 所示）。由于调焦后可以不使用双手,因此双手可自由活动,也减少了身体的疲劳。双筒眼镜式望远镜常配有不同度数的阅读帽,以备视近时使用。现在,还出现了完全由塑料、树脂材质制作的中距离望远镜,改善了传统双筒眼镜式望远镜体积大、重量大的缺点（如图 5-17 所示）。

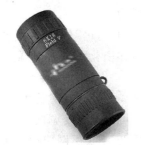

图 5-15　远用单筒望远镜

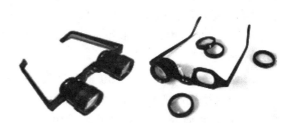

图 5-16　双筒眼镜式望远镜

利用助视器改善视野有 3 种方法:① 倒置望远镜,将望远镜方向颠倒过来看,视野被压缩,物象距离推远、变小,适用于视野缩小而视力正常的用户。② 膜状三棱镜,用户仅需较小的眼球运动,就可以起到增大视野的作用,适用于周边视野损害用户。③ 反射镜,将反射镜直接固定于眼镜上,反射对侧光线,适用于偏盲用户。90°反射镜如图 5-18 所示。

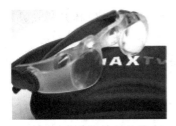

图 5-17　中距离望远镜

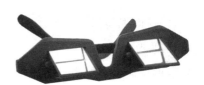

图 5-18　90°反射镜

2. 电子助视器

电子助视器是一种电子视讯装置，能把阅读的文件、图片、观察的物品等透过摄影镜头的影像传送到屏幕上供用户浏览。电子助视器主要由电子计算机系统、图像放大处理软件、摄像系统，X/Y 滑动台等构成。根据形状和大小不同，电子助视器又可分为手持式电子助视器、便携式电子助视器和台式电子助视器（如图 5-19 所示）。

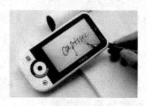 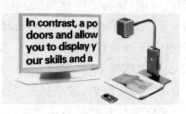 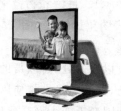

A. 手持式电子助视器　　　B. 便携式电子助视器　　　C. 台式电子助视器

图 5-19　电子助视器（瑞弗公司提供）

与光学助视器相比，电子助视器主要具有以下优点：

① 放大倍数高，可高达 70 倍，且放大倍数变换自由。

② 成像质量高，不会出现周边畸变的现象。

③ 可有正常的阅读距离。使用光学助视器时，随放大倍数增高，阅读或工作距离会变近。而使用电子助视器时，用户可以采取自己喜欢的任何工作或阅读距离，并可保持舒适体位，这对需要进行较长时间工作或学习的低视力用户是十分重要的。

④ 可有图像反转的改变。用户可以选择白底黑字（如一般书刊），也可以变换为黑底白字、蓝底黄字等。生活中，许多低视力用户确实喜欢读黑底白字，如白化病患者，他们觉得这样不易产生视疲劳。

⑤ 对比度与亮度可以改变。电子助视器与一般电视机一样，可以调整对比度及亮度。有些用户在对比度提高的情况下，视力有所提高；有些用户怕光，可以把亮度调低。

⑥ 对有严重视野缩小的用户更为适用。例如，晚期青光眼患者或视网膜色素变性患者，常呈管状视野，如果用一般光学助视器，因视野进一步缩小，用户或找不到目标，或阅读很慢，用户看完一个字，再去看另一个字时，往往会找不到另一个字。用电子助视器时，用户只需移动摄像头下的平板或利用手持摄像镜头的移动，就可使读物或目标准确地进入注视区。

⑦ 双眼融像。阅读时不需要过度集合，不管放大倍数多大，仍可有双眼单视，看到的视野更完整，这也是一般光学助视器所实现不了的。

⑧ 工作空间大，可借以从事其他工作，如绣花、织毛衣、集邮、看照片及辨认药瓶上的小字说明书等。

当然，任何助视器都有缺点，电子助视器最大的不足是价格较高。

3. 非光学助视器

非光学助视器是指那些不是通过光学系统的放大作用，而是通过改善周围环境的状况来增强视功能的各种设备或装置。非光学助视器可以单独使用，也可以与各种光学助视器联合应用。

例如,利用黄色遮光镜(如图 5-20 所示),可以控制光线的传送,阻挡或过滤蓝光、紫光和紫外线的辐射及干扰,避免其直接射入眼内,虽然实际的透光量下降了,但用户却感觉亮度增强了,成像对比度增加了,眩光减少了,进而改善了视功能状况。

照明对低视力者十分重要。提供适宜的照明对某些低视力者有时帮助很大,甚至可以使其不必再用其他光学助视器。不同眼病对照明的要求不同:有些眼病(如黄斑部损害、视神经萎缩、病理性近视等)患者常需较强的照明;某些眼病(如白化病、核性白内障)患者需较弱的照明,要注意避免强光使瞳孔缩小,视力下降。年龄与照明关系密切。正常老年人比年轻人需更强的照明;老年低视力者往往比正常老年人需要更强的照明。要获得较强的照明,除增加光源的强度以外,还可将光源移到目标附近,如使用灯臂较长、灯臂能在各方向自由运动的灯具(如图 5-21 所示),以符合不同用户的需要。另外,光线要可调,光线既可以调亮,也可以调暗,光源应该有半透明的光罩,射出的光线要在眼高度以下,以免光线直射或反射进入眼内,引起眩光或眼部不适,甚至导致视力下降。

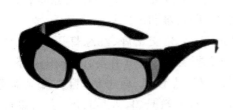

图 5-20 遮光镜

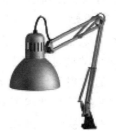

图 5-21 工作台灯

老年人在日常生活中应注意控制反光,例如,给光滑的桌子铺上桌布;避免使用表面光滑反光的生活用品;选择阅读纸张较为粗糙的书籍、报纸,阅读时使用阅读裂口器,通过裂口看到字句,不但对比明显,而且避免了反光。老年低视力者的周围环境,如室内家具及其上物品,均建议有强的对比度,例如,可将与墙面一样是白色的插座开关用对比度强烈的颜色标示出来(如图 5-22 所示),台阶、门槛等部位铺上颜色鲜艳的地毯等。

大字印刷品、大字扑克牌(如图 5-23 所示)、大字号的电话、电脑屏幕放大软件等物品,利用相对体积放大原理,有利于低视力者使用。许多老年低视力者需要在很近的距离阅读和书写,这样身体很容易疲劳。这时,可以借助一些阅读、书写辅助器具(如阅读架、有粗黑线条的纸、粗头笔、书写控制板等),这样,用户不但可以采取舒适体位,减轻疲劳,而且把书放在阅读架上,手也可以自由活动;书写时也可利用有粗黑线条的纸、粗头笔、书写控制板等帮助定位与写字(如图 5-24 所示)。

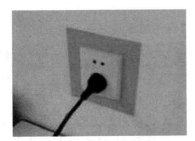

图 5-22 增加墙面对比度

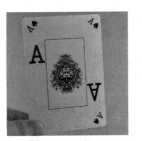

图 5-23 大字扑克牌

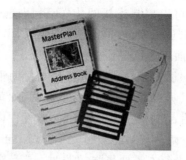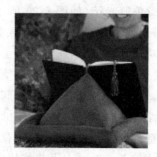

图 5-24　阅读、书写辅助器具

（三）非视觉性助视器

非视觉性助视器常利用听觉、触觉、嗅觉等功能来弥补视觉功能缺陷。非视觉性助视器对于盲人更具有重要意义。而对于老年人，特别是在老年时期才开始出现视力障碍者，若其听觉等其他感觉功能也出现了不同程度的退行性改变，则较难利用这些辅助器具。

用于帮助移动的非视觉性助视器有盲杖、盲道、盲文公交站牌、红绿灯语音提示等。用于生活自理的非视觉性助视器有视障标记笔、防溢报警器、触摸手表、语音闹钟等。用于信息沟通的非视觉性助视器有盲文键盘、盲文打印机、点读笔、听书机、盲文点显器等。用于教育娱乐的非视觉性助视器有盲文书、盲文纸笔、盲文教具、盲人乒乓球、盲人象棋等（如图 5-25 所示）。

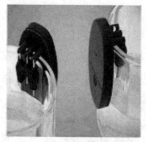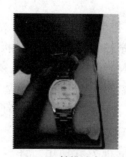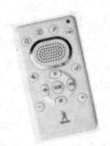

A. 防溢报警器　　　　　　B. 触摸手表　　　　　　C. 听书机

图 5-25　非视觉性助视器

（四）助视器的新进展

近年来，随着科技发展，上述各类助视器的功能均有不同程度的优化或改良，出现了一些特殊设计的助视器。

镶嵌式眼镜助视器是改良设计最为显著、使用最普遍的一种助视器。临床上，最容易听到低视力者的诉求是：需要一副同时满足看远和看近需求、外观和普通眼镜接近、轻便舒适的助视器，而常规助视器大多功能单一，难以拥有轻便、美观的外观。镶嵌式眼镜助视器可以满足这一要求，它在普通远用眼镜的镜片上镶嵌一定放大倍率的凸透镜，功能相当于眼镜助视器，用于看近，镶嵌式眼镜助视器不仅同时满足看远，而且轻便、美观大方。此类助视器适用于有屈光不正、远视力相对较好的用户,对有看远看近频繁交替需求的低视力患者尤为适用。

电子产品的发展在低视力康复领域也越来越受到关注和使用,许多阅读界面可轻松自如地放大,多种 App 还利用拍照、扫描、发声等功能,让低视力者阅读不再困难。头戴式多功能探测显示系统,如 Google Glass,eSight Eyewear 等,也为低视力者带来福音。该系统利用扫描和关注的原理,不仅具有较高的分辨力,而且可以为用户提供宽广的视野(大约180°)。由于技术的发展和费用的降低,该系统可以取代传统的三棱镜及 Amorphic 镜(一种头戴倒置望远镜,或称变形镜)来扩大视野、增加分辨力。

人工视网膜技术的发展为全盲患者提供了看得见的可能。人工视觉的研究是指用人工的方法,在视路的不同部位植入不同的视觉假体,由假体接受外界光信息后,转换成生物电信号,刺激并激活视网膜神经细胞及其连接网络,然后经视神经将电信号传入大脑视中枢的相关研究。

(五) 助视器的选择与使用指导

选择助视器时需要进行专业的验配,即应综合评估老年用户的视功能障碍、身体总体情况、生活环境、使用需求、经济能力等,做到个性化、有针对性地验配。在我国,许多老年低视力者常常与其他家庭成员住在一起。在这种情况下,助视器主要用在家庭日常活动中,如使用助视器看电视、做针线活、玩扑克牌等。对一般无特殊要求的老年低视力者,应至少能让他们可以正常地观看电视节目,以提高生活质量。有些从事音乐、绘画、书法工作的老年人可能还会要求解决中距离(1 米左右)的工作问题。老年人的文化层次不同,对低视力康复的需求也不一致。对于知识型老年人,首先要解决的是他们的阅读和书写问题。为满足这些需求,90% 以上的老年低视力者会使用眼镜式助视器、手持助视器和立式放大镜。

选择助视器时要考虑到其实用性和易得性,还要注意不同光学助视器的配合使用,以及光学助视器与非光学助视器、非视觉型助视器的综合使用。

获得助视器使用的正确指导也是老年低视力者获得视力康复的关键因素,只给予助视器而不进行使用指导时助视器的使用成功率不足 50%。根据视力、视野及对比敏感度的检查结果确定老年低视力者的屈光度范围,当屈光范围确定后,依次拿出光学助视器、非光学助视器和电子助视器指导其选择使用,然后在助视器的辅助下指导其进行功能性视力的训练,包括近用训练和远用训练两项内容,每项内容又包括目标定位与注视、视觉辨认、视觉追踪、视觉搜索、视觉记忆等内容,开始时可指导其使用视觉训练图谱进行训练,之后可逐渐过渡到日常生活中的训练。

1. 目标定位与注视训练

目标定位与注视训练是指对用户集中看一个目标的能力的训练,可以帮助用户学会注视某一目标,使要看的物体进入视觉最清晰的区域,以便更清晰地看物体。通过这项训练,用户将逐渐能把视力固定注视在物体上,并学会向不同的方向注视。有中心暗点或岛状视野的用户要注意练习旁中心注视。学会使用助视器调焦,并反复训练直到熟练。

2. 视觉辨认训练

视觉辨认训练是指对识别颜色、辨认物体形态等技能的训练,有利于巩固和提高受训者的视觉辨认技能。在训练中主要应指导受训者观看事物、识别图形,对物体的位置的远近、大小、色彩深浅和灯光明暗进行对比等。

3. 视觉追踪训练

视觉追踪能力是阅读和书写过程中必不可少的一项视觉能力。可以训练用眼追随弧线线条,线条由粗到细、由简单到复杂变化;也可以训练用眼追随空中移动的道具,提高眼球的运动技能。

4. 视觉搜索训练

视觉搜索训练是对利用视觉系统搜索某一特定的目标能力的训练。此训练集跟踪和辨认于一体。训练要有一定的方向性,要让目标平稳地运动,可以从一侧到另一侧,也可以由上到下,通过一定的方向和顺序,以及一些不同点和相同点,不断提高视觉的搜索技能。

5. 视觉记忆训练

视觉记忆是视功能发展的高级阶段,因为看到目标仅仅是视觉的一方面,通过记忆组织才能将目标变成完整的物象。在训练中,要注意部分与整体的关系,可以从有序训练到无序训练,由简单到复杂,速度由慢到快,逐渐建立记忆过程。

任务训练

视力障碍辅助器具适配评估

认真学习视力障碍辅助器具的评估及适配知识,掌握与老年人沟通的技巧,按照图5-26 所示为老年低视力者选配助视器,并仔细填写视力障碍辅助器具适配评估表(如表5-2 所示)。

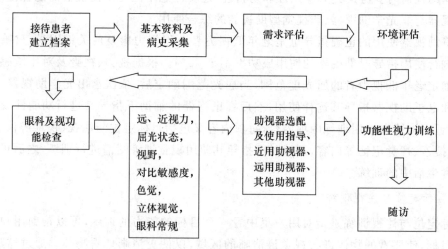

图 5-26　视力障碍辅助器具选配流程

表 5-2 视力障碍辅助器具适配评估表

1. 个人基本信息

姓名：_____ 性别：□男 □女 年龄：_____ 出生年月：_____

婚姻：_____ 民族：_____ 职业：_____ 文化程度：_____

出生地：_____ 现居住地：_____

联系电话：_____ 联系人及关系：_____

2. 功能障碍

障碍原因：

□遗传、先天异常或发育障碍 □角膜病 □屈光不正 □白内障 □黄斑疾病

□糖尿病视网膜病变 □弱视 □白化病 □青光眼 □视神经病变

□视网膜色素变性 □外伤 □中毒 □其他

医疗病史：家族史_____ 手术史_____

残疾等级：视力障碍：□一级 □二级 □三级 □四级

合并障碍：□听力障碍 □言语障碍 □肢体障碍 □智力障碍 □精神障碍

3. 曾用辅助器具情况

未使用原因：□不需要 □无辅助器具知识 □曾用不合适 □经济原因 □其他

已使用辅助器具种类：

□光学助视器_____

□电子助视器_____ □非光学助视器_____

□非视觉性助视器_____ □其他

使用时间：_____

使用效果：□适合 □部分适合 □不适合

4. 辅助器具需求评估

看远能力：□独立外出 □穿越马路 □找车站 □上下楼梯 □看电视

看近能力：□书写 □阅读 □日常生活 □做家务 □使用电脑 □娱乐活动 □打电话

其他：_____

5. 使用环境评估

居住环境：□城镇楼房 □城镇平房 □农村楼房 □农村平房

生活环境：□家庭 □学校 □社区 □单位 □福利机构 □其他

生活照料：□父母 □子女 □配偶 □亲友 □护工 □机构 □无人照料

行动环境：□室内 □社区 □公共区域 □其他

信息环境：□书籍 □报纸 □杂志 □电脑和网络 □助听器 □交流板

环境障碍：_____

6. 专科检查

远视力：右_____ 左_____ 近视力：右_____ 左_____

屈光矫正视力：右_____ 左_____ 对比敏感度：右_____ 左_____

视野：右 □<5° □<10° □中心暗点 □偏盲 □其他_____

左 □<5° □<10° □中心暗点 □偏盲 □其他_____

双眼视觉：□正常 □减弱 色觉障碍：□无 □色盲 □色弱

眼压：右_____ 左_____

眼球震颤：□右 □左 □无 角膜混浊：□右 □左 □无

瞳孔：□正常 □缩小(右 左) □散大(右 左) □对光反射消失(右 左)

晶体：右　□混浊　　□术后无晶体　□术后人工晶体　□正常
　　　　左　□混浊　　□术后无晶体　□术后人工晶体　□正常
眼底：右　□不清　□色素变性　□黄斑变性　□糖尿病眼底　□视神经萎缩
　　　　　　□正常　□其他＿＿＿＿＿＿
　　　　左　□不清　□色素变性　□黄斑变性　□糖尿病眼底　□视神经萎缩
　　　　　　□正常　□其他＿＿＿＿＿＿

7. 辅助器具适配

远距离助视器矫正：

□单筒望远镜(4倍、6倍、8倍)　□双筒望远镜(2.8倍)　□中远距离助视器(2倍)

矫正效果：□提高　矫正视力＿＿＿＿＿　□无明显提高

试用效果：□熟练　□一般　□困难　□不接受

近距离助视器矫正：

□近用眼镜式助视器(＋8D、＋12D、＋16D、＋20D)

□放大镜　□手持式　□立式　□镇纸式　□胸挂式　□便携式　□有光源　□无光源
　　　　　　□2倍、3倍、5倍、8倍

□手持电子助视器　□台式电子助视器

矫正效果：□提高　矫正视力＿＿＿＿＿　□无明显提高

试用效果：□熟练　□一般　□困难　□不接受

其他助视器：

□照明　□光线过滤　□裂口器　□强对比　□阅读架　□大字材料　□盲杖　□盲用电脑
□盲用点显器　□读屏软件　□放大软件　□听书机　□盲用手表　□专用电话
□其他＿＿＿＿＿＿＿＿＿＿＿＿＿＿＿＿＿

助视器使用及选择说明：

视觉训练方法：＿＿＿＿＿＿＿＿＿＿＿　　训练时间：＿＿＿＿＿＿＿＿＿＿＿

8. 适配评估小结

＿＿＿＿＿＿＿＿＿＿＿＿＿＿＿＿＿＿＿＿＿＿＿＿＿＿＿＿＿＿＿＿＿＿＿＿＿

辅助器具种类、型号及参考价格：＿＿＿＿＿＿＿＿＿＿＿＿＿＿＿＿＿＿＿＿＿

＿＿＿＿＿＿＿＿＿＿＿＿＿＿＿＿＿＿＿＿＿＿＿＿＿＿＿＿＿＿＿＿＿＿＿＿＿

＿＿＿＿＿＿＿＿＿＿＿＿＿＿＿＿＿＿＿＿＿＿＿＿＿＿＿＿＿＿＿＿＿＿＿＿＿

辅助器具配置形式：□免费配置　□部分补助　□社会赞助　□自购　□租赁　□借用
　　　　　　　　　□其他＿＿＿＿＿＿＿＿＿＿＿

辅助器具预期：□达到个人要求　□无法达到要求　原因＿＿＿＿＿＿＿＿＿

评估人员建议：□专科检查　□药物治疗　□康复训练　□心理指导　□转介评估　□辅助器具咨询
　　　　　　　□使用安全　□定期检修　□特殊照料
　　　　　　　□其他＿＿＿＿＿＿＿＿＿＿＿

9. 适配评估跟踪服务

第一次跟踪：□一周　□两周　□一个月　□三个月　□半年

使用效果：□明显好转　□部分好转　□无好转　原因＿＿＿＿＿＿

建议：□定制　□更换　□调整　□环境调试　□操作训练　□其他

第二次跟踪：□两周　□一个月　□三个月　□半年　□一年

使用效果：□明显好转　□部分好转　□无好转　原因＿＿＿＿＿＿＿＿＿＿＿

建议：□定制　□更换　□调整　□环境调试　□操作训练　□其他

第三次跟踪：□一个月　□三个月　□半年　□一年　□两年

使用效果：□明显好转　□部分好转　□无好转　原因＿＿＿＿＿＿＿＿＿＿＿

建议：□定制　□更换　□调整　□环境调试　□操作训练　□其他

适配评估服务结案：□完成　□未完成

适配评估满意度：□满意　□不满意

个人签名：

评估人签名：

评估时间：

任务二　老年人听力障碍辅助器具的选配

◇◇◇ 情境引入 ◇◇◇

　　王爷爷,75 岁,住在市属的养老院里。最近一年多他发现自己虽然能听到声音,但是听不清楚别人具体说的是什么,并且别人说悄悄话时他只能看见说话人嘴动,却根本听不见说话声音,护理人员叫他吃饭,常常要走到他面前叫,他才能听得见。渐渐地,王爷爷变得不爱说话,也不爱看电视,常常自己在房间里闷着。王爷爷的照护人员发现了这个情况,带他来到助听器验配门店。假设你是门店的助理验配师,你将怎样帮助王爷爷解决他的听力问题?

知识要点

一、老年聋概述

(一)耳解剖与听觉生理

　　人耳具有听觉及平衡觉的功能,按其解剖部位可分为外耳、中耳与内耳 3 部分,如图 5-27 所示。

　　外耳包括耳郭、外耳道和鼓膜 3 部分,主要有集声和传声功能。耳郭特有的卷曲外形能够收集声音,并将声音传入外耳道,双耳郭协同作用能够确定声源方向。外耳道起自耳甲腔

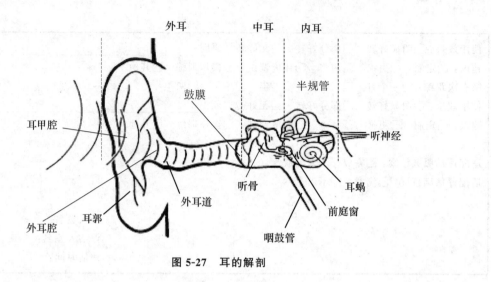

图 5-27　耳的解剖

的外耳门，止于鼓膜，由外 1/3 软骨部和内 2/3 骨部组成，呈 S 形弯曲，有保护内耳的作用，还有谐振的作用，能使进入人耳的声音增强。

中耳位于内耳与外耳之间，是传导声波的主要部分，包括鼓室、咽鼓管、乳突小房三部分。鼓室外壁大部分由鼓膜构成，鼓膜呈椭圆形，半透明状，能将外界的各种频率的声波如实地传导到耳内。鼓室内有听小骨，听小骨由锤骨、砧骨、镫骨构成，形成听骨链。听骨链是维持听力的重要结构，可使声压增加，具有明显的扩音作用。鼓室内壁有前庭窗（卵圆窗），被镫骨底和环状韧带封闭，还有蜗窗（圆窗），被第二鼓膜封闭，是通向内耳的通道。咽鼓管为沟通鼓室与鼻咽部的管道，静止时闭合，防止鼻咽部分泌物进入鼓室；张口、咳嗽或吞咽时开放，使空气进入中耳，调节鼓室内压，有维持鼓室压力与外界大气压平衡的作用。咽鼓管另外还有引流分泌物、防止逆流感染、阻声和消声的作用。

内耳又称迷路，内含听觉及位置感受器官。从组织学上讲，内耳包括骨迷路与膜迷路两部分。二者形状相似，骨迷路由致密的骨质构成，膜迷路借纤维束固定于骨迷路内。膜迷路含有内淋巴液。膜迷路与骨迷路之间充满外淋巴液。从解剖学上讲，内耳又可分为半规管、前庭和耳蜗。耳蜗是外周听觉系统的组成部分，其核心部分为柯蒂氏器，是感受声波刺激的听觉感受器。柯蒂氏器由支持细胞和毛细胞等组成，毛细胞为声波感受细胞，每个毛细胞均与神经纤维形成突触联系。毛细胞的上方有基底膜，与毛细胞的纤毛相接触。外界声波通过淋巴液而振动基底膜，基底膜又触动了毛细胞，最后由毛细胞转换成神经冲动，经前庭蜗神经（Ⅷ）而交送大脑的中枢听觉系统，中枢听觉系统接收神经冲动并进一步处理，最终实现听觉知觉。

空气传导简称气导，声音传入内耳的气导路径如图 5-28 所示。骨传导简称骨导，指声波通过颅骨传导到内耳，使内耳淋巴液发生相应的振动而引起基底膜振动。耳蜗毛细胞之后的听觉传导过程与气导相同。

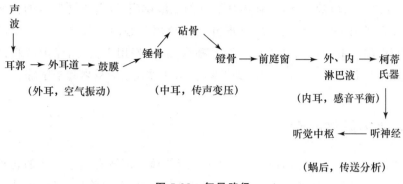

图 5-28　气导路径

（二）老年聋

听力障碍是老年人面对的一个重要问题和困难。老年聋是人体老化过程在听觉器官中的表现。老年聋的出现年龄与发展速度因人而异,其发病机制尚不清楚。听觉器官的老化性退行性改变涉及听觉系统的所有部分,以内耳最明显,由此为老年人带来一系列困扰,如由沟通障碍、人际交往障碍、认知障碍产生压抑感、孤独感、焦虑、易怒等情绪。

老年聋的主要特征是,60 岁以上出现原因不明的双侧对称性听力下降,以高频听力下降为主。听力下降为缓慢的进行性加重,开始时常不被注意。随着高频听力的下降,对言语的分辨理解能力有所影响,此时患者有听得见声音,但听不清内容、听不懂内容的情况,常需别人重复。老年人即使听力损失不大,但在有噪声的混响环境中,其理解语言的困难程度要比听力正常的年轻人大得多。老年聋患者还常有听觉重振现象,即患者常主述别人说话低声时听不到,但大声时又觉得太吵。部分老年聋患者可能伴有耳鸣,常为高频声。开始时为间歇性,在夜深人静时出现,之后逐渐变为持续性,白天也能听见。耳鸣常始于 30～40 周岁,其出现率随年龄增长而增长,60～70 周岁时达到顶点,此后即迅速下降。多数伴有耳鸣的患者,随着年龄的增长,其对耳鸣感到"习惯"以后耳鸣可以自动消失。

老年聋的发病机制较为复杂。有资料表明伴有高脂血症的老年患者组,老年聋的发病率明显高于血脂正常组。另外,老年人骨质增生和钙质沉着、长期噪声刺激、锌元素缺乏以及遗传因素等都可能是老年聋的致病因素。这些病因可能引起内耳毛细胞的损害或相关的神经萎缩,故表现为进展缓慢的双侧性、以高频听力下降为主的感音神经性聋。应当承认,老年聋是表现在听力方面的衰老现象,基本上符合新陈代谢规律,任何治疗均无法改变这一规律和趋势。

老年人预防耳聋,首先要尽量防止噪声,力求有一个比较安静的工作和生活环境。不随便挖耳,以免外耳道和鼓膜被损伤。其次要养成良好的饮食习惯,调整饮食结构,多食锌、铁、钙含量丰富的食物,保障微量元素的供应,并有效地扩张微血管,促进内耳的血液供应,有效防止听力减退;不宜长期食用高盐、高脂肪、低纤维素类食品,不可暴饮暴食;应戒除烟酒,以免其中的尼古丁、乙醇成分对内耳造成损害。再次,要注意劳逸结合,适当参与一些力所能及的劳动,防止精神紧张和情绪激动;经常参与适合老年人的体育活动,如郊游、散步、打太极拳等,促进全身血液循环,加强内耳器官的血液供应,改善内耳器官的代谢;还可以经常用手按摩耳郭或用手指不停地挤压耳屏并轻轻地用掌心向内耳挤压和放松,这样可以对鼓膜起到按摩作用。最后,遇到巨响(如燃放鞭炮)时最好用手捂耳,保护鼓膜;尽可能不使用对内耳听觉器官有毒性作用的药物,如链霉素、卡那霉素、新霉素和奎宁等。

二、老年人听力障碍检查

声音由物体振动产生,声音以声波的形式进行传播。声波有两个主要的物理特性,即波幅与频率。声压级可以表示声音波幅的大小,以分贝(dB)作为单位,声压级越大,人体听到的声音就越响。频率是指每秒钟传播声波的周期数,以赫兹(Hz)为单位。频率越大,人体听到的音调就越高。常见声音的强度及频率如图 5-29 所示。

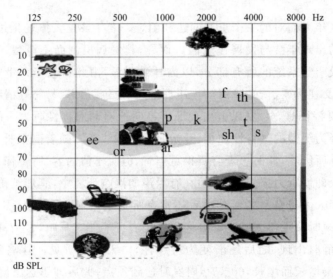

图 5-29　常见声音的强度及频率

当自然界的声音传入人耳时,并不是所有频率的声音人耳都能听见,人耳能听到的声波范围为 20～20 000 Hz,低于 20 Hz 与高于 20 000 Hz 的声波人耳都不能听到。一般人们言语的主要频率为 125～8 000 Hz。同时,并非任何大小的声音都能引起人耳的听觉,声音的强度达到一定的量值时,才能引起人耳的听觉,在 20～20 000 Hz 频率范围内,能引起人耳听觉的最小声音强度叫作人耳的听阈。使人耳感到疼痛的声压级称为痛阈。通常,声音达到 120 dB 时,人耳感到不舒适;声音大于 140 dB 时,人耳感到疼痛;声音超过 150 dB 时,人耳会发生急性损伤。

（一）纯音测听

在评估老年人听力障碍时,常利用纯音测听的方法来确定不同频率的听阈值。听阈可以反映听觉器官的灵敏程度,听阈低,表示很小的声音都能听到,说明听力好;反之,听阈高,表示很大声音才能听到,说明听力不好。纯音测听是最能准确反映听力损失的主观测听法,该方法可以帮助医生及验配师确定受试者有无听力障碍,听力损失的程度有多少,听力障碍的性质是什么,引起听力障碍的部位在哪里。在助听器验配过程中,该方法可以帮助医生和验配师确定助听器选择的功率范围、助听器声学性能、助听器编程参数等;在助听效果评估时,该方法可以帮助判断听阈提高的程度,观察治疗效果及病程中的听阈变化。

　　纯音测听需要使用符合标准的纯音听力计和隔音室(如图 5-30 所示),由经过严格训练的测试人员进行测试。测试之前要询问病史及进行外耳和电子耳镜检查。老年患者由于听力、认知力、语言沟通能力的下降,在测试之前测试人员一定要反复向其讲解清楚测试时的做法:听到声音后,无论声音大与小,都要立即做出反应,没听到声音不做任何反应。测试时,受试者头戴耳机,测试人员通常按照"降 10 升 5"法给音,并观察受试者的反应,直到确定在某一频率受试者能听见的最小声音强度(听阈),记录在听力图上,测定不同频率的听阈值,连成听阈曲线(正常听力曲线如图 5-31 所示)。受试者先佩戴气导耳机进行双耳测试,再佩戴骨导耳机进行双耳测试,在有特殊需要时做掩蔽测试,将所有测试结果画在一张听力图中。

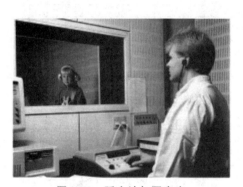

图 5-30　听力计与隔音室

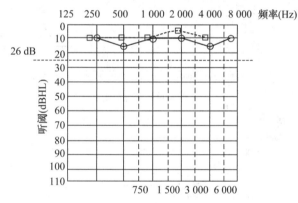

图 5-31　正常听力曲线

　　通过听力图的听力曲线可以判断受试者听力损失的程度,一般认为言语频率(500 Hz、1 000 Hz、2 000 Hz)的平均听阈在 26 dB 以上,即有听力障碍。根据国际标准,平均听阈26～40 dB 为轻度耳聋,41～55 dB 为中度耳聋,56～70 dB 为中重度耳聋,71～90 dB 为重度耳聋,91 dB 以上为极重度耳聋。老年聋的自然听力减退发展是很缓慢的,早期绝大多数都是在不知不觉中发生、发展起来的,直到影响生活才引起个人及家人的注意。

　　通过听力图还可以判断听力损失的类型,如图 5-32 所示,如感音神经性聋的气导阈值和骨导阈值是相近的,以高频听力下降为主;传导性耳聋骨导阈值基本正常,气导阈值下降,两者相差大于 10 dB;混合性耳聋则兼具以上两者的特点。老年聋则常表现为双侧对称性听力下降,以高频听力下降为主。骨气导差较小的感音神经性聋症状有时也表现为陡降型听力曲线、平坦下降型听力曲线。切迹下降型听力曲线、上升-下降型听力曲线较为少见。

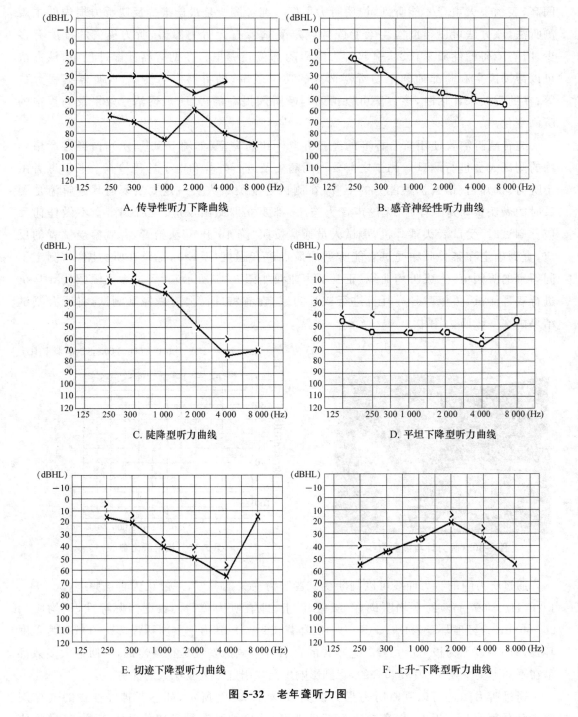

图 5-32 老年聋听力图

（二）言语测听

人类听觉的最重要功能是接收和理解言语。因此，能否听懂言语，是判断听觉功能状态的最主要指标。言语测听是以一种用标准化的言语信号作为声刺激来测试受试者的言语识别能力的测听方法,其中言语识别率测听是老年听力障碍者在适配助听器之前必做的听力检查。其目的是考查受试者在某一言语强度或环境下对单音节测试表中内容的识别能力,进而帮助预测助听器的使用效果。

言语测听所用设备和场地与临床常规的纯音测听没有本质区别,只需要多加一个外接音源,用于播放言语材料。进行言语测听时,在特定的言语强度下,受试者复述所听到的单音节字,测试者记录复述的正确率,言语识别率词表如图 5-33 所示。

_____耳　　　_____%　　　_____dB

庭	唐	左	吴	千	乐	老	杜	飘	并
印	恒	哥	职	急	姑	玉	朵	跨	造
指	民	十	越	动	尺	法	问	如	油
而	怒	周	气	晒	很	界	中	密	陕
慎	发	拉	所	香	尖	胆	季	笨	谢

图 5-33　言语识别率词表

听到和理解语言,需要听觉系统三个基本过程相互配合,即外周系统能接收外界声音的刺激,前庭蜗神经(Ⅷ)能将这些声音传到听觉中枢,听觉中枢能对声音进行辨别和分析。老年聋患者除了具有外周听力障碍以外,往往合并有中枢听觉处理障碍,所以常常出现言语识别率与纯音听力不成比例的现象,即纯音听力基本正常,但仍不能理解讲话的内容,而且年龄越大这种现象越明显。当受试者的言语识别率低下时,助听器验配效果一般会比较差。

三、助听器的应用

(一)助听器的发展历史

在很久以前就有人发现,手做环状放在耳后,可使听到的声音提高 5～8 dB,这便是最早的助听器。受到手掌集音的启发,一些有心人先后发明了各种形状的喇叭、螺号、讲话管等(如图 5-34A 所示)。这种简单的机械助听装置一直使用了几百年。直到 19 世纪,美国科学家贝尔发明了炭精电话式助听器(由炭精传声器、耳机、电池、电线等部件组装而成)。1892年,电话式助听器问世,随后开始全面生产。这虽然能够满足一些听力障碍者的需要,但是,电话式助听器还有许多缺点,如噪声太大、体积笨重、不易携带(如图 5-34B 所示)。

1923 年生产的助听器价值 2 250 美元(如图 5-34C 所示)。1943 年,人们开始将电源、传声器和放大器装在一个小盒子内,成为现代盒式助听器的雏形(如图 5-34D 所示)。1950年,晶体管放大器代替了真空管,使助听器的体积明显缩小,可以戴在头上。1954 年,出现了眼镜式助听器(如图 5-34F 所示)。1956 年,人们制成了耳背式助听器(如图 5-34G 所示),这种助听器不仅体积进一步减小,优越性也超过了眼镜式助听器和盒式助听器,成为当时全球销售量最大的助听器。1957 年,耳内式助听器问世。1958 年,中国开始生产盒式助听器。

1964 年,集成电路出现,使助听器体积更小,耗电更少,稳定性更好。随着大规模集成电路的出现,助听器的体积进一步减小,耳内式助听器出现后不久,半耳甲腔式助听器、耳道式助听器、完全耳道式助听器相继出现,这在很大程度上满足了患者心理和美观上的需要。

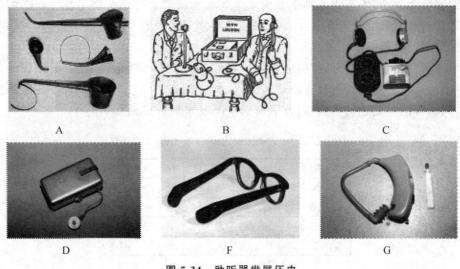

图 5-34　助听器发展历史

1982 年，出现了现在常用的驻极体式麦克风。1990 年，随着电脑编程助听器的问世，助听器增益初步智能化调整，又让助听器达到了新的技术水平。

（二）助听器的工作原理与基本结构

助听器实质上是一个电声放大器。声信号经麦克风（传声器）转换为电信号，通过放大器放大后，由受话器将电信号还原为声信号传至人耳。助听器的工作原理如图 5-35 所示。助听器主要由麦克风、放大器、受话器、各种音量音调控制旋钮和电池等元件组成。

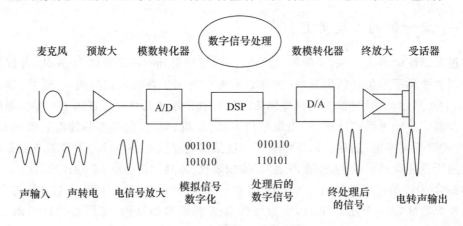

图 5-35　助听器的工作原理

助听器的基本结构如图 5-36 所示。麦克风是输入换能器，将声能转换为电能。放大器将麦克风转换好的微弱电压加以放大和滤波。受话器是另一换能器，作用与麦克风相反，它将放大的电信号转换为声信号或机械振动，传递到耳道里。将电信号转换为声信号的受话器为气导受话器，将电信号转换为机械振动的受话器为骨导受话器。负责音量调控的是一个可变电阻或电位器，用以调节通过放大器的电流，音量随电信号的电流的变化而变化。音量调高，需要增大通过放大器的电流；音量调低，则需要降低通过放大器的电流。电池是助听器正常工作的动力源，助听器的增益和输出越大，所需的电池能量就越大，相应的电池体积也就越大。当电池的能量不足时，将限制助听器的输出声压。助听器对电池的要求是容量大、体积小、内阻小、电压恒定、寿命长、对环境无害。

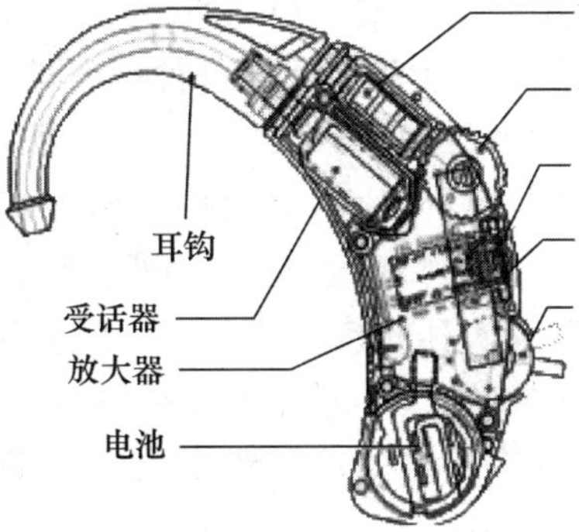

图 5-36　助听器的基本结构

在可编程助听器中有微调电位器，该助听器通过电脑编程来进行各种细微的调节，使调节更精细、更准确，能精细地补偿听力损失。微调主要包括：音调调控——改变助听器的频响；削峰——控制助听器的最大输出；自动增益与宽动感范围压缩调控——控制声音在舒适响度范围之内；增益调控——调节助听器增益。

助听器的附件还有音频输入、电感线圈和无线辅听系统，这些附件主要用于听收音机、看电视、使用手机或电脑等外接声源。因为音频信号直接来自音频声源，没有经过声—电、电—声的转换，因此输入信号的质量比经麦克风转换过的信号质量好。

（三）助听器的种类与特点

1. 盒式助听器

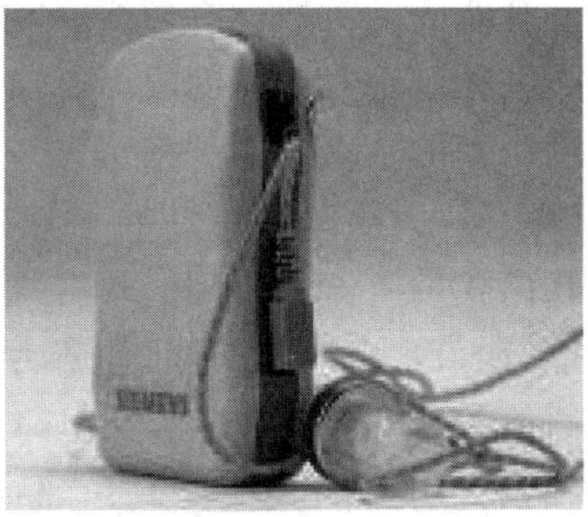
图 5-37　盒式助听器

盒式助听器的主要部件麦克风、放大器和电池都放在一个盒子里，由一条细小的电线把助听器与耳机连接起来（如图 5-37 所示）。在众多助听器之中，它的功率最大，为 120～140 dB。因此，在某些超大功率耳背式助听器不能满足听力障碍者的补偿需求时，盒式助听器可发挥一定作用。另外，盒式助听器的耳机与话筒距离远，故反馈声较小。盒式助听器的开关音量调节旋钮体积大，使用方便，容易调节，适合老年人使用。盒式助听器常采用普通 5 号电池，电池与机器本身均价格低廉，而且维修方便。

但是，由于盒式助听器通常佩戴在口袋或衣服上，机器与导线均会与衣服产生摩擦，摩擦声会影响用户对语言的辨别。同时，当助听器放在口袋里时，人体相当于板障，声音的低频部分可反射到传声器，而对于大部分有听力障碍的老年人来说，太多的低频增益是无益的，这会降低信噪比，使言语分辨率下降。另外，盒式助听器外置的导线暴露了用户的缺陷，不符合用户的心理需要，佩戴也不方便。所以，盒式助听器一般用于重度和完全听力障碍者、上肢灵活性较差的老年人、经济条件相对较差的使用者，不建议听力损失轻度和中度的听力障碍者使用。

2. 耳背式助听器

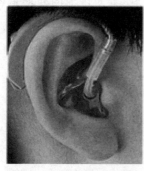

图 5-38　耳背式助听器

耳背式助听器是指助听器的主要配件安装在形如月牙的外壳内，佩戴在耳后的一类助听器（如图 5-38 所示）。耳背式助听器是目前使用最为广泛的一种助听器，也是老年人选配的首选机型。耳背式助听器上端为一个弯曲成半圆形的导声耳钩，可以固定在耳郭的后面，即使剧烈活动也不会脱出。导声耳钩与耳模相连，耳模类似于耳塞（不同形式的耳模如图 5-39 所示），是助听器与人耳的接触界面，是根据用户的耳甲腔和外耳道形状制作而成的声学插件，可以帮助用户更好地固定助听器，防止声反馈，并有一定的声学性能，能提高助听器的使用效果。

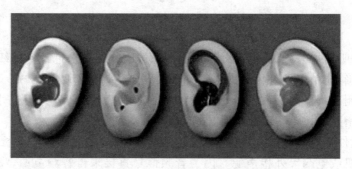

图 5-39　不同形式的耳模

耳背式助听器没有导线，体积较小，放在耳背后，易被头发遮盖，不易被发现，而且还减少了人体躯干对低频的反射及摩擦噪声，因此助听效果比同等规格的盒式助听器好。耳背式助听器的功率范围一般为 40～135 dB，中小功率范围为 40～105 dB，大功率范围为 40～120 dB，特大功率范围为 40～135 dB，分别适合轻度、中度、重度听力损失者佩戴。由于体积比耳内式助听器大，因此，耳背式助听器在设计上可采用较为复杂的电路，提高了其性能和功能，如可加上感音线圈，使听力障碍者听电话。

但是，由于耳背式助听器的麦克风小孔位于耳郭上方，天热或运动后头上的汗易渗入此孔及助听器的其他部位，容易引起助听器故障；同时，开关和音量控制调节位于耳后，使用起来不是很方便。对于对外观要求较高的人而言，这种助听器还是太大、太显眼。较大功率的耳背式助听器必须定制耳模，才能避免声反馈，而且容易产生堵耳效应，即耳甲腔或外耳道入口被耳模闭塞后，用户会感觉自己的发声似回声或者听起来感觉沉闷而不自然。

3. 定制型助听器

定制型助听器将助听器主要配件安装在根据用户耳甲腔和外耳道形状制作出的外壳中，体积小，隐蔽性好。定制型助听器主要分为耳内式助听器、耳道式助听器和深耳道式助听器三种（如图 5-40 所示）。

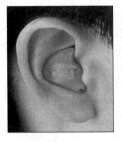 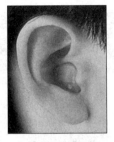 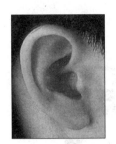

A. 耳内式助听器　　　B. 耳道式助听器　　　C. 深耳道式助听器

图 5-40　定制型助听器

（1）耳内式助听器。

耳内式助听器是最早开发应用的定制型助听器,也是定制型助听器中体积最大的一种。其外壳是根据用户的耳甲腔形状定制的,占据耳甲腔、耳甲艇和外耳道,其麦克风、放大器、受话器全部放在定制的外壳内,外部不需要任何导线或软管。相对于其他定制型助听器而言,耳内式助听器外形较大,增益较大,价格相对便宜,适于有一定经济能力的老年人使用。

（2）耳道式助听器。

耳道式助听器比耳内式助听器略小,佩戴于耳道内(不包括耳甲腔),因而更加隐蔽,是目前较为流行的助听器。

（3）深耳道式助听器。

深耳道式助听器是目前最小型的助听器,佩戴后即使从侧面看也不易被发现。它能更深地进入耳道内,达到或超过外耳道的第二生理弯曲,非常接近鼓膜。它的小巧受到了许多用户的青睐,但其输出功率有限,仅适于轻度、中度听力下降者使用。

定制型助听器直接放置于耳甲腔或耳道内,使麦克风位置接近或位于耳郭生理集音点,声波传递通过耳郭反射到麦克风,从而保持了耳郭的集音和声源定位两大功能,并且可有效降低声音在传递过程中产生的失真度和能量损耗,提高了声音的清晰度和音量。定制型助听器体积小,外壳薄,美观舒适,但其增益较小,适合人群比较少。

4. 其他助听器

（1）骨导助听器。

骨导助听器(如图 5-41 所示)将声音信号转换为机械能后,通过颅骨的振动使用户听到声音。骨导助听器一般有眼镜式和头夹式两种,通常适于传导性耳聋患者。但骨导助听器佩戴起来不舒适,声音输出有一定局限性,对输入在 3 000 Hz 以上频率的声音功率放大作用很小,对拾音方向也有限制。

（2）开放耳助听器。

开放耳式助听器(如图 5-42 所示)把耳背式助听器的标准声管换为细声管,可消减低频增益,可有效地减小用户佩戴助听器时产生的堵耳效应,提高用户的聆听舒适度。开放耳式助听器比较适合听力损失较轻、堵耳效应较严重或者听力图为陡降型听力曲线(往往是低频较好,高频较差,两者的差值比较大)的用户。

（3）受话器外置助听器。

受话器外置助听器(如图 5-43 所示)将受话器置于耳道内,而不是助听器主体内部,兼具了定制型助听器和耳背式助听器的优势,小巧美观,更有利于解决堵耳效应问题并防止声反馈发生。

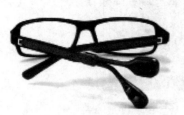
图 5-41　骨导助听器

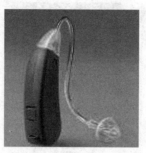
图 5-42　开放耳助听器

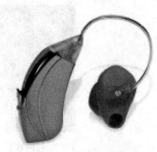
图 5-43　受话器外置助听器

（四）助听器的验配

1. 接诊建档

有听力障碍的老年人可选择专业验配机构（如医院、康复中心、专业验配门店等）进行助听器验配。接诊后，工作人员会按常规为患者建立康复档案，康复档案包括一般资料、耳聋病史、耳科检查结果等。

遇到以下情况之一者，工作人员应停止推荐助听器并进行转诊处理：传导性耳聋；近 3 个月内发生的快速进行性听力下降；波动性听力下降；伴有耳痛、耳鸣、眩晕或头痛；外耳道耵聍栓塞或外耳道闭锁。

2. 听力评估

一般来说，对于老年人，纯音测听的结果是评估听力的主要依据。需要强调的是，在做纯音听力检查前要做耳镜检查，确定外耳状态，除测定气导听阈和骨导听阈外，还需要同时检查舒适阈与不适阈。进行纯音测听以后，对于老年人还应进行言语测听，确定言语分辨率，若言语分辨率低下，则佩戴助听器的效果较差。另外，医院或有条件的验配机构也可以对患者进行客观听力测试和影像学检查，以辅助判断听力障碍的程度及性质。

3. 助听器预选

进行助听器预选的目的是确定助听器的种类、形状、最大声输出、频响曲线等。工作人员会同时推荐两三款助听器供患者选择。老年性聋患者应进行双耳选配，这样有助于提高声源定位能力，提高声音响度、信噪比，以及声音的真实性与立体感，使用户听得更轻松、更清楚，同时还可以消除头颅对声音的阻隔和衰减，减少听力功能的退化。

4. 取耳样，制耳模

耳模不但可以使得助听器佩戴舒适，防止反馈啸叫，而且可以在一定范围内改善助听器的声学效果。因此，在选配盒式助听器和耳背式助听器时，必须制作相应的耳模。

制取耳模的第一步是取耳样（如图 5-44 所示），检查耳郭和外耳道没有影响印模制取的因素后，在耳道的相应位置放置棉障，用特制的注射器将印模材料注入耳道，固化后取出，再由专门的机构制作耳模。

根据制作材料和工艺的不同，耳模可分为软耳模、半软耳模和硬耳模三种。具体制作时，要根据用户听力损失的程度和用户的年龄确定耳模的类型，以及声孔、孔的形状。

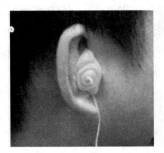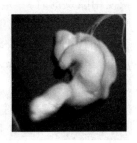

图 5-44 取耳样

5. 助听器调试

助听器调试是指根据听力损失的性质、程度和用户的年龄,调整已经预选好的助听器的各项性能参数,以满足用户听取的要求。对于目前广泛使用的助听器来说,主要通过选择编程软件中设定的程序和验配公式来进行调试。助听器的调试可能需要进行多次,尤其是在用户使用助听器一段时间后,需要根据日常生活中实际听声出现的问题进行微调。

6. 助听器效果评估

助听器效果可通过定量评估、功能评估和满意度问卷调查等方式来进行评估。例如,在声场条件下,测试助听器用户对不同频率的哮音或窄带噪声的听敏度,然后与言语香蕉图进行比较;还可以进行言语听觉测试、介入增益测试及助听效果满意度调查等。

7. 助听器的使用、维护与指导

助听器验配之后很重要的一步是向用户或其家属交代如何佩戴和使用助听器,包括电源的开关、音量的控制、电池的更换、耳模的清洁、助听器的保养等问题,特别要告知用户助听器的防潮、防水常识。

8. 随访

助听器验配结束后,验配人员的工作并没有结束,还要定期对用户进行随访,了解他们听力的变化、耳模的作用、助听器的效果及辅助装置的使用情况等,以便进行及时的指导。

(五) 助听器的使用指导与维护

有些听力障碍者在选配助听器后会有立竿见影的效果,然而,对大多数听力障碍者来说,选配助听器后,还需要有一段时间适应和训练。用户要学会佩戴助听器的方法,尤其注意耳模与耳朵之间要紧密贴合不漏气,防止产生啸叫。在适应期,助听器佩戴时间应由短到长,声音音量应由小到大,可先在家庭安静的环境中与家人交流,听取简单的内容,然后渐渐过渡到在嘈杂环境中听取复杂的内容,参与多人交流,听取电视、电话等发出的声音等。

助听器是十分精巧的设备,个别环境(如过热、潮湿或杂物堆积的环境)会影响助听器的工作效果。适当的维护保养可以延长助听器的使用寿命。有研究结果表明:耵聍堵塞、受潮、无意坠落带来的冲击是造成助听器损坏的三大原因。要想延长助听器的使用寿命,首先,应养成每天清洁助听器的习惯,可用随产品提供的毛刷将堆积在助听器耳道口周围、音量调节旋钮及电池仓处的耵聍或其他微小颗粒刷除,然后用软布轻轻擦拭助听器。其次,在诸如洗脸、游泳、沐浴或使用喷发剂时，一定要拿出助听器。在洗衣服时，也要检查口袋中是否有助听器。如果助听器受潮了，不要使用烤箱、微波炉或电吹风等干燥工具，而是要打开助听器电池仓门，取出受潮的电池，将助听器放在干燥盒内以达到驱潮的目的。最后，因为助听器十分精巧，所以在清洁维护时，最好在铺有软布或毛巾的桌面上进行，以避免不必要的振动或丢失零部件。用户还要注意防止日光照射助听器，不要将助听器放置于高温处，以免机壳变形损坏。另外，最好能够定期到选配中心检查，由专业人员清洁助听器内部并调试助听器的性能，保证助听器时常处于良好状态。日常保养助听器所需要的工具如图5-45所示。

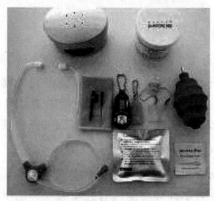

图 5-45　日常保养助听器所需要的工具

▼ 任务训练

听力障碍辅助器具适配评估

认真学习听力障碍辅助器具评估及适配知识，了解与老年听力障碍者沟通的技巧，能够按照图5-46所示的助听器验配流程为老年听力障碍者验配助听器，并仔细填写听力障碍辅助器具适配评估表（如表5-3所示）。

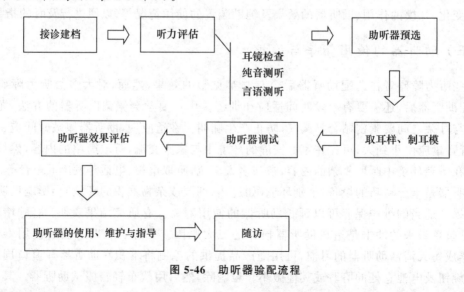

图 5-46　助听器验配流程

表 5-3　听力障碍辅助器具适配评估表

1. 个人基本信息

　　姓名：＿＿＿＿＿＿＿　性别：□男　□女　　　年龄：＿＿＿＿＿＿　出生年月：＿＿＿＿＿＿＿＿

　　婚姻：＿＿＿＿＿＿　民族：＿＿＿＿　　　职业：＿＿＿＿＿　文化程度：＿＿＿＿＿＿

　　出生地：＿＿＿＿＿＿＿＿＿＿＿　　　现居住地：＿＿＿＿＿＿＿＿＿＿

　　联系电话：＿＿＿＿＿＿＿＿＿＿＿　　　联系人及关系：＿＿＿＿＿＿＿＿＿＿

2. 功能障碍

　　发现耳聋时间：

　　耳聋时伴有其他症状：□耳鸣 左 右　□耳痛 左 右　□耳分泌物 左 右　□眩晕

　　耳聋原因：

　　□先天性听力障碍

　　□老年聋　　　　　□噪声和爆震　　　□精神和情绪

　　□药物中毒：□庆大霉素　□链霉素　□卡那霉素　□利尿剂　□其他药物

　　□疾病：□鼓膜穿孔　□中耳化脓感染　□耳硬化症　□梅尼埃病　□前庭蜗神经（Ⅷ）病

　　　　　　□肿瘤　　　□颅脑损伤　　　□其他＿＿＿＿＿＿＿＿＿＿＿

　　医疗病史：家族史　□无　□有　　　手术史　□无　□有

　　残疾等级：听力障碍：□一级　□二级　□三级　□四级

　　　　　　合并障碍：□视力障碍　□言语障碍　□肢体障碍　□智力障碍　□精神障碍

3. 曾用辅助器具情况

　　未使用原因：□不需要　□无辅助器具知识　□曾用但不合适　□经济原因　□其他＿＿＿＿＿＿

　　已使用助听器类别：□盒式助听器　□耳背式助听器

　　　　　　　　　　　□定制型助听器：□耳内式　□耳道式　□深耳道式

　　具体品牌与型号：左＿＿＿＿＿＿＿＿＿＿　右＿＿＿＿＿＿＿＿＿＿

　　使用时间：＿＿＿＿＿＿＿＿＿

　　使用效果：□适合　□部分适合　□不适合

4. 辅助器具需求与环境评估

　　曾用辅助器具：□继续使用　□更换　□调整

　　居住环境：□城镇楼房　□城镇平房　□农村楼房　□农村平房

　　生活环境：□家庭　□学校　□社区　□单位　□福利机构　□其他＿＿＿＿＿＿＿＿

　　生活照料：□父母　□子女　□配偶　□亲友　□护工　□机构　□无人照料

　　行动环境：□室内　□社区　□公共区域　□其他＿＿＿＿＿＿＿＿

　　信息环境：□书籍　□报纸　□杂志　□电脑及网络　□助视器　□交流板

　　具体需求：＿＿＿＿＿＿＿＿＿＿＿＿＿＿＿＿＿

5. 专科检查

　　外耳及耳道检查：

	左			右		
耳郭：	□正常	□感染	□畸形	□正常	□感染	□畸形
外耳道：	□正常	□感染	□畸形	□正常	□感染	□畸形
鼓膜：	□完整	□内陷	□粘连	□完整	□内陷	□粘连
	□充血	□穿孔		□充血	□穿孔	
乳突：	□正常	□红肿	□压痛	□正常	□红肿	□压痛

客观测试：

脑干诱发电位：_____　　　多频稳态诱发电位：_____

声阻抗：_____　　　耳声发射：_____

主观测试：

纯音听力测试结果

右耳　　　　　　　　　　左耳

言语测听结果：左耳_____dB_____%　　右耳_____dB_____%

其他评估：

上肢精细动作：□灵活　□缓慢　□笨拙　□困难　□无

认识能力：□良好　□低下　□较差　□差

交流能力：口语表达　□清晰　□大部分清晰　□少部分清晰　□不清晰　□无

言语理解：□清晰　□大部分清晰　□少部分清晰　□不清晰　□无

肢体表达：□清晰　□人部分清晰　□少部分清晰　□不清晰　□无

佩戴助听器能力：□独立佩戴　□部分帮助　□完全帮助

助听器维护能力：□独立完成　□部分帮助　□完全帮助

6. 助听器及耳模的适配选择

助听器品牌与型号：左_____　　　右_____

耳模种类：_____

7. 助听器效果评估结果

右耳　　　　　　　　　　左耳

辅助器具预期：□达到要求　□无法达到要求　原因：＿＿＿＿＿＿＿＿＿＿＿＿＿＿＿＿

评估人员建议：□转介治疗　□康复训练　□心理指导　□辅助器具咨询

　　　　　　　□使用安全　□定期检修　□特殊照料　□其他＿＿＿＿＿＿＿＿＿＿＿＿

8. 辅助器具配置形式：□免费配置　□部分补助　□社会赞助　□自购

　　　　　　　　　　□租赁　□借用　□其他＿＿＿＿＿＿＿＿＿＿＿＿

9. 适配评估跟踪服务

第 1 次跟踪：□1 周　□2 周　□1 个月　□3 个月　□半年

使用效果：□明显好转　□部分好转　□无好转　原因：＿＿＿＿＿＿＿＿＿＿＿＿＿＿

建议：□定制　□更换　□调整　□环境调试　□操作训练　□其他＿＿＿＿＿＿＿＿＿＿

第 2 次跟踪：□2 周　□1 个月　□3 个月　□半年　□1 年

使用效果：□明显好转　□部分好转　□无好转　原因：＿＿＿＿＿＿＿＿＿＿＿＿＿＿

建议：□定制　□更换　□调整　□环境调试　□操作训练　□其他＿＿＿＿＿＿＿＿＿＿

第 3 次跟踪：□1 个月　□3 个月　□半年　□1 年　□2 年

使用效果：□明显好转　□部分好转　□无好转　原因：＿＿＿＿＿＿＿＿＿＿＿＿＿＿

建议：□定制　□更换　□调整　□环境调试　□操作训练　□其他＿＿＿＿＿＿＿＿＿＿

适配评估服务结案：□完成　□未完成

适配评估满意度：□满意　□不满意

个人签字：

评估人签字：

评估时间：

任务三　其他信息沟通辅助器具的选配

◇◇◇◇ 情境引入 ◇◇◇◇

　　谢爷爷,64 岁,患类风湿性关节炎 10 年,功能活动分级为Ⅱ级,即有关节不适或障碍,但尚能完成一般活动。最近,他发现视力与记忆力大不如前。谢爷爷兴趣爱好十分广泛,如聊天、下棋、看新闻、阅读、写作等,同时他还想帮妻子完成一些家事活动,如记账、购物等。针对谢爷爷的情况,试为他选择相应的信息沟通辅助器具,使他能更加方便地完成以上活动。

知识要点

　　除了视力及听力障碍,老年人在接收信息及进行沟通时还经常受到言语障碍、认知障碍和肢体障碍的限制。用于沟通、书写、阅读、计算、提示及使用计算机等的辅助器具可以帮助有言语、认知、肢体、视力等障碍的老年人接收外界信息,进行有效的沟通,提高生活质量。

一、扩大、替代沟通辅助器具

脑卒中等疾病常常导致老年人言语障碍、认知障碍,进而使老年人丧失与家人及外界沟通的能力,甚至丧失生活自理能力,这容易使他们产生沮丧、孤僻等不良情绪,严重影响他们的生活质量。扩大、替代沟通辅助器具包括一切能帮助用户提高沟通能力(说话能力、写作能力等),可以暂时性或永久性地代偿用户丧失的沟通能力,提高他们的生活品质的辅助器具。

1. 语言训练卡片(如图 5-47 所示)

适用人群:言语障碍者、认知障碍者等。

功能结构:这是为增进言语障碍者的表达能力而设计的训练卡片。卡片内容多为简单、易于表达的事物,包括各类物品、颜色、形状、词性等。此卡片也可用于训练认知障碍者辨认物体、形状等。

2. 可换页沟通书(如图 5-48 所示)

适用人群:认知障碍者、言语障碍者等。

功能结构:这是活页形式的沟通书,内容为各种图片以及标签。用户需要进行表达时,可将书翻至相应的页面。书的内容可根据需要进行重新设计和调整。认知障碍者可将日程表、食谱等所需提示内容以图片的形式组合在书中。

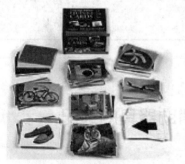

图 5-47　语言训练卡片

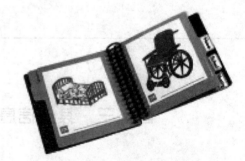

图 5-48　可换页沟通书

3. 沟通软件(如图 5-49 所示)

适用人群:沟通障碍者、认知障碍者、言语障碍者等。

功能结构:此软件可安装在智能手机或平板电脑中,软件中带有上百种日常表达所需的符号意向。用户可通过 3 种方式进行操作:直接点取符号、扫描选择符号、直接键盘输入。此软件有语音输出功能。

4. 键盘沟通器(如图 5-50 所示)

适用人群:言语障碍者、听力障碍者等。

功能结构:此器具由键盘、显示屏及音箱等组成。用户可将需表达的内容用键盘直接打出显示在显示屏内,同时音箱可播放这些内容。

5. 眼控沟通器（如图 5-51 所示）

适用人群：言语障碍者、重度肢体障碍者等。

功能结构：此器具适于不能利用运动功能完成输入或选择的用户，多包含摄像头、显示屏、识别软件等部分。用户可利用眼球的注视完成输入或选择操作，从而表达自己的意图。

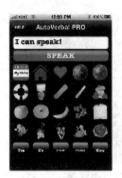
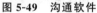

图 5-49　沟通软件

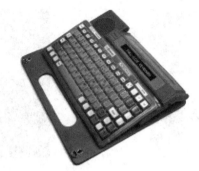

图 5-50　键盘沟通器

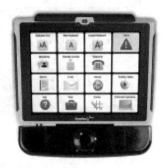

图 5-51　眼控沟通器

二、书写、阅读、计算辅助器具

1. 增重增粗笔（如图 5-52 所示）

适用人群：罹患关节炎、多发性硬化、帕金森病等的上肢精细运动障碍者。

功能结构：此笔的笔杆重且粗，以增加持笔的稳定性，且笔杆重量可根据需要进行调整。

2. 叉形易握笔（如图 5-53 所示）

适用人群：上肢功能障碍者、关节炎患者等。

功能结构：叉形的笔杆结构支持食指，而笔头由拇指支持，无须抓握或挤捏笔便可保持书写时笔端的稳定。

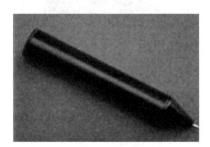

图 5-52　增重增粗笔

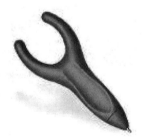

图 5-53　叉形易握笔

3. 持笔器（如图 5-54 所示）

适用人群：抓握困难者、上肢精细运动障碍者等。

功能结构：此器具采用万能袖带的设计，装有可调辊锁卡具固定笔，使用时，用户可根据需要调节执笔角度。

4. 阅读架（如图 5-55 所示）

适用人群：肢体障碍者、卧床者等。

功能结构：此器具由金属支架和托板组成，可放置在床上或轮椅上，供用户阅读书籍、报纸、杂志时使用。阅读架的位置、角度可根据用户的需要调节。

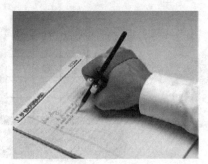

图 5-54　持笔器

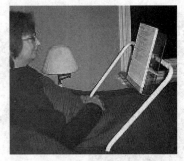

图 5-55　阅读架

5. 电子翻书器（如图 5-56 所示）

适用人群：肢体障碍者、卧床者等。

功能结构：此器具可将书本等固定在书架上，通过用户的残余功能（如吹气或单个手指运动）控制橡皮滚子自动翻动书页，可前翻，也可后翻。使用时，用户可根据自己的需要将书架调节到不同的角度。

6. 大字计算器（如图 5-57 所示）

适用人群：视力障碍者、肢体障碍者等。

功能结构：此计算器配有较大的显示屏幕和放大的液晶数字及按键，面板的颜色反差明显；数字键、功能键、计算键分别以不同颜色标示，以便于用户识别。

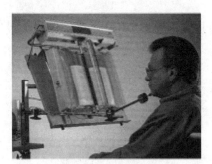

图 5-56　电子翻书器

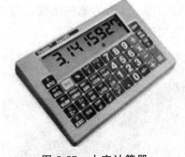

图 5-57　大字计算器

三、提示辅助器具

1. 多功能闹钟（如图 5-58 所示）

适用人群：老年人、视力障碍者、听力障碍者等。

功能结构：此闹钟带有大显示屏，并用大字显示时间，内置亮度可调的闪光灯，大声音频报时器报时，音量可调节。此闹钟还有枕头振动垫，需要时可调为震动闹铃。

2. 电话紧急报警系统（如图 5-59 所示）

适用人群：行动不便者、需紧急医疗救助者等。

功能结构：此器具包括主机和无线挂件两部分，当需紧急救助时，用户按下无线挂件上的按钮，此器具就会自动拨打家人的电话或 110、119、120 等急救电话。此器具可自行设置 5个紧急联络电话号码，并可播放事先录好的求助语音。

3. 失物定位器（如图 5-60 所示）

适用人群：视力障碍者、认知障碍者、记忆障碍者等。

功能结构：使用时，可将物品与无线传感器连在一起，当物品丢失时，用户只需按压遥控器上的按钮向无线传感器发射信号，无线传感器就会发出蜂鸣声，用户寻声就可以找到相应的物品。此器具在 27.5 m 范围内均可使用。

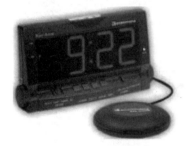
图 5-58　多功能闹钟

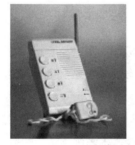
图 5-59　电话紧急报警系统

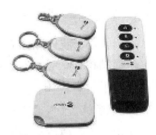
图 5-60　失物定位器

4. 门槛提示器（如图 5-61 所示）

适用人群：视力障碍者、肢体障碍者等。

功能结构：此器具由压力感应踏板与报警器组成，当人踏上放于门槛前的踏板时，此器具就会通过语音提示人们前方有门槛。

5. 烟雾警报器（如图 5-62 所示）

适用人群：听力障碍者、视力障碍者、认知障碍者等。

功能结构：此器具由报警器、闪光灯和配线组成。当室内烟雾达到一定浓度时，此器具会自动报警，并有闪灯信号。

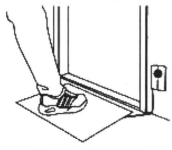
图 5-61　门槛提示器

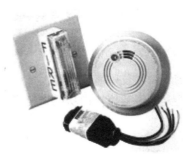
图 5-62　烟雾警报器

四、信息化辅助器具

随着信息技术的不断发展,电脑和手机在人们工作及生活中的作用日益增大。老年人空余时间较多,子女白天不能陪伴左右,邻居大多单门独户,相互交往也比较少,久而久之,老年人易出现孤独自闭的情况。这时,如果有电脑或手机陪伴,刷微博、听音乐、看电影、玩游戏或看新闻等,能满足老年人喜欢热闹、追求时尚的心态,在开阔眼界的过程中还能增添生活乐趣。同时,电脑和手机可以增加老年人与外界沟通的机会,如微信聊天、电子邮件等功能可以帮助老年人与家人、朋友、志同道合者交流信息,减轻和消除老年人的孤独感。电脑和手机还可以帮助老年人完成日常生活中的一些事情,如网上购物、网上缴费等,免去出门排队的麻烦。还有的老年人能借助电脑和手机,发挥余热,从事某些简单轻松的工作。

（一）硬件

1. 大字键盘(如图 5-63 所示)

适用人群:肢体障碍者、视力障碍者等。

功能结构:此键盘的按键尺寸较大,按键上字体较大,适合手部精细控制协调能力不佳者及视力障碍者使用。

2. 单手键盘(如图 5-64 所示)

适用人群:偏瘫患者、只能单手活动者等。

功能结构:此键盘适用于单手操作者,用户单手操作也能获得较快的打字速度,减少手部疲劳。

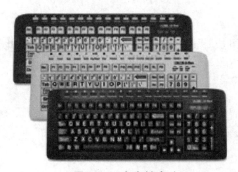

图 5-63　大字键盘

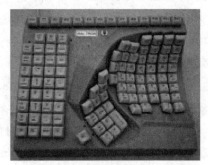

图 5-64　单手键盘

3. 轨迹球鼠标(如图 5-65 所示)

适用人群:肢体障碍者等。

功能结构:手部精细功能障碍者等用手掌或脚掌就可以自由地轻轻转动轨迹球,从而完成操作。

4. 加重鼠标

适用人群:肢体障碍者等。

功能结构：加重鼠标中加入了配重块，适合手部震颤的患者使用，可提高光标移动的准确性。

5. 手写板（如图5-66所示）

适用人群：老年人、肢体障碍者等。

功能结构：此手写板支持用户利用手或脚触摸移动光标、输入文字或图片，也适于有肢体障碍或不会使用输入法的老人使用。

6. 头戴式耳麦（如图5-67所示）

适用人群：老年人、肢体障碍者等。

功能结构：这是耳机与麦克风的整合体，不会输入法的老年人或肢体障碍者可以用它及语音识别软件等完成语音输入操作。

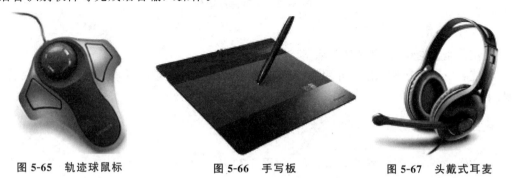

图5-65 轨迹球鼠标　　　图5-66 手写板　　　图5-67 头戴式耳麦

（二）软件

1. IBM Viavoce 语音输入法

适用人群：老年人、肢体障碍者等。

功能：这是一个语音识别软件，可用于声控打字和语音导航。用户通过麦克风对着计算机讲话，不用敲键盘即可输入汉字，每分钟最多可输入150个汉字，是普通手写输入速度的6倍。该系统识别率可达95%以上。

2. ZoomText 屏幕放大软件（如图5-68所示）

适用人群：低视力者、老年人等。

功能：这是一款屏幕放大软件，可根据需要调节屏幕的大小，放大倍数为2～16倍，鼠标指针的精确度较高，同时有语音输出功能。

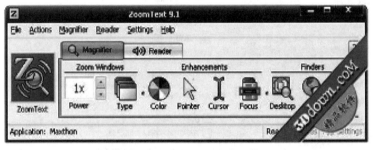

图5-68 ZoomText 屏幕放大软件

3. 屏幕键盘软件（如图 5-69 所示）

适用人群：肢体障碍者等。

功能：该软件可在屏幕上显示虚拟键盘，以支持有肢体障碍的用户用鼠标、游戏杆、大按钮等输入设备输入信息。

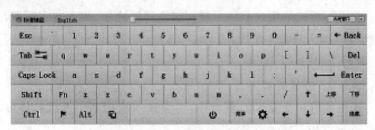

图 5-69　屏幕键盘软件

4. 按键精灵

适用人群：老年人、肢体障碍者等。

功能：使用此软件，用户可用一键综合多键功能，如设定一个热键完成 Ctrl＋Alt＋Delete 的动作。

（三）通用设计

1. Windows 自带设置及轻松访问（如图 5-70 所示）

功能：在 Windows 系统控制面板中，可以设置屏幕分辨率、更改窗口字体等，使屏幕显示更适合老年人使用。在控制面板的鼠标及键盘设置中，可更改相关参数，使老年人及肢体障碍者更好地使用鼠标和键盘。例如，右侧肢体障碍者可切换鼠标主要和次要按钮，手部震颤的患者可增加键盘按键的重复延迟等。

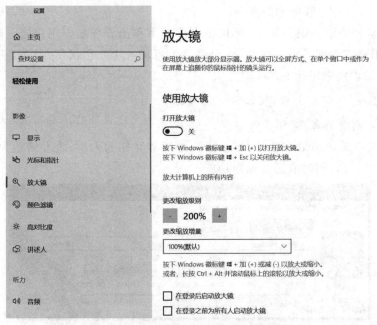

图 5-70　Windows 10 的"轻松使用"模块

Windows 10 的"轻松使用"模块有利于功能障碍者更轻松地使用电脑。里面的功能包括：放大镜可以放大计算机屏幕的任一部分；讲述人是一个屏幕阅读程序，可以朗读屏幕上的文本；屏幕键盘可以配合输入硬件设备进行输入；可以快捷设置鼠标、键盘、显示器的相关参数等。

在 Windows 10 系统中，执行开始—设置—轻松使用，可找到放大镜及讲述人等功能，用户在键盘上同时按下 Win＋U 键，便可快捷启动这些设置。

2. 360 安全桌面（如图 5-71 所示）

功能：360 安全桌面是一款桌面管理软件，整合了社区聊天、视频、音乐、新闻、游戏、小说、购物等日常常用软件，减少了页面层级，使主要应用程序一目了然，操作简单，方便老年人使用。

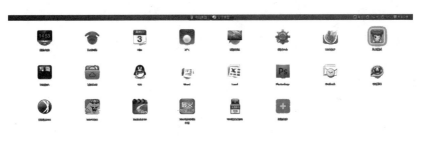

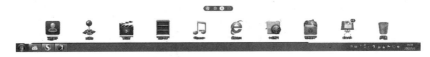

图 5-71 360 安全桌面

3. 腾讯 QQ 多功能辅助输入（如图 5-72 所示）

功能：这是为打字慢、不会打字的肢体障碍者、老年人等轻松地使用 QQ 而设计的功能。此功能包括语音消息、手写输入、语音识别等。用户也可利用手写板和麦克风完成输入，让在线沟通方式变得更立体、更丰富，也让人们使用起来更便捷。

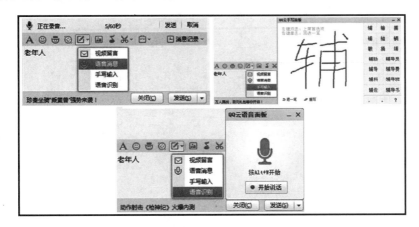

图 5-72 腾讯 QQ 多功能辅助输入

任务训练

为家中的老年人购买电脑并进行相关设置，教会他们使用常见功能，如上网看新闻、看博客、QQ 聊天、网上对弈、看影视剧、网上缴费、网上购物等，并拍摄视频教程。

项目六

老年人健康管理辅助器具的选配

学习目标

- ✓ 能选用合适的辅助器具对老年人的人体形态和心理状态进行评估;
- ✓ 能选用合适的辅助器具对老年人的生命体征和运动功能进行检测;
- ✓ 能选用合适的辅助器具帮助老年人预防疾病、促进康复;
- ✓ 能选用合适的辅助器具对老年人的知觉、运动、言语功能进行训练;
- ✓ 掌握老年健康评估类、医疗保健类和功能训练类辅助器具的种类、适用人群和功能结构;
- ✓ 具备与老年人进行沟通和交流的能力;
- ✓ 具备对老年人服务的责任心和耐心。

健康管理是对个体或群体的健康进行全面监测、分析、评估,提供健康咨询和指导,以及对健康危险因素进行干预的全过程。其宗旨是调动个体和群体及整个社会的积极性,有效地利用有限的资源来达到最大的健康管理效果。具体做法是为个体或群体提供有针对性的科学健康信息并创造条件采取行动来改善大家的健康状况。

老年期不同于人生的其他阶段,因老化而导致健康受损和患各种慢性病的比例较高。我们不仅要重视老年人的疾病本身,而且要更看重老年人的生活功能。辅助器具不仅能全面提高老年人的日常生活活动能力和生活质量,而且能对老年人的健康起到保持和促进作用。

任务一　老年人健康评估辅助器具的选配

◇◇◇◇ 情境引入 ◇◇◇◇

李爷爷,68岁,打水时不慎被开水烫伤右前臂、右小腿及右足,局部疼痛,水疱破裂,基底潮湿,均匀发红。试根据李爷爷的病情为其选择合适的辅助器具并对其进行健康评估。

知识要点

　　按照医学界的传统观念，健康就是没有临床症状，且以客观测量方法找不到身体某部分显现病态的证据。1948 年，世界卫生组织把健康定义为：不仅身体没有疾病，而且身体、心理、社会方面都处于完好状态。

　　因此，在对老年人进行健康评估时，应考虑全面，既要处理已经发生的问题，又要预防潜在问题的发生。同时，在对老年人进行健康评估时，还要结合老年人的特点。老年人健康评估主要包括以下四个方面。

　　（1）生理方面的评估。

　　对老年人进行生理方面的评估时，除了进行常规的病史、体征检查，还要了解老年人最近服用药物的情况，如存放了哪些药品，哪些是遵医嘱服用的，哪些是自行服用的。有些疾病的症状要通过交谈和观察才能发现，而不仅仅通过检查。

　　（2）生活能力的评估。

　　老年人独立生活能力的高低对其生活质量有直接影响，也是评价老年人健康水平的重要指标，生活能力主要包括吃饭、穿衣、如厕等基本日常生活能力，以及管理钱财、购物、接听电话等社会生活能力。

　　（3）心理状况的评估。

　　老年人的心理状况可通过其对生活的态度、对家庭成员的评价、回答问题的准确性和反应速度等反映出来，此外，老年人的心理状况还包括认知能力、情绪状态等。对老年人心理状况的评估可以通过量表来完成。

　　（4）社会方面的评估。

　　社会方面的评估包括社会支持系统的情况、经济来源、对医疗服务的利用情况等。有时候，心理问题会成为影响健康的主要因素，例如，评估老年人的消瘦状况时，不应只考虑营养的摄入和消化功能方面的问题，还应考虑有无孤独感，经济是否拮据，外出购物是否缺乏交通工具等，因为这些情况也可能导致老年人出现消瘦症状。

　　本任务将老年人健康评估辅助器具分为躯体评估辅助器具和心理评估辅助器具两类加以介绍。

一、躯体评估辅助器具

（一）人体形态评估辅助器具

1. 人体测量尺（如图 6-1 所示）

适用人群：各类人群。

功能结构：人体测量尺可测量人体各部位的长度、周径，基本单位为厘米。据此，人们可评估人体的相关长度或周径是否在健康范围内。

2. 皮下脂肪测量计（如图 6-2 所示）

适用人群：各类人群。

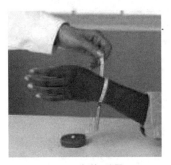

图 6-1　人体测量尺

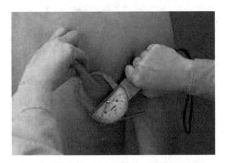

图 6-2　皮下脂肪测量计

功能结构：此测量计可测量人体皮下脂肪厚度，据此，人们可以评估人体的脂肪含量、营养状况等。此测量计的测量范围可达 60 mm。

3. 脊柱侧凸测量计（如图 6-3 所示）

适用人群：脊柱侧凸者。

功能结构：此测量计可测量脊柱侧凸的角度，以及颈屈、胸屈、腰屈的角度。测量结果有厘米、毫米和角度标识。

（二）身体功能检测辅助器具

1. 电子血压计（如图 6-4 所示）

适用人群：各类人群。

结构功能：此血压计可以测量血压和脉冲时间，并在屏幕上显示出来，同时能清晰地对测量值进行语音播报，有多重记忆区间。

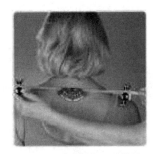

图 6-3　脊柱侧凸测量计

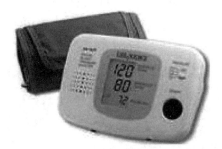

图 6-4　电子血压计

2. 语音输出血糖仪（如图 6-5 所示）

适用人群：盲人或低视力的糖尿病患者等。

功能结构：此血糖仪可发出清晰的语音，用于引导用户进行正确的血糖测试操作，如插入测试带、滴一滴血等，同时，可以读出血糖值，并能储存多达 100 个的血糖测试结果。此血糖仪主要包括血糖监视器、声音输出设备、测试带、刺血针、检查带、听筒、装载盒等部件。

3. 耳温枪（如图 6-6 所示）

适用人群：各类人群。

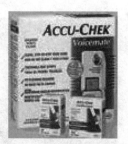

图 6-5　语音输出血糖仪

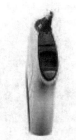

图 6-6　耳温枪

功能结构：耳温枪通过测量耳朵鼓膜的辐射亮度，非接触地实现对人体温度的测量。使用时，只需将探头对准内耳道，按下测量钮，仅几秒钟就可得到测量数据，非常适合急重病患者、老人、婴幼儿等使用。但在使用初期，用户由于不太熟悉这种操作方式，可能会得到几个不同的测量数据。一般来讲，实测最大值即为所要数据。使用者熟悉后会对这种体温计比较满意。

4. 握力计（如图 6-7 所示）

适用人群：各类人群。

功能结构：握力计主要用于测量手的握力，由刻度盘、手柄支架和弹簧组成，刻度单位为磅或千克。

5. 捏力计（如图 6-8 所示）

适用人群：各类人群。

功能结构：捏力计主要用于测量手指和手关节的力量，可以测量指尖捏力、指侧捏力、指头捏力，单位为磅或千克。

6. 背拉力计（如图 6-9 所示）

适用人群：各类人群。

功能结构：背拉力计主要用于测量背肌力的大小，测量范围为 272.4～300 kg。

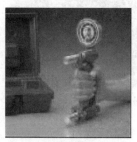

图 6-7　握力计

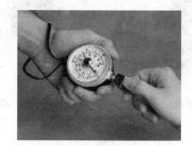

图 6-8　捏力计

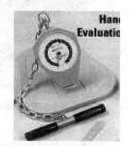

图 6-9　背拉力计

7. 量角器（如图 6-10 所示）

适用人群：各类人群。

功能结构：此量角器主要用于人体关节活动度的测量，通常由一个带有圆形或半圆形角度计的固定臂及一个普通长度尺（称为移动臂）组成，两臂交点（用铆钉固定）为量角器的轴心。量角器使用示范如图 6-11 所示。

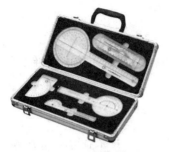

图 6-10　量角器

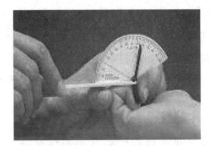

图 6-11　量角器使用示范

8. 步态分析仪（如图 6-12 所示）

适用人群：平衡障碍者、下肢残疾者或步行障碍者等。

功能结构：此器具主要用于分析步行模式、测定动态平衡功能、预测跌倒危险，以及评估穿戴矫形器的必要性和疗效。此器具有一条可携带的地毯，当人们在地毯上行走时，系统可测量出步长、步速、步态变异率和其他步行参数。所有参数均可在几分钟内记录和扫描。

9. 触觉测试器（如图 6-13 所示）

适用人群：糖尿病或神经疾病患者等。

功能结构：此器具主要用于评定触觉、两点辨别觉、神经在体表的支配范围（或植皮术前后的皮肤触觉）等，还可进行感觉训练。此器具包含 2 个塑料底盘，每个底盘上都有一系列不同间隔的塑料竖杆。

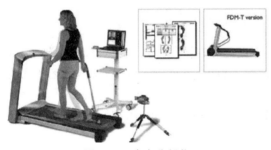

图 6-12　步态分析仪

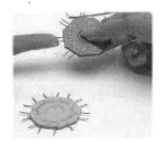

图 6-13　触觉测试器

二、心理评估辅助器具

1. 洛文斯顿作业疗法认知评定系统（如图 6-14 所示）

适用人群：脑外伤或脑卒中患者。

功能结构：此器具主要用于对颅脑损伤、脑血管疾病患者，以及存在认知障碍的老年人等进行认知功能评定。被测者在 30～45 分钟内可完成 20 项综合测试，测试范围涉及定向力、视觉及空间感、抽象推理能力等。

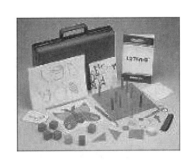

图 6-14　洛文斯顿作业疗法认知评定系统

2. 心理测试和评估材料

适用人群：智力障碍者、精神障碍者等。

功能结构：此材料主要用于心理测试和评估，包含 31 个量表，如瑞文标准推理测验、卡特尔 16 种人格因素测验、埃森克个性测验等。

📍 任务训练

某单位要组织一次对本单位离退休职工的身体素质评定。该单位可以借助哪些辅助器具来评估本单位离退休职工的身体素质？

任务二　老年人医疗保健辅助器具的选配

◇◇◇◇ 情境引入 ◇◇◇◇

王爷爷，66 岁，患慢性支气管炎、阻塞性肺气肿已 10 余年。王爷爷神志清楚，消瘦、无力，呼吸、心率尚平稳，可进行轻体力活动，病情时而反复。除医院常规治疗外，还可选择哪些辅助器具改善王爷爷的呼吸功能？

🧠 知识要点

世界卫生组织老年卫生规划项目提出，老年保健是指在平等享用卫生资源的基础上，充分利用现有的人力、物力，以维护和促进老年人健康为目的，发展老年保健事业，使老年人得到基本的医疗、护理、康复、保健等服务。

例如，建立健康手册，进行健康知识讲解，提供健康咨询、健康体检、功能训练等，都属于老年保健范畴。

本任务将从呼吸治疗辅助器具、循环治疗辅助器具、光疗辅助器具、热疗辅助器具、冷疗辅助器具、水疗辅助器具、牵引辅助器具、药物供给辅助器具、防压疮辅助器具、按摩辅助器具、刺激器等方面对老年人医疗保健辅助器具进行介绍。

一、呼吸治疗辅助器具

1. 氧收集器（如图 6-15 所示）

适用人群：呼吸系统疾病患者。

功能结构：此器具主要用于呼吸功能欠佳者的氧疗。这是一款可携带式氧收集器，居家、工作、旅行时皆可使用，还提供配套的充电器、装载架、携带包、锂电池、面罩。

2. 空气净化器（如图 6-16 所示）

适用人群：呼吸系统疾病患者。

功能结构：此器具通过 6 阶段过滤步骤去除 83.6 m² 室内空气中的变应原、细菌、霉菌、病毒、真菌。其中的氧合器可将臭氧转换成氧气。此器具有 4 个调速挡，需要清理时红色指示灯会亮起。

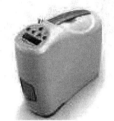

图 6-15　氧收集器

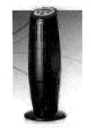

图 6-16　空气净化器

3. 超声雾化吸入器（如图 6-17 所示）

适用人群：哮喘或其他呼吸系统疾病患者。

功能结构：此器具可在旅行或使用大剂量药物时提供快速的药物吸入治疗，包括面罩、烟嘴口、药杯、过滤器、连接器和携带包等部件。

4. 血氧监测计（如图 6-18 所示）

适用人群：循环或呼吸系统疾病患者。

功能结构：此器具主要用于呼吸功能受限者的血氧监测，并可同时测量脉搏，两个测量数据均可在显示屏显示。此器具有记忆功能，可保存 99 名被测者的数据。

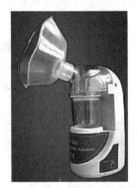

图 6-17　超声雾化吸入器

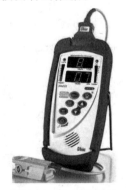

图 6-18　血氧监测计

5. 呼吸肌训练器（如图 6-19 所示）

适用人群：呼吸系统疾病患者。

功能结构：此款手持式呼吸肌训练器允许用户通过衔嘴进行呼吸，并用刻度盘调节进入阀门的空气量，以对呼吸提供阻力，从而起到训练呼吸肌的作用。此器具主要由衔嘴、鼻夹和末端带有阀门的圆柱管组成。

6. 呼吸训练成套工具（如图 6-20 所示）

适用人群：言语、呼吸功能障碍者。

功能结构：此工具由小熊吹泡玩具、无声吹气玩具和有声的延长吹气玩具组成，呼吸运动完成难度按从中等到高等来设计。

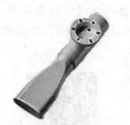

图 6-19　呼吸肌训练器

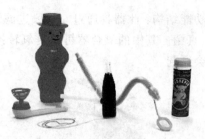

图 6-20　呼吸训练成套工具

二、循环治疗辅助器具

1. 抗水肿袜套（如图 6-21 所示）

适用人群：血液循环障碍者、压力性溃疡者等。

功能结构：此套袜主要通过弹力加压促进血液回流从而减轻水肿。此袜套由可清洗的尼龙材料制成，并由绷带缠绕以调节合适的压力。此袜套上有圆形空洞，可放置于伤口上方以便观察。

2. 加压装置（如图 6-22 所示）

适用人群：血液循环障碍者等。

功能结构：此器具由压力服和充气加压装置组成，通过护套在身体所需部位充分加压，以缓解因血液循环问题引起的肿胀。

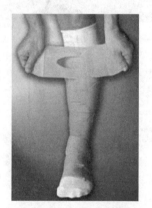

图 6-21　抗水肿袜套

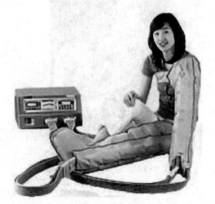

图 6-22　加压装置

三、光疗辅助器具

1. 红外线治疗仪

适应证：软组织损伤、烧伤后创面、术后组织粘连、皮肤溃疡、压疮、浅静脉炎、关节炎、慢性胃炎、慢性肠炎、气管炎、肺炎、慢性盆腔炎、周围神经损伤、神经炎、神经痛、神经性皮炎、斑秃、湿疹等。

功能结构：此器具具有消炎、镇痛、缓解肌痉挛、促进组织愈合和周围神经再生等功能。操作时移动灯头，使灯头中心对准患处，距离治疗部位 30～50 cm。治疗过程中患者不要随意变换体位，防止身体触及灯泡，引起烫伤。使用时，还应注意避免红光直射眼部。进行治疗头面部时，患者可以通过戴墨镜加以防护。

2. 紫外线治疗仪

适应证：较浅表组织的化脓性炎症，以及伤口、静脉炎、佝偻病、皮肤病、部分腔道感染等。

功能结构：紫外线具有消炎、镇痛、杀菌、脱敏、抗佝偻病、促进愈合、调节机体免疫力等作用。此器具可提供全身照射、体腔照射、局部照射等治疗方式。

四、热疗辅助器具

1. 足部保暖器（如图 6-23 所示）

适用人群：移动障碍者、关节炎患者等。

功能结构：这是一款羊毛袜，高度至踝部，含柔软的纤维材料，可保持足部温暖和干燥，可机洗。

2. 手部保暖器（如图 6-24 所示）

适用人群：关节炎患者、手部循环差者等。

功能结构：这是一款羊毛暖手筒，双面可翻转，一面为羊毛材质，另一面为羊皮材质，两端有手部开口，可机洗。

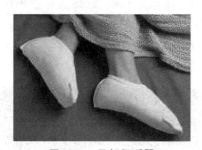

图 6-23　足部保暖器

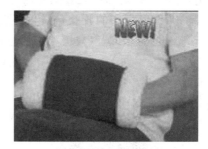

图 6-24　手部保暖器

3. 取暖垫（如图 6-25 所示）

适用人群：关节炎患者、肌僵硬患者、肌疼痛患者等。

功能结构：此取暖垫可帮助用户保持身体温暖、舒适，并能让用户在按摩治疗中得到放松。这款便携式取暖垫耐用、柔软，由防水的聚氯乙烯材料制成，有 4 个可调节的热量等级，1 小时不用时可自动断电，外层的保护垫可拆卸洗涤。

4. 热敷包（如图 6-26 所示）

适用人群：关节炎患者、肌僵硬患者、肌疼痛患者等。

功能结构：围巾内部有一个小口袋，填满了冰块、亚麻籽、丁香、薰衣草、迷迭香、金边花等，外层为柔软的聚酯纤维外套，两端各有一个环形皮带，可在微波炉中加热，也可在冷冻机中冰冻，聚酯纤维外套可手洗。此外，还有可置于腰部、背部的热量围带（如图 6-27 所示）。

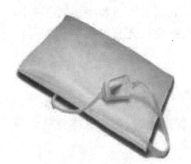

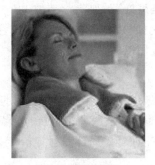

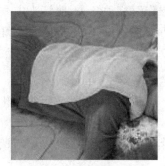

图 6-25　取暖垫　　　　　　图 6-26　热敷包　　　　　　图 6-27　热量围带

五、冷疗辅助器具

1. 身体降温系统（如图 6-28 所示）

适用人群：多发性硬化患者、其他神经系统疾病患者等。

功能结构：这是一款身体降温背心，可穿在衣服里层或外层。此背心有 11 个可重复使用的冰袋，可在肩部和两侧通过魔术贴调节，背心前侧通过拉链开合。

2. 足部冰袋套（如图 6-29 所示）

适用人群：足部和足跟部疼痛者等。

功能结构：此足部冰袋套主要用于减缓脚后跟骨刺、足底筋膜炎、肌腱炎等各种疾病带来的疼痛，带有可拆卸的胶状口袋，提供定向的冷治疗。除足部之外，还有肩部、手指、膝关节、腰部等部位的冰袋，以减缓相应部位疾患带来的疼痛。

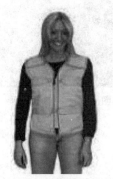

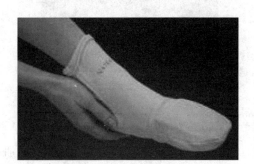

图 6-28　身体降温系统　　　　　　　　　图 6-29　足部冰袋套

3. 冷空气治疗仪

适用人群：急性创伤开放性伤口及冷敏感患者等。

功能结构：对于急性创伤，此器具能达到止血、缓解疼痛、消炎和预防水肿等作用。此器具主要通过提取周围环境中的空气，将其冷却而产生可控流量的冷气，再通过管道喷射到治疗部位，无须与皮肤直接接触。

六、水疗辅助器具

举例：垂直水池（如图 6-30 所示）。

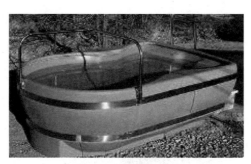

图 6-30　垂直水池

适用人群：肢体运动功能障碍者。

功能结构：此水池里备有温水，用户在水中可躺（或坐）在治疗椅上，或者可抓住栏杆进行水平方向、垂直方向和坐位的运动。

七、牵引辅助器具

1. 腕关节牵引器（如图 6-31 所示）

适用人群：腕关节活动障碍者。

功能结构：此器具可用于减轻腕部软组织的压力。相互缠绕的绷带在治疗过程中可达到避免损伤腕管的作用。

2. 颈部牵引器（如图 6-32 所示）

适用人群：颈椎病患者。

功能结构：此器具主要用于颈椎牵引，主要由 20 磅（9.07 kg）重的水袋、墙壁牵引板、30.5 cm 的挂绳杆、"S"形挂钩、牵引绳和可调节的尼龙缚头带组成。

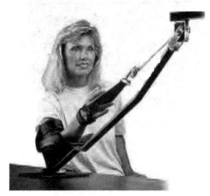

图 6-31　腕关节牵引器

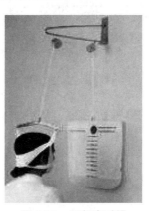

图 6-32　颈部牵引器

3. 背部牵引器（如图 6-33 所示）

适用人群：背部疼痛者。

功能结构：此器具主要用于减轻肌肉痉挛、坐骨神经痛、头痛、紧张所引起的背痛。设备中的悬浮点可支撑体重，对肌肉产生压力。脊柱在中间通道悬空，有利于背部被动牵伸。

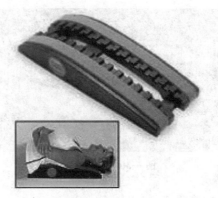

图 6-33　背部牵引器

八、药物供给辅助器具

1. 滴眼剂分发器（如图 6-34 所示）

适用人群：精细运动障碍者、抓握障碍者、手部肌肉力量受限者等。

功能结构：此器具可以牢固地夹住大部分滴眼剂瓶子，用户可以用更小的力量挤压瓶子。

2. 振动药物提醒器（如图 6-35 所示）

适用人群：记忆障碍者、认知障碍者等。

功能结构：此器具主要用于提醒那些需要时常被提醒吃药的用户，它每天会自动提醒，无须重复设置，声音和振动强度可调节。

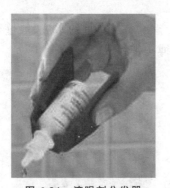

图 6-34　滴眼剂分发器

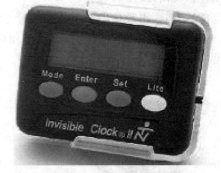

图 6-35　振动药物提醒器

3. 药丸压碎机（如图 6-36 所示）

适用人群：服用药物者。

功能结构：此器具具有可以容纳各种形状药丸（药片）的镶嵌件，便于将药切割开，同时还提供了储存空间。

4．药箱（如图 6-37 所示）

适用人群：每天需多次服药者。

功能结构：此器具可以安全地储存和运输各种类型的药物，这是一款全绝缘的药箱，包括 6 个药物隔间、维生素专用箱、药丸分离器、药匙和可反复使用的前额温度计。

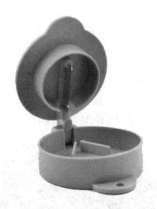

图 6-36　药丸压碎机

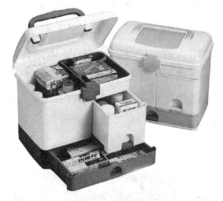

图 6-37　药箱

5．开药包器（如图 6-38 所示）

适用人群：精细运动障碍者、关节炎患者等。

功能结构：此器具形似一个小的订书机，采用挤压的方法将药丸从薄膜包装中取出并接住，一次可取出多颗药丸。

6．带放大镜的药丸分割器（如图 6-39 所示）

适用人群：低视力者等。

功能结构：这是一款碗状的药丸分割器，带有放大镜，以便用户更精确地将药分割开。

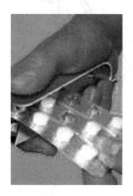

图 6-38　开药包器

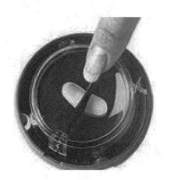

图 6-39　带放大镜的药丸分割器

九、防压疮辅助器具

1. 气囊坐垫（如图 6-40 所示）

适用人群：肢体障碍者等。

功能结构：此坐垫由气囊来支撑用户的体重，能增加接触面积，分散接触面的压力，有效防止压疮。此坐垫可用气管充气。

2. 电子双芯压疮垫（图 6-41 所示）

适用人群：长期卧床者、肢体循环功能障碍者等。

功能结构：此垫子可每 10 分钟循环充放气一次，气条上有用激光打的孔，可使用户身体与压疮垫之间有轻柔气流存在，有效保证用户身体受压部位有良好的空气流通，保持皮肤干爽，防止压疮形成。此垫子采用双机芯气泵，自动交替工作，以延长气泵的使用寿命。

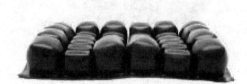

图 6-40　气囊坐垫

图 6-41　电子双芯压疮垫

3. 护理用垫圈（如图 6-42 所示）

适用人群：长期卧床者，局部创伤患者、压疮患者、术后恢复期需要卧床静养者、长时间坐轮椅者等。

功能结构：易产生压疮的部位（如头部、腕部、臀部、腿部、脚踝等）及时使用保护垫圈可防止压疮生成，也可使已形成压疮的部位尽快痊愈。

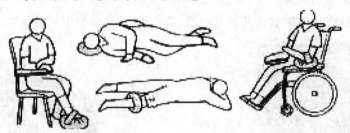

图 6-42　护理用垫圈

十、按摩辅助器具

1. 足和小腿循环按摩器（如图 6-43 所示）

适用人群：循环功能障碍和下肢功能障碍者。

功能结构：此按摩器外表为倾斜框架，两个 U 形孔槽可放置脚部和小腿，可以以向上、旋转、波浪、滚动的形式按摩小腿。

2．颈部按摩器（如图 6-44 所示）

适用人群：外伤或残疾所致颈部疼痛者。

功能结构：此器具有 3 种放松治疗方式，按摩时可调整按摩频率和热度，还有 10 种放松音乐供选择。

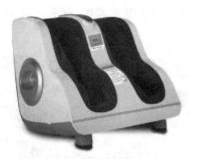

图 6-43 足和小腿循环按摩器

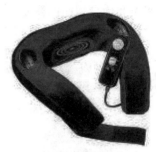

图 6-44 颈部按摩器

3．顶球按摩器（如图 6-45 所示）

适用人群：肌强直患者、疼痛患者或需要触觉刺激者。

功能结构：此器具有 4 个顶球，2 个大的、2 个小的。使用时可用手控制其在颈部、背部、足部、上肢、下肢自如滑动。

4．足部按摩器（如图 6-46 所示）

适用人群：下肢功能障碍者。

功能结构：此器具上的突起可帮助减轻疼痛和改善血液循环。红外足部按摩器还具有红外线温热作用，使治疗效果更佳。

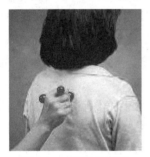

图 6-45 顶球按摩器

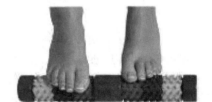

图 6-46 足部按摩器

十一、刺激器

1．经皮神经电刺激仪（如图 6-47 所示）

适用人群：神经疾患或严重的躯体疾患引起的肌肉痉挛、循环功能不良、关节活动范围减小受限者。

功能结构：这款轻便、可携带的仪器可通过直接将电极片置于皮肤，将电流输入人体的方式刺激神经，达到镇痛、治疗疾病的作用。

2. 神经肌肉电刺激仪（如图 6-48 所示）

适用人群：周围或中枢神经系统疾患导致的肌肉功能障碍者。

功能结构：此器具可对病变神经及其支配的肌肉进行电刺激，以引起肌肉节律性收缩，改善血液循环，促进静脉与淋巴回流，延缓病肌的萎缩，同时有助于肌纤维的代偿性增生，可促进神经兴奋和传导功能的恢复。使用时，用户单手即可完成电流调整、探头定位和开关控制。此器具由电池供电，也可用于面部或较小的肌肉。

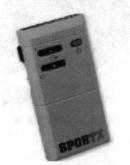
图 6-47　经皮神经电刺激仪

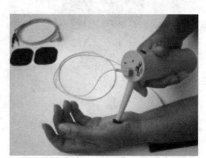
图 6-48　神经肌肉电刺激仪

3. 下肢功能性电刺激器（如图 6-49 所示）

适用人群：脑卒中、外伤性脑损伤、多发性硬化、脊髓损伤等引起的下肢功能障碍者。

功能结构：此器具可通过刺激使下肢恢复膝关节屈曲、伸展和踝关节背屈功能，使用户行走时更加安全、容易，并能训练肌肉功能，预防肌肉萎缩，保持或增加关节活动范围，促进局部血液循环。此器具中还设置了智能步态感受器。这是一个无线感受器，可检测通过不平整路面时的步态，抬腿时的变化以及行走速度。同时，此器具还配有可携带的手握控制器，和系统无线连接，以选择运行模式和刺激参数。使用时，可将绷带环绕放在用户的大腿、膝部（或紧邻膝下）及踝部。

4. 骨生长刺激器（如图 6-50 所示）

适用人群：骨折未愈合者。

功能结构：此器具通过电磁刺激骨生长，主要用于继发性损伤引起的骨折尚未愈合者，但不适用于脊柱和扁骨骨折。此器具比较轻便，有 5 种型号，以适应不同部位骨折。使用时，按压按钮即可启动治疗，治疗时间为 30 分钟，停止时有声音提示。

5. 减痛刺激器（如图 6-51 所示）

适用人群：神经性疼痛者。

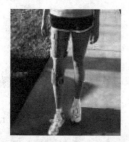
图 6-49　下肢功能性电刺激器

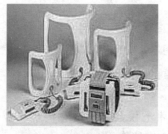
图 6-50　骨生长刺激器

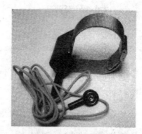
图 6-51　减痛刺激器

功能结构：此器具主要通过微弱的高频电刺激来改变神经灵敏度，从而达到减轻疼痛的目的。此器具主要由手表式减痛刺激器、粘胶电极、导线和插头组成。使用时，将减痛刺激器的平面部分置于手腕内面脉搏搏动处即可。

任务训练

孙爷爷，67岁，半年前开始出现间断性头晕，发作时剧烈恶心欲呕，在某医院进行颈椎、头颅MRI检查，检查结果提示：颈椎生理曲度变直，C2～C7椎间盘变性，C3～C6椎体骨赘形成；颅内未见异常信号。院外服用氟桂利嗪等药后症状缓解，但时有发作，症状较轻。诊断为椎动脉型颈椎病。孙爷爷可以选用哪些辅助器具来缓解症状、治疗疾病？

任务三　老年人功能训练辅助器具的选配

◇◇◇◇ 情境引入 ◇◇◇◇

李爷爷，70岁，脑梗死后1个月查体，结果显示：神志清楚，言语欠流利；双侧瞳孔正大等圆，对光反射灵敏；右侧鼻唇沟变浅，示齿口角向左歪斜，伸舌右偏，无舌肌震颤及萎缩；左上肢肌力Ⅴ级，左下肢肌力Ⅴ级，右上肢肌力Ⅱ级，右下肢肌力Ⅲ级，四肢肌张力可；右侧偏身痛觉减退；记忆力、计算力较前减退。既往高血压病史8年，糖尿病病史2年，药物控制。头颅CT显示：左侧基底节区、丘脑腔隙性脑梗死。试针对李爷爷的病情，选择合适的辅助器具，以辅助其进行功能训练。

知识要点

功能训练主要是指针对老年人存在的功能障碍而实施的康复训练。功能训练以老年人身心障碍的康复为主要目的，利用物理治疗、作业治疗、心理治疗、言语治疗、康复工程、康复护理、中医康复治疗等多种手段来帮助老年人克服障碍，改善和补偿相关功能。本任务主要介绍在知觉训练、运动训练、言语训练中常用的辅助器具。

一、知觉训练辅助器具

1. 多感觉盘（如图6-52所示）

适用人群：精细运动障碍者、感觉功能障碍者、神经系统疾病患者。

功能结构：此器具上的每个圆孔都可发出强光、振动及音乐提示等刺激，以训练用户的视觉、触觉、听觉。内部开关可使刺激单项或混合使用，表面材质极富手感。

2. 发声鼓（如图6-53所示）

适用人群：听力障碍者、认知功能障碍者、神经系统疾病患者。

功能结构：发生鼓参与听觉发生的共鸣过程，产生深度振动和 8 种分离音调。发生鼓由木材制成，每边都有一个橡胶底座，形式类似木板叠加而成。使用时，用户躺于发声鼓上，一人敲击鼓边使用户感受振动。

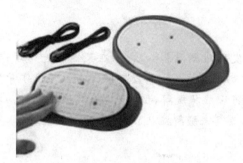

图 6-52　多感觉盘

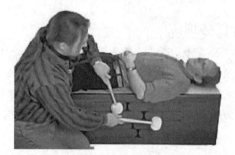

图 6-53　发声鼓

3. 足底触觉训练垫（如图 6-54 所示）

适用人群：肢体障碍者。

功能结构：此垫子通过不同突起的表面（如粗糙、平滑、坚硬、柔软等）辅助用户进行触觉训练和运动功能训练。垫子由不同突起形状的垫块组成，材料有木材、塑料、泡沫塑料等。

4. 嗅觉训练盒（如图 6-55 所示）

适用人群：视力障碍者、嗅觉障碍者。

功能结构：此器具用于对视力障碍者和嗅觉障碍者进行辨别不同气味的嗅觉训练。此器具由许多不同气味（如香味、臭味、酸味、辣味等）的小盒组成。

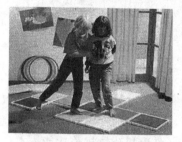

图 6-54　足底触觉训练垫

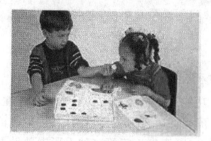

图 6-55　嗅觉训练盒

二、运动训练辅助器具

（一）粗大运动训练辅助器具

1. 踏车测力计（如图 6-56 所示）

适用人群：下肢功能障碍者。

功能结构：此器具可用于康复训练或体能测验。使用时，用户资料、治疗时间、距离、能量消耗、速度、心率、力量均以彩图显示，心率通过把手测得。

2．上肢关节活动器

适用人群：上肢关节活动障碍者。

功能结构：上肢关节活动器主要用于训练上肢关节活动范围、肌力和协调性，如肩关节回旋训练器（如图 6-57 所示）、腕关节诱导训练器（如图 6-58 所示）、腕关节旋转器（如图 6-59 所示）。

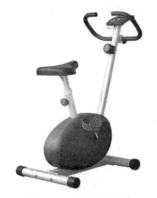

图 6-56　踏车测力计

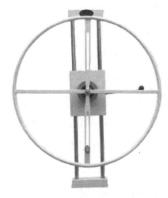

图 6-57　肩关节回旋训练器

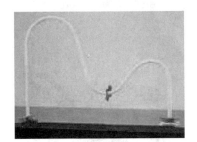

图 6-58　腕关节诱导训练器

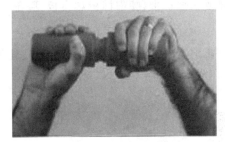

图 6-59　腕关节旋转器

3．功能恢复器（如图 6-60 所示）

适用人群：上肢、下肢功能障碍者。

功能结构：此器具主要利用踏板练习来改善用户上肢、下肢的运动功能，抵抗阻力为 0～13 千克。

4．平衡板（如图 6-61 所示）

适用人群：平衡功能障碍者。

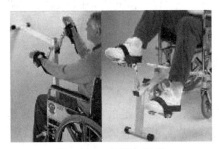

图 6-60　功能恢复器

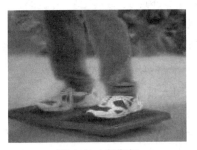

图 6-61　平衡板

功能结构：此器具主要用于训练用户的平衡功能。使用时,用户每次成功完成重心转移后,滚动板会发出"嘟嘟"声。平衡板表面是防滑的。

5. 平衡功能检测训练系统

适用人群：平衡功能障碍者。

功能结构：此器具通过生物反馈疗法,可有效改善肌力、平衡等功能,可对人体直立、直坐的重心变化及手指的轻触摆动进行实时检测、显示和分析,具有评估和分析下肢的平衡状况、上肢的精细活动、坐位平衡等力学特征的功能。此器具由人体平衡功能检测和人体平衡功能分析两部分组成。

6. 站立床（如图 6-62 所示）

适用人群：肢体功能障碍者。

功能结构：此器具能使处于卧姿的人慢慢移到倾斜站立或直立位置,并可起到固定和支撑作用,而且此器具还能辅助用户做一些简单活动。

7. 站立架

适用人群：肢体功能障碍者。

功能结构：此器具适于不能站立或站立困难的用户进行站立训练。此器具带有膝部、腹部及胸部护带,膝部挡板和桌板,膝部挡板和桌板高度可调节。

8. 助行器（如图 6-63 所示）

适用人群：平衡、移动、步行、下肢功能障碍者。

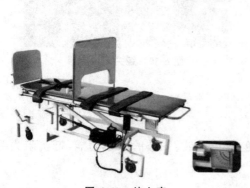

图 6-62　站立床

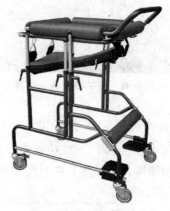

图 6-63　助行器

功能结构：此器具主要用于站立辅助及步行训练。它有 4 个轮子,并以直线运动装置为特点。因此,使用时用户被限制为只能向前移动或刹车。把手可调节,在行走过程中,安全带可以减轻腿部承重,还能预防跌倒。

9. 平行杠（如图 6-64 所示）

适用人群：脑卒中后下肢或行走功能障碍者。

功能结构：使用时,用户可以借助上肢进行步态训练,增加行走的稳定性。此器具由两根平行杠和固定支架组成,高度和宽度均可调节。底部表面由苯乙烯制成,便于清洁,同时设计了供轮椅运行的斜面,底部还设有可移动的诱导板。

10. 减重步行训练器

适用人群：下肢移动、步行功能障碍者或脑卒中患者。

功能结构：具器具借助气压减重训练架、医用低速跑台及吊带背心，可辅助支撑和训练下肢功能障碍者的行走并矫正步态。此器具主要由气压减重训练架、医用低速跑台和吊带背心组成。

11. 持续性被动活动关节仪（如图 6-65 所示）

适用人群：关节运动功能障碍者。

功能结构：用户在无须肌肉用力的情况下，借助此器具可使需要运动的关节反复运动。此器具通过温和持续地牵伸人体各关节的关节囊、韧带、肌腱及关节周围软组织，可有效防止肌肉发生失用性挛缩、松解粘连，预防并矫治关节活动度受限。

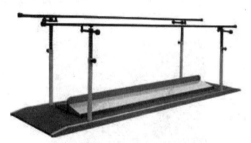

图 6-64　平行杠

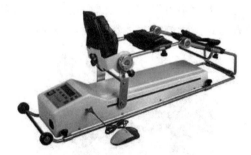

图 6-65　持续性被动活动关节仪

12. 训练球（如图 6-66 所示）

适用人群：平衡障碍者、上肢或下肢运动功能障碍者、神经系统疾病患者。

功能结构：训练球主要用于平衡训练、软组织牵伸、有氧运动训练、肌肉松弛训练等。训练球可用气筒充气并调节其硬度。

（二）精细运动训练辅助器具

1. 垂直套环树（如图 6-67 所示）

适用人群：上肢功能障碍者。

功能结构：此器具可用于锻炼上肢功能，手眼协调性，操作的控制、耐性及连续性，并可进行知觉训练，改善关节活动度。整套器具包含 1 个平板、6 个不同高度和宽度的视杆以及与每个视杆配套的套环。此器具方便拆卸，视杆可置于底板上，以便保存。

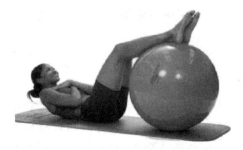

图 6-66　训练球

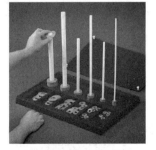

图 6-67　垂直套环树

2. 挤捏球（如图 6-68 所示）

适用人群：上肢功能障碍者、神经系统疾病患者。

功能结构：挤捏球主要用于手眼协调性的功能训练，可增强手的肌力，提高本体感觉的反馈功能。挤捏球互相依附。一个附于桌面，其他的可通过挤压动作连接成不同形式。整套挤捏球包含 4 个基底球、4 个面部球和 20 个普通球。

3. 攀岩板（如图 6-69 所示）

适用人群：上肢功能障碍者、神经系统疾病患者。

功能结构：此器具可提高用户的知觉功能、上肢关节活动度、上肢力量及协调性。两个双面木钉和攀岩板后面相连，尼龙粗线悬挂并缠绕其上，尼龙粗线装在一个塑料容器内。用户可按照一种模式在钉上缠绕粗线。为了增加训练类型，此器具还有 14 个塑料表、7 种颜色可选。治疗师可以把不同颜色的塑料表缠绕在攀岩板的木钉上，然后让用户在木钉上按照已有形式连续缠绕尼龙粗线并记录时间。

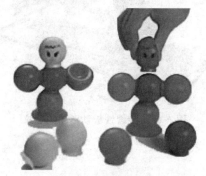
图 6-68　挤捏球

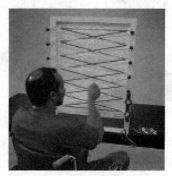
图 6-69　攀岩板

4. 手握圆锥（如图 6-70 所示）

适用人群：手功能丧失或运动障碍者。

功能结构：手握圆锥透明、防水，由丙烯酸树脂制成，并配有一条软带，适合大多数人用手抓握，并可辅助手的伸展和姿势保持训练。

5. 铁棍插板

适用人群：上肢功能障碍者。

功能结构：此器具可提高手动作的协调性和手眼之间配合的协调性，适于高水平协调性训练。使用时，用户可抽出燕尾槽板，使插孔面向上，然后把箱框里的铁棍按大小分别插入相应孔中，进行协调性训练，必要时可用秒表计时。训练结束后应拔出铁棍将其放在箱框里，并将燕尾槽板镶入盖好。

6. 重锤手指机能训练桌（如图 6-71 所示）

适用人群：上肢功能障碍者。

功能结构：此器具主要用于手指屈伸肌抗阻训练，及改善关节活动度训练。每套重锤均由质量分别为 100 g、200 g、300 g、500 g 的 4 件重锤组成，用螺栓连接，用户可根据训练需要选择重锤，站立或坐着进行手指肌力训练。练习时，用户手心向上，将手指套入桌上的指套中,做向上拉动、握拳、放松动作,如此反复。用户也可手心向下,将手指套入金属架端的指套中,顺着绳索方向向下拉起重锤,再放松,如此反复做。用户可训练一根手指,也可同时训练多根手指。

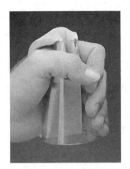

图 6-70 手握圆锥

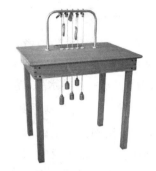

图 6-71 重锤手指机能训练桌

7. 分指板

适用人群:手功能障碍者。

功能结构:此器具可用于手指分开和伸展、保持手指功能位置、矫正手指姿势、防止畸形等训练,以及脑卒中患者手功能位训练和保持。训练时,用户可根据自己的手形,选择合适大小的分指板,将五指分别插入对应位置,然后进行分指训练。

8. 日常手功能作业技能训练器(如图 6-72 所示)

适用人群:上肢功能障碍者。

功能结构:此训练器可改善手指功能,提高手的灵活性和协调性。训练台中设置了调节开关、使用门把手、开关水龙头、开关闸门等日常生活中常用的操作项目。

9. 通道和迷宫(如图 6-73 所示)

适用人群:运动控制障碍者、精细运动障碍者、学习障碍者。

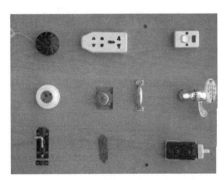

图 6-72 日常手功能作业技能训练器

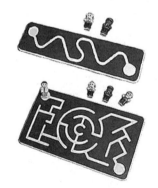

图 6-73 通道和迷宫

功能结构:此器具可用于感知觉功能、视觉追踪、手眼协调性、运动控制能力等训练。易于抓握的模型可在两种彩色轨道中滑行。通道和迷宫的材质无毒且易于清洗。训练时,可鼓励用户沿着抽吸式模型的沟槽行走,并尽量越过轨道中部。通道配置有两个模型,起始路径简单、没有交叉;迷宫配置有 4 个模型,包含迂回的路线和多个交叉点,相对比较复杂。

三、言语训练辅助器具

1. 言语训练系列套装

适用人群：言语功能障碍者。

功能结构：此器具可用于训练言语功能受损者的听、说、识别等能力。训练套装中包括文字卡片、图形卡片、各类水果、镜子、复读机、黑板、板擦、钟表、复读机等配件。

2. 语言认知训练及评估系统

适用人群：认知及言语学习障碍者。

功能结构：此系统主要利用多媒体电脑提供声音、影像刺激引发兴趣，提高用户的注意力和学习效率。此系统提供各式训练内容，图库及音效灵活组合，可自由设计应用，还可根据用户的状况设计不同的训练计划。该系统同时搭配不同的配套设备，如触摸式荧幕、笔式数位板、改装键盘、大球鼠标等，可使各类人群轻松使用。

◤ 任务训练

小王和同事聊天时说再过两天就是他奶奶的 88 岁生日了，下个月又是他爷爷的 91 岁大寿。他的外公和外婆也都 70 多岁，他的爸爸和妈妈也快 60 岁了。如何提高他们的生活质量是小王苦苦思索的问题，因老年人身体不好，体力又明显下降，小王很想咨询一下专业人士怎样能改善老年人的身体功能，提高他们的生活质量。你有何建议能帮助小王解决疑惑呢？

项目七

老年人休闲娱乐辅助器具的选配

学习目标

✓ 掌握老年人休闲娱乐辅助器具的种类及其功能和结构特点；

✓ 掌握老年人休闲娱乐辅助器具的适用人群；

✓ 掌握老年人休闲娱乐辅助器具的选择、使用方法。

老年人大多已退出工作领域，适当的休闲娱乐活动能够增强老年人的身体素质，有助于老年人保持健康的心理状态，增加老年人与其他个体交流的机会，有利于促进老年人的身心健康。

目前，我国老年人休闲娱乐活动的特点是以静态休闲娱乐活动为主，动态休闲娱乐活动较少；被动休闲娱乐活动为主，主动休闲娱乐活动较少；休闲娱乐活动方式缺乏多样性。老年人的休闲娱乐活动方式受其身体健康状况、年龄、性别、城乡区域、受教育程度及经济收入等影响较大。在帮老年人推荐或选择休闲娱乐活动时，应注重活动的社会性和创造性。

老年人是疾病的易发人群，易于出现多种功能障碍，如脑卒中所致的偏瘫、糖尿病所致的糖尿病足、关节炎所致的关节畸形，以及老年人身体器官老化所致的视力、听力下降等。这些功能障碍在一定程度上会影响老年人参与休闲娱乐活动，进而影响老年人的生活质量。学习本项目旨在掌握帮助老年人选择、使用合适的休闲娱乐辅助器具的知识，并在实践中应用。

任务一　老年人娱乐辅助器具的选配

◇◇◇◇ 情境引入 ◇◇◇◇

李奶奶，70岁，1个半月前突发脑梗死，左侧肢体瘫痪，住医院治疗1个月后出院，2周前经入院评估后入住某养老公寓。李奶奶现在左手 Brunnstrom 运动功能评级为 V 级，即左手可进行球状和圆柱抓握，手指可集团伸展，但无法进行单独伸展。李奶奶平时爱好较多，尤其爱好打扑克、听音乐等。假设你是李奶奶的照护人，试为她设计一个娱乐活动方案，既能充实李奶奶的精神生活，又能起到锻炼李奶奶上肢的作用。

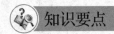 知识要点

一、老年人休闲辅助器具

老年人休闲辅助器具主要是指供有规则的，或者非结构化，或者一些自发性的游戏使用的辅助器具，包括玩具、运动场设备和游戏辅助器具等类型。

（一）玩具

玩具是为没有固定规则的游戏而设计的辅助器具。

1. 毛茸茸、软绵绵的玩具（如图 7-1 所示）

适用人群：言语障碍者、认知障碍者或肢体残疾者。

功能结构：这款毛茸茸、软绵绵的玩具采用声控设计，当老年人制造声音或拍打桌子时，玩具就会绕着桌子转圈，并唱欢快的歌曲。

2. 城堡音乐盒（如图 7-2 所示）

适用人群：严重的肢体或上肢残疾者。

功能结构：当音乐盒开关被打开时，城堡中的"国王"和"王后"就会跟随预先录制的摇篮曲跳起舞来。

3. 禽舍建筑工具箱（如图 7-3 所示）

适用人群：手部功能障碍者，以及手指灵巧性训练、运动计划能力训练的参与者。

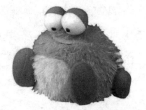 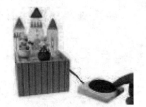 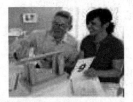

图 7-1　毛茸茸、软绵绵的玩具　　图 7-2　城堡音乐盒　　图 7-3　禽舍建筑工具箱

功能结构：禽舍建筑工具箱可以锻炼用户的手部运动技能、手指灵巧性和运动计划能力。禽舍可以反复拆卸和组装，组装时应采取正确的顺序，说明书给出了多种组装方法，可以按照说明书一步一步地进行组装。

（二）运动场设备

运动场设备是为没有固定规则的游戏而设计的室内外运动设备。

1. 轮椅秋千（如图 7-4 所示）

适用人群：轮椅使用者。

功能结构：这是专为轮椅使用者设计的秋千，可使乘坐较大或者电动轮椅的用户在轮椅上也可以享受荡秋千的乐趣。此秋千由永久性的框架、防滑的铝质平台、锁定的斜坡和塑

料地板保护装置组成。此秋千在入口坡道上有锁链,用户保持在斜坡的适当位置,然后拉动链条即可将轮椅锁住。

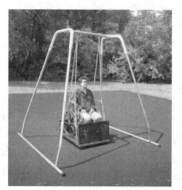

图 7-4 轮椅秋千

2.弹跳小屋(如图 7-5 所示)

适用人群:平衡障碍者、脑瘫患者、神经系统功能障碍者。

功能结构:弹跳小屋的外壳由色彩艳丽、经久耐用的乙烯塑料制成,可充气。在小屋里玩耍有利于训练粗大运动技能。小屋顶部的拱形网状覆盖、侧面的网状窗户和入口处可移动的折叠网可以保证用户的安全。

3.爬梯(如图 7-6 所示)

适用人群:上肢功能障碍者。

功能结构:该爬梯是专为上肢功能障碍者设计的。爬梯由硬化铝制成,爬架的两侧钉有 7 个向外突出的橡胶头,以放置爬杆。爬杆两端有手柄握把,便于更好地抓握,并增加手部的舒适性。爬架底部有 2 个钻孔,以便将爬梯永久性地安装在练习桌上;也可以使用 C 形夹具或者老虎钳夹具对爬梯进行暂时固定。

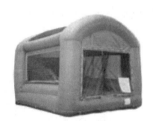

图 7-5 弹跳小屋

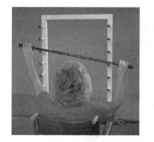

图 7-6 爬梯

(三)游戏辅助器具

游戏辅助器具是为帮助相关人群参与有固定规则的游戏活动而设计的。

1.跳棋(如图 7-7 所示)

适用人群:双侧运动训练及粗大运动训练参与者、精细运动机能损伤和脑损伤患者。

功能结构:跳棋游戏可提高上肢粗大运动及手指精细活动能力,对认知功能下降者也可起到益智作用。这款跳棋为木质材料,由带孔的棋盘和插棍组成。

2. Miltbat 记忆游戏器具（如图 7-8 所示）

适用人群：认知障碍者或神经系统疾病患者。

功能结构：Miltbat 记忆游戏是一种感知觉训练游戏。游戏器具的桌面由木材和树脂玻璃制成。游戏要求玩家用磁铁吸引金属小球通过迷宫，根据附带的卡片上的图案，最终将金属小球放在指定的孔里面。

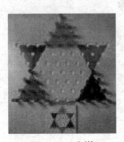
图 7-7　跳棋

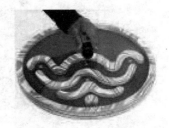
图 7-8　Miltbat 记忆游戏器具

3. 纸牌夹子之一（如图 7-9 所示）

适用人群：只能单手活动者、手功能障碍者、上肢功能障碍者及上肢假肢者。

功能结构：使用时，用户可将纸牌放在两个环形的由弹簧固定连接的板子中间。此纸牌夹子可通过弹簧夹固定在 2～5 cm 厚的桌子边缘。用户可以调节夹子高度以避免旁边的人看到自己的纸牌。

4. 纸牌夹子之二（如图 7-10 所示）

适用人群：只能单手活动者、手功能障碍者、上肢功能障碍者及上肢假肢者。

功能结构：此纸牌夹子为不锈钢制品，使用时可将扑克牌夹在两个较长的板子中间。

5. 纸牌夹子之三（如图 7-11 所示）

适用人群：上肢功能障碍者。

功能结构：此纸牌夹子有一个阻隔性的卡槽，可使纸牌保持在合适的位置。同时，此纸牌夹还带有一个延长的前部边缘，可以放铅笔和硬币。

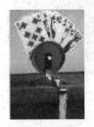
图 7-9　纸牌夹子之一

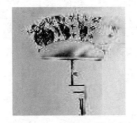
图 7-10　纸牌夹子之二

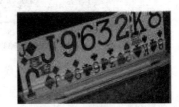
图 7-11　纸牌夹子之三

6. 平衡木盘（如图 7-12 所示）

适用人群：上肢功能障碍者。

功能结构：圆形的平衡木盘由一个锥体支撑，用户可选择将需要的木块放在木盘上，目标是在木盘不会倾倒的前提下放尽可能多的木块。

7. 白蚁杀手器具(如图 7-13 所示)

适用人群：低视力者或盲人。

功能结构：白蚁杀手是一种教育游戏程序和可视化训练活动。在这个街机风格的游戏中,玩家需要清除白蚁的活动领域,最后必须清除 12 个难度级别的白蚁来拯救城堡。这个游戏可以锻炼低视力者的视觉定位、跟踪、调整等能力。白蚁杀手器具具有高亮度、高对比度的特点。游戏开始前,玩家需要选择背景色(白色或黑色)和完整的音频伴奏,如果将定向信息也选择好的话,盲人也能够玩这个游戏。这个游戏可以由一个玩家玩耍或者两个玩家替补出战。

8. 棋盘游戏板(如图 7-14 所示)

适用人群：视力损伤患者及盲人。

功能结构：游戏板上有很多个孔和木棍,这些型号较大的孔和木棍便于视力损伤患者操作,可以提高用户的粗大运动能力和感知能力。

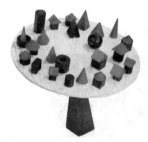
图 7-12　平衡木盘

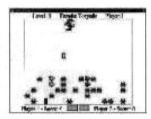
图 7-13　白蚁杀手器具

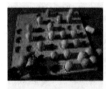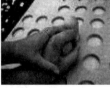
图 7-14　棋盘游戏

二、老年人音乐辅助器具

老年人音乐辅助器具是帮助老年人进行音乐创作、演奏等的辅助器具。

1. 供左利手使用的竖笛(如图 7-15 所示)

适用人群：右手功能障碍者及左利手者。

功能结构：此竖笛音孔与正常持握(右利手)的竖笛音孔相反,可供右手功能障碍者及左利手者使用。

2. 单手长笛(如图 7-16 所示)

适用人群：只能使用单手者及盲人。

功能结构：单手长笛可供右利手使用,也可专为左利手设计。3 个音孔被阀门封闭,健康手的食指、中指和无名指也负责另一只有功能障碍手所负责的音孔。小指操纵拇指孔的阀门。因为能够腾出一只手来识别乐谱上的盲文,所以该款长笛也可供盲人使用。

3. 桌鼓(如图 7-17 所示)

适用人群：音乐治疗、言语治疗、精神运动治疗的参与者。

功能结构：此桌鼓为立式的圆形桌子形状,几个人可以围绕着桌鼓同时敲击。

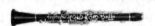
图 7-15　供左利手使用的竖笛

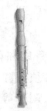
图 7-16　单手长笛

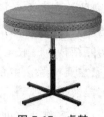
图 7-17　桌鼓

4. 口琴固定器（如图 7-18 所示）

适用人群：上肢及手功能障碍者。

功能结构：口琴固定器上有一个硅酮软管覆盖的挂钩。使用时，将口琴固定器挂在用户脖子上，这样用户就不必用手拿着口琴吹了。不同尺寸的口琴固定器可用于不同型号的口琴。

5. 打击乐器（如图 7-19 所示）

适用人群：音乐治疗、节律训练、协调性训练的参与者。

功能结构：此打击乐器为木质材料，包括小铙钹、金属铃铛、响筒、棘齿、木鱼等。

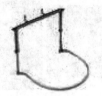
图 7-18　口琴固定器

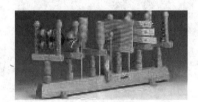
图 7-19　打击乐器

6. 声音摇篮（如图 7-20 所示）

适用人群：音乐治疗、运动治疗、心理治疗、儿童感统训练等的参与者。

功能结构：摇篮上有 2×18 个音符串，2 个低音弦。用户坐在或躺在声音摇篮里，能够感到整个摇篮的振动，并能体验到涓涓细流般的愉悦。

7. 改装的木管乐器（如图 7-21 所示）

适用人群：胳膊和手先天性畸形者，手臂或手指截肢者，痉挛性瘫痪患者等。

功能结构：此木管乐器根据用户上肢可能出现的残疾进行了改装，如转移音孔和阀门的位置等，以便于用户使用。

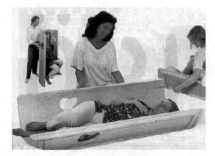
图 7-20　声音摇篮

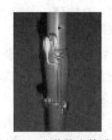
图 7-21　改装的木管乐器

三、老年人影像辅助器具

老年人影像辅助器具是为老年人摄影、制作电影或者录制视频而设计的辅助器具。

老年人用数码相机(如图 7-22 所示)

适用人群:低视力者。

功能结构:该相机操作按钮较大,操作简单,有闪光灯和变焦镜头,有防抖功能。

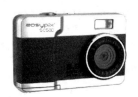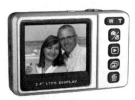

图 7-22　老年人用数码相机

任务二　老年人锻炼和运动辅助器具的选配

◇◇◇ 情境引入 ◇◇◇

　　张爷爷,65 岁,一年前因车祸导致第三腰椎粉碎性骨折,双下肢行走无力,1 周前经入院评估后入住某养老公寓单人房间。张爷爷酷爱球类运动和户外旅行。如果你是张爷爷的照护人员,试为其推荐几种辅助器具,以帮助张爷爷实现参加体育活动的愿望。

知识要点

一、老年人体育运动辅助器具

老年人体育运动辅助器具是为老年人单独或者以小组形式参与的正式或非正式组织的比赛或体育运动而设计的辅助器具。

1. 充气橡胶球(如图 7-23 所示)

适用人群:视力障碍者。

功能结构:充气橡胶球里面有小铃铛,视力障碍者可以根据声音来判断球的运动方向,从而跟随球进行运动。充气橡胶球也可以用于水上游戏。充气橡胶球的直径为 16 cm,重350 g,有黄色、蓝色和红色 3 种颜色。

2. 可发声的球（如图 7-24 所示）

适用人群：视力障碍者或神经系统疾病患者。

功能结构：可发声的球非常软，白色的球上面有个蓝色的笑脸，球可亮起。当球在空中运动时会发出笑声，提供感觉刺激，便于视力障碍者追随声音进行运动。

3. 哔哔棒球（如图 7-25 所示）

适用人群：低视力者或盲人。

功能结构：哔哔棒球可发出"哔哔"的声音，便于低视力者或盲人使用。此球可使用可充电电池。

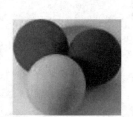
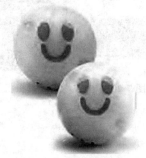
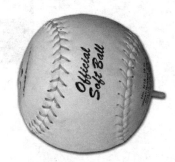

图 7-23　充气橡胶球　　　图 7-24　可发声的球　　　图 7-25　哔哔棒球

4. Bobath 治疗球（如图 7-26 所示）

适用人群：体操运动和康复训练（如 Bobath 治疗）参与者，功能性大球也可用于因运动不稳等而对运动没信心者。

功能结构：Bobath 治疗球是一种由 PVC 材料做成的可充气球体，在提高核心稳定性、改善运动功能等方面有良好的治疗效果。

5. 套环（如图 7-27 所示）

适用人群：运动疗法参与者、物理疗法参与者、肢体残疾者。

功能结构：此套环适合相关人群进行投掷或运动练习。此套环为充气的软环。

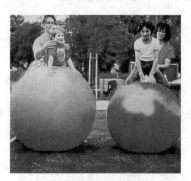
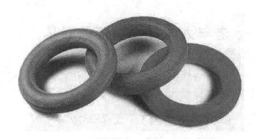

图 7-26　Bobath 治疗球　　　　　图 7-27　套环

6. 门球（如图 7-28 所示）

适用人群：老年人。

功能结构：球槌由槌头和槌柄组成，呈 T 字形。槌头长度为 18～24 cm，材质较为坚硬，一般为圆柱形，槌头两端为击球面。槌柄长度为 50 cm 以上，固定在槌头中间，槌柄也可以是弯曲的。球为由合成树脂制成的质量均匀的球体，直径为 7.5 cm，重量为 230 g。球分为红色和白色两种，每场比赛红球、白球各 5 个，红球上标白色奇数号码(1,3,5,7,9)，白球上标红色偶数号码(2,4,6,8,10)，号码大小为 5 cm×5 cm，标在球面对称的两侧。进行门球运动可提高老年人的肢体运动能力，锻炼老年人的视力、听力及神经系统，增强老年人的思维和记忆能力，对老年人也能起一定的心理保健作用。

7. 盲人使用的门球(如图 7-29 所示)

适用人群：视力障碍者、盲人。

功能结构：此球里面有铃铛，因此视力障碍者和盲人能够跟随声音确定球的运动方向。此球为充气橡胶球，球重 1250 g，周长 76 cm，球上有 8 个直径为 1 cm 的圆孔。

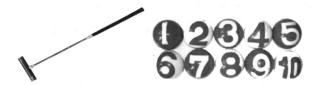

图 7-28　门球

图 7-29　盲人使用的门球

8. 羽毛球(如图 7-30 所示)

适用人群：肢体运动障碍者。

功能结构：此羽毛球比普通羽毛球大，加大型号的羽毛球飞行较慢，更适合肢体运动障碍者使用，球拍是塑料材质的。

9. 供轮椅乘坐者使用的乒乓球桌(如图 7-31 所示)

适用人群：轮椅乘坐者或儿童。

功能结构：轮椅乘坐者或儿童可以独立使用乒乓球桌。大导向脚轮可支持球桌进行轻微的转动，两个刹车可提高球桌的稳定性。环形金属框架和 PVC 封边可避免桌子损坏。地面不平整时可通过调节高度可调的后支撑脚使球桌保持平稳。

10. 骑马模拟器(如图 7-32 所示)

适用人群：骑马疗法参与者、平衡训练参与者、开始学骑马畏惧骑真马者。

功能结构：骑马模拟器的外形类似一匹马(马的躯干和颈部)。三维的振动脉冲可提供平缓的振动，从而模拟出骑马的场景和速度。

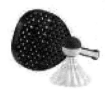

图 7-30　羽毛球

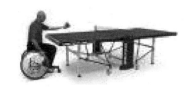

图 7-31　供轮椅乘坐者使用的乒乓球桌

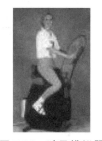

图 7-32　骑马模拟器

11. LM100 步枪支撑装置（如图 7-33 所示）

适用人群：手和上肢肌力下降及活动受限者、下肢残疾者、脊髓损伤者、轮椅乘坐者。

功能结构：LM100 步枪支撑装置安装在轮椅坐垫下面的板子上，需要在轮椅乘坐者坐进轮椅前安装好。当轮椅乘坐者坐在轮椅中后，一个垂直的接收管被安装在板子前面的中间部分，步枪支撑组件就放在接收管中。步枪支撑装置独特的设计使用户几乎感觉不到步枪的重量，从而可以进行全方位的运动，如向上、向下，以及从一侧到另一侧。此装置不包括触发激活器，但它的设计与 TM100 触发激活器是相适应的。

12. 保龄球滑轨（如图 7-34 所示）

适用人群：上肢或下肢功能下降者。

功能结构：保龄球滑轨是滚珠滑轨，是专为上肢或下肢功能下降的用户设计的。用户可在站立位和坐位使用，保龄球杆是可伸缩的。

13. 供轮椅乘坐者使用的保龄球坡道（如图 7-35 所示）

适用人群：轮椅使用者、偏瘫患者、四肢瘫痪者、肌痉挛者、上肢运动障碍者，以及其他运动受限者。

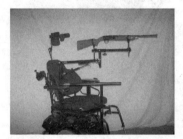 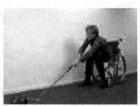 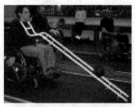

图 7-33　LM100 步枪支撑装置　　图 7-34　保龄球滑轨　　图 7-35　供轮椅乘坐者使用的保龄球坡道

功能结构：借助于此保龄球坡道，有肢体障碍的用户便能够进行保龄球运动。此保龄球坡道由 3 部分组成。坡道肩部支撑处有衬垫，可以调节，橡胶轨道能够固定保龄球坡道，使安全更有保障。

14. 太极剑（如图 7-36 所示）

适用人群：老年人。

功能结构：老年人长期练习太极剑，能够通经活络、促进血液循环和新陈代谢，长期练习还能够保持关节柔韧性、稳定身体重心、增强心肺功能。太极剑由剑刃、剑尖、剑脊、剑柄、剑格、剑首、剑穗组成。一般男性使用的太极剑重量不轻于 600 g，女性使用的太极剑重量不轻于 500 g。剑的长度选择一般以反手自然垂臂持剑时，剑尖高不过头、低不过耳为宜。

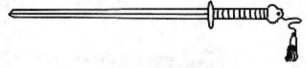

图 7-36　太极剑

15. 独立式镀铬保龄球坡道（如图 7-37 所示）

适用人群：上肢或平衡功能障碍者、运动受限者、脊髓损伤者。

功能结构：用户可以在坐位或站立位使用该坡道。这种便携式的坡道由坚固的钢管制成，有 4 个不滑动的橡胶支脚，支脚可以拆卸，以便于携带和储存。

16．明尼苏达坡道（如图 7-38 所示）

适用人群：电动轮椅使用者。

功能结构：明尼苏达坡道是个保龄球坡道。使用时，电动轮椅使用者在坡道的后面，轮椅的小脚轮在坡道上，防止球滚下坡道时坡道移动。该坡道是可拆卸的。

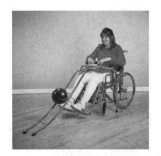

图 7-37　独立式镀铬保龄球坡道

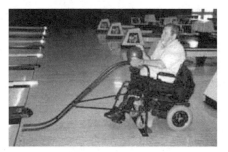

图 7-38　明尼苏达坡道

17．保龄球坡道（如图 7-39 所示）

适用人群：电动轮椅使用者。

功能结构：此保龄球坡道由强大的轻钢管制成，根据轮椅扶手确定坡道高度。坡道顶部水平部分基本是与水平线平行的，因此在获得轻轻的推力前，球能够较好地保持在那里。为了最大限度地提高球的速度，坡道的上部几乎是直的，下半部分呈平缓曲线。前面的小塑料支脚能使球较为平缓地过渡到球道上。

18．高尔夫球杆助手（如图 7-40 所示）

适用人群：关节炎患者、脊髓损伤者、平衡功能障碍者、坐位打球者，以及其他有弯腰困难者。

功能结构：高尔夫球杆助手是一个高尔夫配件，它可以用来把球座插到地面里，把球放在球座上，当将球击出 1.2～1.5 m 时把球座捡起来。该球杆的特点是有一个塑料杆和一个额外的球头重量来辅助。

19．高尔夫球座（如图 7-41 所示）

适用人群：平衡障碍者、运动受限者、下肢障碍者、弯腰困难或难以够到地面的关节炎患者。

功能结构：此球座含有金属，因此不用弯腰就可以被磁铁吸起来。

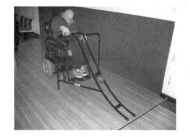

图 7-39　保龄球坡道

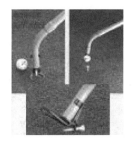

图 7-40　高尔夫球杆助手

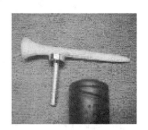

图 7-41　高尔夫球座

20. 高尔夫手套（如图 7-42 所示）

适用人群：抓握困难者。

功能结构：此手套可使单手抓握力量很差的人紧紧地握住球杆，并能控制挥杆。此手套用魔术贴固定，用户能够很容易并快速地抓住球棍。分别有左手手套和右手手套可供选择，一只手抓握力量下降时，可以用另一只手帮助抓握球棍。

21. LJ-A 改装的救生衣（如图 7-43 所示）

适用人群：肢体残疾者。

功能结构：使用时，此改装的救生衣可以使用户的头完全露出水面，同时身体保持直立位。

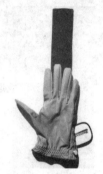

图 7-42　高尔夫手套

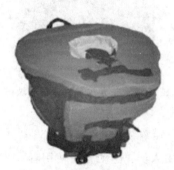

图 7-43　LJ-A 改装的救生衣

22. PDA-A 改装的个人漂浮设备（如图 7-44 所示）

适用人群：严重肢体残疾者。

功能结构：PDA-A 改装的个人漂浮设备可使用户身体伸展在仰卧位，能够很好地稳定用户的身体，以避免不自主的屈曲和不可控制的运动，同时，有助于用户的脸完全露出水面。

23. 调试海滩轮椅（如图 7-45 所示）

适用人群：运动障碍者。

功能结构：调试海滩轮椅的车架为高档的 316L 不锈钢管。椅子无须使用工具即可快速拆卸。座椅上有安全带，胸带是可选的，座椅可平躺也可斜躺。扶手是可拆卸的，有不锈钢刹车和标准的前轮驱动车轮，腿托装有软垫。

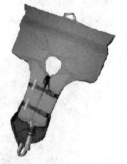

图 7-44　PDA-A 改装的个人漂浮设备

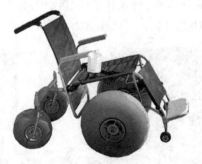

图 7-45　调试海滩轮椅

二、老年人旅行辅助器具

老年人旅行辅助器具是为老年人进行野营或旅行而设计的辅助器具。

1. 移动房屋（如图 7-46 所示）

适用人群：老年人、轮椅使用者。

适用范围：此移动房屋可供露营使用，也可供轮椅使用者等出行使用。

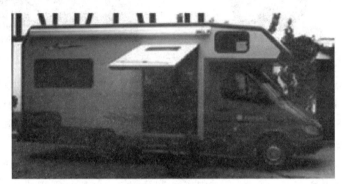

图 7-46　移动房屋

2. 自由帐篷

适用人群：老年人、轮椅使用者。

功能结构：此帐篷可以同时睡两个人，起支撑作用的是铝制框架和锥形或长方形穹顶。帐篷内部有主要睡眠区和前厅区。前厅区提供了娱乐或储存空间。此帐篷有 5 个窗子、1 个室内门和 3 个外门。窗户拉链易于抓握和操作。睡眠区的通道大小恰好能使人侧身转移到床上。

三、老年人郊游和钓鱼辅助器具

老年人郊游和钓鱼辅助器具是为老年人能够顺利完成郊游和钓鱼而设计的辅助器具。

1. Trionic 车（如图 7-47 所示）

适用人群：行走困难者、下肢功能障碍者或平衡障碍者。

功能结构：Trionic 车可用于任何地形，因此，野营、郊游或徒步旅行时均可使用。该车有可拆卸的带拉链和防雨盖的篮筐。座椅上有个座袋，可向前折叠以便坐下。座袋上有 3 个独立的内夹层，1 个带拉链的靠外的夹层和 2 个网状口袋。座袋也可当作肩包来背，它有带衬垫的可拆卸背带。座袋带拉链的靠外的夹层和网状口袋可放水瓶。该车还配有适合放进篮筐的双肩背包，主袋有一条长长的拉链，可将手机等通信设备放在高层的小拉链口袋里，还有放耳机的袋子。座袋是由 600D 聚酯纤维制作而成，反射衬里便于夜间行走。该车有 3 个轮子，是 Trionic 登山车轮，有较好的越障能力和较好的减震功能。该车有 1 个超大的焊接 T-6 铝框架，可快速拆卸车轮和适用于所有地形的车胎。

2. Ken 电动投掷机（如图 7-48 所示）

适用人群：严重肢体残疾者或脊髓损伤者。

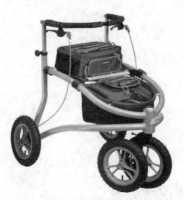

图 7-47　Trionic 车

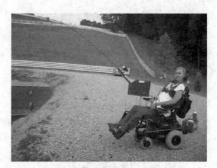

图 7-48　Ken 电动投掷机

功能结构：Ken 电动投掷机是一个钓鱼配套设备。借助这个投掷机，用户可以独立投出鱼线、钩子和捞起鱼。支架可以固定在几乎任何可接触的表面（如轮椅、船上、码头等），并能够转动，从而可向任何方向进行投掷。该设备可将很大的木质浮标投掷 30.5 米；尽管不能将较轻的诱饵投掷很远，但可以将较重的诱饵投掷 30.5 米以上。激活控制器，鱼竿就可以提起来，从而就可将鱼拉出水面并拉上岸。该设备是可以用按钮控制的（如通过肢体或下巴），也可以通过吹吸控制。对于完全不用手控制的设备，需要在用户胸前戴一个胸部板，以支撑一个完全可调臂和控制箱，里面装有 3 个按钮，用户可以用下颌或者 3 个模块化的软管（可以通过吹吸控制）来控制按钮。

3. 单手用钓鱼竿（如图 7-49 所示）

适用人群：仅有一只手可用者。

功能结构：使用时，用户只需从腰带上抬起鱼竿、固定鱼竿和等待捕获的鱼即可。该鱼竿的设计使得鱼不论有多重，鱼竿都不会扭转。该鱼竿有 3 种样式可供选择。

4. SaSF 钓鱼辅助带（如图 7-50 所示）

适用人群：上肢残疾者、截肢者、肌无力患者或者关节炎患者。

功能结构：该辅助带可使鱼竿保持在相应位置，通过此辅助带，用户可利用背部的力量而非手臂或者手的力量抬起鱼竿。

5. 手臂鱼竿固定器（如图 7-51 所示）

适用人群：手抓握功能下降者。

功能结构：使用时，将鱼竿固定器绑在手腕和前臂上，便可以抛垂鱼钩、岸边垂钓。手臂鱼竿固定器的工作原理是将手和手腕部应该使用的力量转移到肱二头肌和肩部。它用经油处理的皮革手工制成，有左手和右手两种款式，重量为 0.14～0.17 kg。

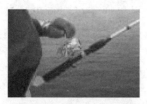

图 7-49　单手用钓鱼竿

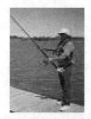

图 7-50　SaSF 钓鱼辅助带

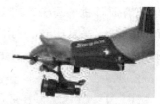

图 7-51　手臂鱼竿固定器

任务三 老年人文化与艺术辅助器具的选配

◇◇◇◇ 情境引入 ◇◇◇◇

张奶奶,68岁,患关节炎近15年,2周前经入院评估入住某养老公寓单人房间。经评定,张奶奶左手功能基本正常,右手肌力下降,右手腕关节活动度受限。张奶奶平时喜爱进行手工艺制作和园艺活动。如果你是张奶奶的照护人员,试为她选配几款辅助器具,以帮助张奶奶更好地进行休闲娱乐活动。

知识要点

一、老年人手工艺制作辅助器具

老年人手工艺制作辅助器具是为对手工艺制作感兴趣的老年人顺利进行手工艺品制作而设计的辅助器具。

1. 手工艺品制作材料(如图7-52所示)

适用人群:对手工艺制作感兴趣的老年人。

功能结构:这些是手工艺品制作(如制作软陶模型、刺绣编织篮子)、运动疗法等使用的软陶、竹藤、纸绳等材料。

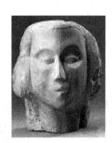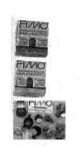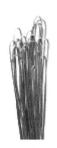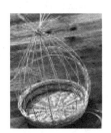

图7-52 手工艺品制作材料

2. 纺织工艺品制作架(如图7-53所示)

适用人群:只能使用单手者。

功能结构:借助此器具,只能使用单手者可顺利地制作纺织工艺品。此器具的旋转环的直径为27厘米,可使人们在制作纺织工艺品时舒适地工作,并可提高工作速度。底座为三脚架,并有4个吸盘,可在光滑表面上保持稳定。

3. 视力受损者专用缝纫针（如图 7-54 所示）

适用人群：视力受损者。

功能结构：该缝纫针的针眼很大，视力受损者能够很容易穿针引线，能够顺利地缝合衣服。

4. 编织设备（如图 7-55 所示）

适用人群：膝关节手术后运动疗法、下肢肌力训练、膝关节屈伸训练等的参与者。

功能结构：使用时，用户脚上穿着溜冰鞋在弯道上运动，通过屈伸膝关节，网络梳由于滑轮效应不断地进行移动。根据治疗目的，可以通过控制滑轮来改变拉动方向。此器具既可以锻炼需要锻炼的单个膝关节，也可以两个膝关节同时进行训练。

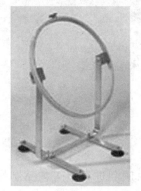 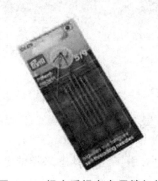 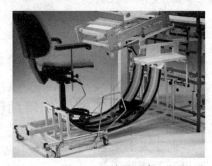

图 7-53 纺织工艺品制作架　　图 7-54　视力受损者专用缝纫针　　　　图 7-55　编织设备

5. 榉木绣架（如图 7-56 所示）

适用人群：刺绣爱好者。

功能结构：使用者将榉木绣架用黄铜螺丝固定在桌面上便可以轻松进行刺绣。

6. 磨光工具（如图 7-57 所示）

适用人群：木工爱好者、滑石加工爱好者、运动疗法参与者。

功能结构：这些是不同形状的木材或滑石加工磨光工具，有相关爱好的人群可用这些器具完成相应的工作。

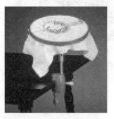 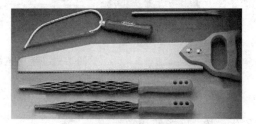

图 7-56　榉木绣架　　　　　　　图 7-57　磨光工具

7. 滑石加工设备（如图 7-58 所示）

适用人群：手工艺制作爱好者、雕刻爱好者、运动疗法参与者。

功能结构：有相关爱好的人群可用这些器具完成相应的工作。

8. 陶工旋盘（如图 7-59 所示）

适用人群：陶器制作爱好者,运动疗法参与者。

功能结构：该陶工旋盘的外壳采用全钢制作而成。座椅可旋转,座椅高度可调节。转盘为铸铝材质,还配有可拆卸的防溅槽（带有排水管）和货架。附加的木质板子带有 3 个挺杆,还有带盖的水桶。

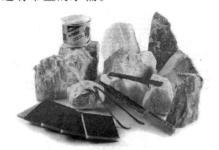

图 7-58　滑石加工设备

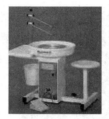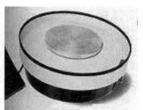

图 7-59　陶工旋盘

二、老年人室内外园艺活动辅助器具

老年人室内外园艺活动辅助器具是为帮助老年人培育和照料植物、打理花园或草坪而设计的辅助器具。

1. 加高的园艺桌床（如图 7-60 所示）

适用人群：轮椅使用者。

功能结构：轮椅可推进桌床下面,用户无须弯曲膝盖或者弯腰就可以把鲜花和蔬菜种到里面。桌床是由落叶松木制成的,落叶松木有很好的防潮性能,可较好地抵抗恶劣的天气。此桌床至少能够使用 15 年。桌床的框架表面都涂了防潮材料。桌床的宽度和长度是可以调节的,有不同型号可选,种植深度约为 20 cm。

2. 可伸缩的园艺工具（如图 7-61 所示）

适用人群：弯腰困难者、轮椅使用者。

功能结构：这套工具中的耙子、除草机、刷子等由轻金属制成,型号较小,长度可调节,调节范围为 55～101 cm,便于弯腰困难者或轮椅使用者使用,也便于携带。

3. 园艺叉（如图 7-62 所示）

适用人群：轮椅使用者、手功能障碍者、关节炎患者,以及腰背部有疾病但喜欢园艺活动者。

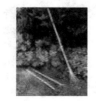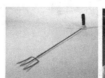

图 7-60　加高的园艺桌床　　图 7-61　可伸缩的园艺工具　　图 7-62　园艺叉

功能结构：当用户手腕活动受限时，可佩戴手臂夹板进行操作。

4. 根据人体工程学设计的园艺铲子和耙子（如图 7-63 所示）

适用人群：手部活动障碍者。

功能结构：此铲子和耙子的设计符合人体工程学原理，可以减少园艺活动时的能量消耗，根据解剖学设计的手柄可以避免手部和腕部的肌肉紧张。手柄易于抓握，所使用的材料柔软且有防水功能。铲子头部为不锈钢材质。此铲子和耙子还可以安装手臂夹板使用。

5. 能够自动打开的修剪剪子（如图 7-64 所示）

适用人群：手功能障碍者、手肌力下降者。

功能结构：弯曲的剪子适用于手部功能下降者，当剪子打开时，轻轻一压手柄，剪子就会合上，弯曲的刀刃就可以把花朵或小树枝剪断。当放开手柄时，剪子又自动打开。

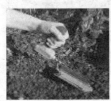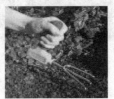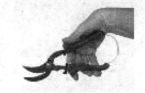

图 7-63　根据人体工程学设计的园艺铲子和耙子　　图 7-64　能够自动打开的修剪剪子

6. 强力修剪剪刀（如图 7-65 所示）

适用人群：手功能障碍者、手肌力下降者。

功能结构：强力修剪剪刀可以很轻松地将 2.4 cm 粗的树枝剪断。锋利的半圆形刀刃经过特殊设计，可对被剪物进行巧妙覆盖，并避免急剧的滑动。安全弓进一步提高了操作的安全性。手柄的设计符合人体工程学原理，使抓握更舒适。

7. 滚动椅子（如图 7-66 所示）

适用人群：轮椅使用者、关节炎患者等。

功能结构：通过使用该椅子，花园里地面上的工作，用户采用坐位就能完成，节省了体力，也提高了工作效率。

8. 除草持握钳（如图 7-67 所示）

适用人群：轮椅使用者、关节炎患者等。

功能结构：通过使用除草持握钳，用户在除草时无须弯腰就可以将草除掉。该钳子的啄矛是不锈钢的，只需按一下按钮就可除草。通过旋转钳子杆并用手柄上锁，可调整钳子头的角度，因此持握钳既适合左利手也适合右利手。

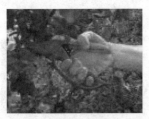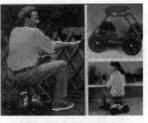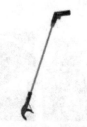

图 7-65　强力修剪剪刀　　　图 7-66　滚动椅子　　　图 7-67　除草持握钳

任务四 其他老年人休闲娱乐辅助器具的选配

◇◇◇◇ 情境引入 ◇◇◇◇

孙奶奶,62岁,第三腰椎间盘突出10余年,弯腰和下蹲困难,但孙奶奶爱好养宠物。试为孙奶奶推荐宠物照料辅助器具,使其在不损伤身体的前提下,能够方便地照料宠物。

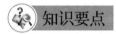 知识要点

一、老年人宠物照料辅助器具

老年人宠物照料辅助器具是为方便老年人完成为宠物喂食、清洁等照料工作而设计的辅助器具。

1. 宠物食物升降机(如图7-68所示)

适用人群:不能弯腰喂养宠物者。

功能结构:宠物食物升降机顶部有一个简单的手动曲柄,以升高和降低托盘、水碗等。用户可用两个螺丝将此升降机固定在墙壁或类似物体上。

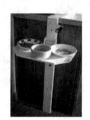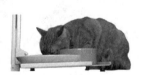

图7-68 宠物食物升降机

2. 带手柄的猫沙盒

适用人群:平衡障碍者、步行困难者或脊髓损伤者。

功能结构:带手柄的猫沙盒使用标准的塑料内衬,手柄易于抓握,以便于搬动。当猫沙湿了的时候,手柄也能辅助保持盒子平衡稳定。此猫沙盒有不同款式,如顶部带盖的和顶部不带盖的,带支脚的和不带支脚的等。

3. 宠物照料提醒器

适用人群:认知障碍者、记忆障碍者。

功能结构:挂在宠物的脖子上,宠物照料提醒器上有3个按钮,分别用来提醒宠物的主人宠物上次吃食物、散步及吃药的时间。当完成其中任何一项任务后,向下按压相应的按钮

3秒钟，将会记录一个新的日期和时间。当不使用时，该提醒器的LED显示屏上会显示宠物的名字和用户的电话号码。当然，需要时也可以对宠物的ID信息进行更换。该提醒器质量轻，并有防水功能，有红色、蓝色、黑色和粉红色可供选择。

二、老年人吸烟辅助器具

老年人吸烟辅助器具是为有吸烟需求的老年人设计的，便于老年人吸烟的辅助器具。

1. 烟灰缸（如图7-69所示）

适用人群：有吸烟需求的老年人。

功能结构：此烟灰缸可以固定在直径为23 mm的管子上，如轮椅支架上。老年人尤其是乘坐轮椅的老年人使用起来非常方便。它有一个塑料外壳，外壳上带金属夹子和一个推盖，重约0.2 kg。

2. 带延长软管的烟灰缸（如图7-70所示）

适用人群：手功能障碍者、长期卧床者和上肢功能障碍者。

功能结构：此烟灰缸由吸管和烟灰缸两部分组成，吸管一端为吸嘴，另一端用来固定香烟。烟灰缸的一侧有两个夹子，用户可将烟灰缸夹到轮椅上或床边。

3. 香烟夹持器（如图7-71所示）

适用人群：手部功能障碍者和上肢功能障碍者。

功能结构：使用时，用户可将香烟夹在夹持器上，通过长软管的末端吸嘴来吸烟。

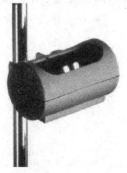
图7-69　烟灰缸

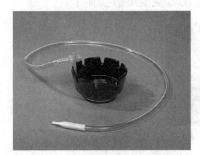
图7-70　带延长软管的烟灰缸

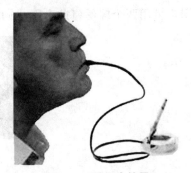
图7-71　香烟夹持器

4. 香烟固定夹（如图7-72所示）

适用人群：手和腕关节功能受限者。

功能结构：使用香烟固定夹，用户无须弯曲手指就可以吸烟，也可以根据实际需要将香烟固定夹弯曲成不同的形状。

5. 香烟围裙（如图7-73所示）

适用人群：长期卧床者等。

功能结构：香烟围裙由抗燃性材料制成，由于遇到火不会融化，因此它能够保护用户的衣物，预防火灾。

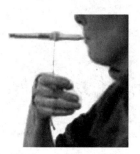

图 7-72 香烟固定夹

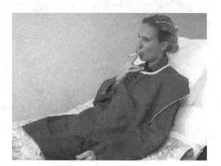

图 7-73 香烟围裙

任务训练

1. 王爷爷,70 岁,有 25 年糖尿病史,一周前经入院评估入住某养老公寓单人房间。因受糖尿病影响,王爷爷视力严重下降,这很大程度上影响了他与养老院其他老人一起打扑克和下棋等娱乐活动。假设你是王爷爷的照护人员,试向他推荐几种辅助器具,帮助他参与棋牌游戏。

2. 某养老公寓因扩建,现需增添一批体育运动辅助器具。假设你是该项目负责人,试给出体育运动辅助器具需求计划,并提供采购目录。

3. 赵奶奶,68 岁,两年前患脑卒中,现右下肢为划圈步态,右上肢屈曲,手指欠灵活。因子女工作繁忙,无法陪同。为提高赵奶奶的生活积极性,其子女欲购买手工艺制作及园艺活动辅助器具。试为赵奶奶推荐几款合适的辅助器具。

项目八

创建老年人无障碍建筑环境

学习目标

√ 能够识别老年人居家和公共建筑环境存在的障碍；
√ 能够利用现有的辅助器具,改造、创建无障碍的老年人居家和公共建筑环境；
√ 掌握辅助器具与无障碍环境的关系；
√ 熟悉老年人居家和公共建筑环境无障碍改造的原则和步骤。

功能障碍的出现与环境有非常密切的关系,老年人由于器官老化,在听力、视力、言语、肢体等各方面都存在一定的问题,常表现出老视、耳背、行动迟缓等,导致他们在正常的环境里也常常遇到障碍。目前,国内的老年人借助轮椅、助行器具等代步工具出行情况比较普遍。实际上在一些环境里,健全人也会成为"残疾人",或者也属于"功能障碍者(含残疾人)"。例如,健全人因地面环境不适突然崴脚或扭伤腰,导致不能活动而卧床,这就属于"肢体障碍"状态；又如,在黑暗环境里的健全人伸手不见五指,导致活动受限,这时,健全人就与盲人一样,都处于"视力障碍"状态；再如,出国到外国的社会环境,健全人听不懂、说不出外语以致不能顺利沟通,导致参与受限,这时,健全人就与聋哑人一样,都处于"听觉言语障碍"状态。这都说明不能脱离环境来看健全、残疾和障碍。创建无障碍环境的实质是用辅助产品(软件和硬件)来帮助功能障碍者克服自身损伤和环境带来的障碍,充分发挥其潜能,使他们更好地活动和参与。

任务一 应用辅助器具构建无障碍环境

◇◇◇◇ 情境引入 ◇◇◇◇

无障碍环境建设是随着改革开放、社会经济的快速发展和老年人、残疾人事业等各项社会事业的不断发展而逐渐在我国开展起来的,其重要性已被越来越多的人所认识。目前,全国各地实施的无障碍环境建设或改造工作,主要集中在进出门坡道、坐便器、坐便椅、沐浴椅、扶手、闪光门铃、提示盲道、鸣叫水壶等方面。

知识要点

一、环境

（一）相关定义

《国际功能、残疾和健康分类》(ICF)对环境的术语注解为："环境因素是 ICF 的一个成分,它是指形成个体生活背景的外部或外在世界的所有方面,并对个人功能发生影响。"根据这个解释,人身体以外并对个人功能发生影响的一切事物可称为"环境"。《国际功能、残疾和健康分类》还指出："环境因素构成了人们生活和指导人们生活的物质、社会和态度环境。"这也就是说,环境由物质环境、社会环境和态度环境构成。

1. 物质环境

物质环境是指客观存在的事物,即客观世界。其中有我们看得见、听得到、摸得着、闻得出的宏观物质,也有我们感觉不到但借助仪器能感知和测量的微观物质,如超声波、红外线、分子和原子等,还有只能用实验验证的超微观物质,如量子,包括光子。至今人们对物质环境的认知仍是非常有限的。本项目的物质环境仅指地球物质环境。

2. 社会环境

社会环境是指人类的社会,不同国家有不同的社会制度、法律法规、语言文字等构成的外在非物质环境,即社会环境。

3. 态度环境

态度环境是指人们的相互关系、对事物的看法(如对待亲戚朋友、上下级和陌生人的态度)等构成的内在非物质环境。

（二）环境的特性

1. 物质环境是一切生命的基础

物质环境的最大特征是客观存在。物质环境可以分为自然环境和非自然环境两大类。自然环境就是自然界,如阳光、空气、高山、河流和海洋等,是地球形成时就存在的一切物质,并随着地壳的变迁(如地震、火山、海啸等)而改变。非自然环境不是自然形成的环境,是某些动物为了生存而特意制造的物质环境。如鼠造环境(鼠洞)、蜂造环境(蜂窝)、鸟造环境(鸟巢)、蚁造环境(蚁穴)、蜘蛛造环境(蜘蛛网)等,这些都属于动物制造的环境,其中最大的非自然环境是人造物质环境,简称人造环境。人造环境是《国际功能、残疾和健康分类》提出的术语,即人类制造的产品和技术,如高楼大厦、电灯电话、道路桥梁,以及辅助产品和辅助技术等。

2. 社会环境和态度环境是群体动物繁衍和发展的需要

只要有群体动物,无论是低等动物(如蚂蚁、蜜蜂等),还是高等动物(如狮子、大象、猴子等),就存在社会环境和态度环境。群体动物要繁衍和发展,就必须维持群体共存,就有它们的社会环境和态度环境。

3. 人造环境是人类特有的环境

动物的物质环境基本上就是自然环境,动物只能适应自然,"适者生存"是动物的唯一出路。人类除了适应自然,还能利用自然甚至改造自然。

原始社会的人造环境在物质环境中所占比例甚小,人类活动所涉及的物质环境基本上都是自然环境,如图 8-1 的左半部分所示。所以,在早期人类生活中起主要作用的是自然环境,人对人造环境的依赖性也不大。但到了现代社会,人类的生活、学习、工作、娱乐等活动所涉及的物质环境基本上都是人造环境,人造环境在物质环境中所占比例甚大,如图 8-1 的右半部分所示。而且人类对人造环境的依赖,已无法用文字来形容。

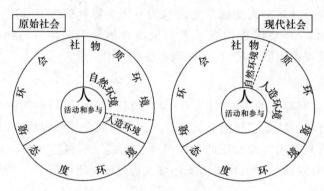

图 8-1　人与环境关系示意图

（三）人造环境的分类

《国际功能、残疾和健康分类》的 9 个人造环境并不在同一个层次,从属性来看可以分为 3 个层次。第一层是人类基本活动环境,即生活环境、行动环境和交流环境,这是人类生存需要的产品和技术;第二层是人类技能活动环境,即教育环境和就业环境,这是人类发展需要的产品和技术;第三层是人类社会活动环境,即文体环境、宗教环境、居家环境和公共环境,这是人类提高生活质量需要的产品和技术。

（四）人造环境的作用

1. 人造环境的正面作用

正是由于人造环境的发展,人类才从简单劳动的石器时代发展到了今天的信息时代。推动人造环境发展的原动力是科学技术,即"科学技术是第一生产力"。简言之,没有人造环境的发展,就没有现代化的一切。

2. 人造环境的负面作用

随着人造环境的出现和不断发展,其负面作用也越来越明显,改变自然环境后的污染和温室效应已经威胁到人类的生存与发展。人造环境侵占了大量的自然环境,导致出现了耕地减少、绿洲沙漠化、热带雨林消失、冰川融化、淡水消耗、海洋酸化、许多物种消亡等情况。特别是现代战争和各种事故,造成的残疾人越来越多。

可见,人造环境是把双刃剑。例如,原子能被发现后出现了许多新的人造环境,既有造福人类、起正面作用的放疗、核发电等;又有毁灭人类、起负面作用的原子弹、核泄漏。

(五)功能障碍与环境

功能障碍的出现与环境有非常密切的关系。人类生命从在母体诞生直至死亡,任何一个时期都可能出现功能障碍。

胎儿期,众所周知的"海豹肢畸形",就是孕妇服用"反应停"止吐导致的。孕妇服用的很多药物都与畸形儿的出现有密切关系,这就是环境改变导致的先天残疾。

出生时,许多脑瘫儿正是在出生时或出生后不久,由于环境异常使大脑受到损害或损伤,导致运动障碍和姿势障碍的。

生长发育期,即儿童时期,先天性残疾者从出生后就是残疾,因此许多在我们看来是正常的环境对他们来说已构成障碍,以致生长发育出现异常,甚至出现畸形。此外,由于个体存在差异性,每个人的生长发育对环境要求也会有所不同。儿童时期出现的脊柱侧弯、佝偻病引起的膝外翻和膝内翻、脊髓灰质炎后遗症等,也与每个人的生活环境密切相关。

成年期,环境和残疾的关系就更为密切,战争、事故(交通事故和工伤)、疾病、污染等导致残疾的例子数不胜数。

老年期,老年人由于器官老化,在听力、视力、言语、肢体等各方面都存在一定的问题,导致他们在正常的环境里也遇到了障碍。例如,一次意外摔倒就可能使老年人骨折甚至偏瘫,成为残疾人。

总之,从某种意义上说,人类是很脆弱的群体,在人的一生中,从胎儿期到老年期,人们随时都可能因为人造环境的负面作用而出现残疾。

然而,环境对功能障碍具有正负两方面的作用。近现代科学技术的发展,使一些偏瘫、截瘫和先天聋哑等功能障碍者,通过现代康复治疗和训练后能克服障碍,甚至能像健全人一样生活。但是,随着科学技术的发展,功能障碍者的数量并没有减少,这也离不开环境的影响。例如,一些产后窒息的婴儿,在现代医疗条件下也能被救活,救活一条生命显然是环境的正面作用。可是不久后人们常常发现,由于出生时大脑长时间缺氧,这些婴儿患脑瘫的概率非常高,这将伴随他的一生,给个人、家庭和社会均带来了痛苦。

二、无障碍环境

(一)无障碍环境的由来和发展

《国际功能、残疾和健康分类》指出:障碍是个人环境中限制功能发挥并形成残疾的各种因素。它包括许多方面,例如,难以进入的物质环境、缺乏相关的辅助技术、人们对残疾的消极态度,以及在生活的各个领域里,阻碍有健康状况的人参与的服务、系统和政策。无障碍(Barrier-free,《国际功能、残疾和健康分类》用 No barrier)是相对障碍而言的,即没有障碍。1993 年 12 月联合国大会的《残疾人机会均等标准规则》附录第 5 条中的 Accessibility,被联合国文件译为"无障碍环境",意指能够进去、可以接近、可获得、易到达(大英汉词典)。

为实现残疾人平等参与社会活动，就要使残疾人在任何环境进行任何活动都没有障碍。实际上，完全无障碍的环境只是理想环境，许多社会障碍对任何人都是不可避免的。

20世纪初，由于人道主义的呼唤，建筑学界产生了一种新的建筑设计方法——无障碍设计。它运用现代技术建设和改造环境，为广大残疾人提供行动方便和安全的空间，创造平等和参与的环境，后来就称之为"无障碍环境"。

国际上对于无障碍环境的研究可以追溯到20世纪30年代初，当时在瑞典、丹麦等北欧国家就建有专供残疾人使用的设施。1961年，美国国家标准协会制定了世界上第一个无障碍设计标准《A117.1——便于残疾人进入和使用的建筑物标准》，1968年和1973年，美国国会分别通过了《建筑无障碍条例》和《康复法》，提出了使残疾人平等参与社会生活，在公共建筑、交通设施及住宅中实施无障碍设计的要求，并规定所有联邦政府投资的项目，必须实施无障碍设计。继美国之后，英国、加拿大、日本等也相继制定了有关法规，推动了无障碍建筑的发展。联合国大会在1997年12月12日通过的第52/82号决议中，确定无障碍环境是进一步提高残疾人机会均等的优先工作，特别是2006年12月第61届联合国大会通过的《残疾人权利公约》，是无障碍环境的国际法规，其中第九条为"无障碍"，要求成员国必须遵守。

我国的无障碍设施建设始于20世纪80年代。1988年，建设部、民政部和中国残疾人联合会发布了《方便残疾人使用的城市道路和建筑物设计规范》。1990年，中华人民共和国第七届全国人民代表大会常务委员会通过《中华人民共和国残疾人保障法》，其中规定国家和社会逐步实行方便残疾人的城市道路和建筑物设计规范，采取无障碍措施。2001年，建设部、民政部和中国残疾人联合会联合发布了中华人民共和国行业标准《城市道路和建筑物无障碍设计规范》(JGJ 50—2001)。2012年，住房和城乡建设部发布了强制性国家标准《无障碍设计规范》(GB 50763—2012)。2016年，国家标准《社区老年人日间照料中心设施设备配置》(GB/T 33169—2016)发布。2018年，局部修订的强制性国家标准《城镇老年人设施规划规范》(GB 50437—2007)和住建部行业标准《老年人照料设施建筑设计标准》(JGJ 450—2018)发布。上述国家标准和行业标准必将进一步推动我国无障碍建设，特别是老年人无障碍建筑环境建设的发展。

随着物质文明和精神文明的提高，人们对无障碍的认识早已超越了建筑环境。特别是2006年通过的《残疾人权利公约》中的第九条指出："无障碍"是无障碍环境的国际法规，要求缔约国应当采取适当措施，确保残疾人在与其他人平等的基础上，无障碍地进出物质环境，使用交通工具，利用信息和通信，包括信息、通信技术和系统，以及享用在城市和农村地区向公众开放或提供的其他设施和服务。从而将无障碍环境提高到残疾人权利的高度。

（二）无障碍环境的必要性

1. 创建无障碍环境是功能障碍者维权的需要

当今社会是以健全人为主体，所以在日常生活、学习、工作场所和公共场所中所建立的人造环境，大部分只考虑健全人，导致仅有一部分人造环境能为功能障碍者直接享用，而另一部分人造环境不能为功能障碍者享用，使功能障碍者存在着融入社会的障碍。为此人们需要创造一切条件来改变或新建无障碍的人造环境，才能使功能障碍者提高生活质量并融入社会。所以从功能障碍者层面来看，创建无障碍环境是其维权（生存权）的重要内容。

2. 创建无障碍环境是社会应尽的责任和义务

功能障碍者虽有身体机能或身体结构的损伤,但都有潜能,也是社会的资源,只是因为环境的障碍束缚了其潜能的发挥,妨碍了他们为社会做贡献。正如 2010 年世界卫生组织发布的《社区康复指南》中指出的:对许多残疾人来说,获得辅助器具是必要的,而且是发展战略的重要部分。没有辅助器具,残疾人绝不可能受到教育或参加工作,以致贫困将继续循环下去。而接受教育的前提是要通过辅助技术来创建无障碍教育环境,同理,就业的前提是通过辅助技术来创建无障碍就业环境,只有将原有环境改造为无障碍环境后,残疾人才能通过就学和就业为社会创造财富。特别是无障碍的因特网,使盲人、聋人、老年人和重度肢残人得以在虚拟世界里遨游并参与各种社会活动,为和谐社会做出贡献。最典型的实例是世界著名科学家霍金,他不能说话,也不能行动,在我们看来是极重度残疾人,但在现代辅助技术的帮助下创建无障碍交流环境后,他对世界做出了巨大贡献。所以从社会层面来看,创建无障碍环境是社会应尽的责任和义务,只有这样,才能使功能障碍者这部分社会资源发挥作用。

3. 创建无障碍环境健全人也受益

应该指出,无障碍环境不仅使功能障碍者受益,很多健全人也能从中受益。例如,城市过街天桥的坡道,对于老年人、孕妇、儿童、病人、意外受伤者,甚至手提重物者都是有帮助的;电视屏幕下方的中文字幕,不仅听力障碍者受益,而且所有听不清或听不懂外语的健全人亦受益,这是必要的无障碍交流环境。

(三) 无障碍环境与辅助器具

根据《国际功能、残疾和健康分类》的观点,功能障碍者活动和参与的困难是由于自身损伤(机能、结构)和环境障碍两方面交互作用的结果。在我国,持有残疾证的残疾人都是永久损伤,无法改变自己,因此,我们只能通过改变环境,即创建无障碍环境才能帮助他们克服活动和参与的困难。

正如《世界残疾报告》所指出的,"康复"一词涵盖了两类干预,即个体干预和环境干预。创建无障碍环境就是进行这两类干预。个体干预是指针对自身损伤导致的功能障碍,可采用个人用辅助器具来克服损伤并发挥潜能从而实现个人无障碍环境。例如,听力障碍者可以通过增加人造环境的助听器或用光学及振动信号的辅助器具来克服障碍;视力障碍者需要增加人造环境的助视器或用声音及触觉信号的辅助器具来克服障碍;言语障碍者可以用语音沟通板来发声交流;肢体障碍者也类似,由于截肢、截瘫、偏瘫、脑瘫、脊髓灰质炎、骨折等原因造成运动器官缺如或失调,肢体障碍者可以通过增加拐杖、轮椅、假肢、矫形器等辅助器具来克服障碍,融入社会并参加社会活动。环境干预是指针对环境障碍,通常可采用公用辅助器具来实现公共环境无障碍。例如,建筑物无障碍是针对肢体障碍者,电视字幕是针对听力障碍者,盲道是针对视力障碍者等。发展到今天,人们逐渐认识到残疾人要想改变"残疾"状态,只能应用个体干预和环境干预类辅助器具。可见,创建无障碍环境的实质就是用辅助器具来改造环境的障碍,这就是辅助器具与无障碍环境之间的关系。

（四）无障碍环境的改造原则

1. 个人需求原则

个人需求原则就是首先要考虑使用者的个人需求，根据个人需求，优先改造最希望改造的环境。由于个体差异，9类人造环境并不完全都对使用者形成障碍，不是都需要改造。当有多个环境需要改造时，要根据使用者的需求来排列顺序。

2. 康复目标原则

康复目标原则就是要根据康复目标，合理安排环境改造。不同年龄段人群的康复目标不同，需要改造的环境也不同。0～6岁人群的康复目标是正常生长发育，则对患脑瘫、脊髓灰质炎等人群来说，要早期干预、改造其生活环境及行动环境，使其尽可能发育正常。6～16岁人群的康复目标是就学，对他们而言，要重点改造教育环境，使其能够受到教育，最好是随班就读。16～60岁人群的康复目标是就业，对他们而言，要重点改造就业环境，使其能够顺利就业。60岁以上的残疾人和各年龄段的重度残疾人的康复目标是生活自理，对他们而言，要重点改造生活环境。

3. 障碍类型原则

障碍类型原则就是根据障碍类型和潜能，有的放矢地改造环境。例如，对视力障碍者、言语障碍者和听力障碍者来说，要改造交流环境，包括改造教育环境和就业环境中的交流环境；而对肢体障碍者来说，要改造的环境很多，需要排序和选择，才有助于他们合理使用资源。

4. 适用适配原则

适用适配原则就是要根据实际情况，选择适用且适配的辅助产品来改造环境。改造环境的实质是用辅助技术来克服障碍，即选用合适的辅助产品以及适配服务来帮助功能障碍者。但对功能障碍者来说，并不是选用的辅助产品价格越贵、质量越高越好，而是要适用。同时，一定要适配。配眼镜要因人而异，配辅助产品也一样，否则就会导致一些辅助产品被弃用。

5. 综合考虑原则

综合考虑原则就是要综合考虑，兼顾各类人群的不同需求。环境改造一定要综合考虑，这是一个系统工程，不能因为解决了一个群体的障碍而对其他群体造成不便。例如，盲道对盲人来说是必要的无障碍建筑，但对乘坐轮椅的人，特别是怕颠簸的大小便容易失禁的轮椅乘坐者就构成了障碍，为此在进行环境改造时就需要综合考虑两类人群的需求。建筑物内是轮椅乘坐者的主要行动环境，所以，一般大楼内的走廊不主张修建行进盲道，而以墙角和沿墙扶手代替，只在房间门口、电梯口、楼梯口等改变环境的地点，铺设提示盲道。尤其在坡道上一般不修盲道，因为坡道不是为盲人设的。如果在坡道上修盲道，就会对需要使用坡道的肢残人、老年人、孕妇和其他行动不便者构成障碍。

（五）无障碍环境的改造步骤

1. 明确改造环境的辅助器具类型

在具体实施环境改造时，首先要明确需要改造的环境及其改造顺序，然后要在优先改造的环境中选取相应的辅助器具类型，可参考残疾人辅助器具分类的国际标准。第五版国际标准《功能障碍者用辅助产品——分类与术语》（ISO 9999-2011）已被我国等同采用作为国家标准《康复辅助器具 分类和术语》（GB/T 16432—2016），该标准将 794 种辅助产品分为 12 个主类、130 个次类和 781 个支类。对老年人而言，通常需要进行如下无障碍环境改造。

（1）生活环境改造。

生活环境是人类日常生活的基本环境，通俗来讲就是吃、喝、拉、撒、睡，以及穿衣、洗澡等活动环境，俗称 ADL。此外，生活活动还包括照顾个人健康（确保身体舒适、控制饮食，维持个人健康）。人们生活能完全自理且能照顾个人健康，就是实现了生活环境无障碍。老年人实现生活环境无障碍的自理辅助器具可参见本书项目三，个人健康管理的辅助器具可参见本书项目六。

（2）行动环境改造。

行动环境是人类生存的必要环境。这里的行动主要是指身体的活动，包括卧、坐、站及其间转换和身体的移动。人们能自由行动就是实现了行动环境无障碍。老年人实现行动环境无障碍的移动辅助器具可参见本书项目二。

（3）交流环境改造。

互相交流是人类生活的重要活动内容，无交流能力的人会失去与社会的联系。人们能自主、随意交流就是实现了交流环境无障碍。老年人实现交流环境无障碍的信息沟通辅助器具可参见本书项目五。

（4）居家环境改造。

居家环境是从事家务活动的环境，包括居家活动环境和居家建筑环境两方面。其中，居家活动环境是指家庭生活的环境。老年人实现居家活动环境无障碍的家务辅助器具可参见本书项目四，而实现居家建筑环境无障碍的辅助器具可参见本项目的任务二。

（5）公共环境改造。

公共环境是人们从事公共活动的环境，包括参加公共活动的环境和公共建筑环境两方面。目前我国老年人的公共活动主要是在社区康复中心的休闲娱乐活动，这方面的辅助器具可参见本书项目七，而公共建筑环境无障碍可参见本项目的任务三。

2. 辅助器具的评估

在明确改造环境的辅助器具类型之后，就应由专业人员对辅助器具进行评估，并填写评估报告。常用辅助器具评估报告有：生活环境改造的辅助器具评估报告（生活辅助器具、站立架、坐姿椅、床垫）、行动环境改造的辅助器具评估报告（助行器、轮椅）、交流环境改造的辅助器具评估报告（助听器、助视器、导盲器具、读屏软件）、教育环境改造的辅助器具评估报告（智力障碍辅助器具）和居家环境改造的辅助器具评估报告等。

3. 辅助器具的确定

具有同样功能的辅助器具因材质、结构、外观、产地等不同，可能存在较大的价格差异。因此，评估后，在确定具体的辅助器具时，可按照 BAD 顺序实施，即能买则买（Buy），买不到则改（Adapt），改不了才设计制作（Design）。

任务二　创建老年人居家建筑无障碍环境

◇◇◇◇ 情境引入 ◇◇◇◇

王爷爷因中风，右侧偏瘫，失语，在家可缓慢行走，右侧肢体肌力 4 级，肌张力正常，听力、言语及行动不便，所以很少外出，平时就在家里活动，现存在如厕站起困难。专业人员评估后在其卫生间及卫生间到卧室的路线都安装了扶手，可辅助其如厕站起，避免行走跌倒，晚上不开灯，顺着扶手也能安全地到达卫生间，克服了如厕这一障碍。

知识要点

多数老年人是在家里打发时光的，而多数意外也都发生在家里，如因地面沾水摔倒，蹲厕起立摔倒等。所以，人们应对老年人居家建筑无障碍环境的建设格外重视。本任务介绍了常见居家建筑环境障碍导致的老年人活动和参与困难，为此要进行的相应无障碍改造，以及改造步骤。

实施老年人居家建筑无障碍改造时，可参照 2012 年发布的强制性国家标准《无障碍设计规范》（GB 50763—2012），特别是 2016 年发布的国家标准《社区老年人日间照料中心设施设备配置》（GB/T 33169—2016），以及 2018 年发布的住建部行业标准《老年人照料设施建筑设计标准》（JGJ 450—2018），以上国家标准和行业标准是本任务内容的依据。

一、居家建筑环境障碍与老年人活动和参与的困难

根据《国际功能、残疾和健康分类》，居家活动困难是由于身体自身损伤及居家环境障碍两方面造成的。由于老年人的多数身体结构和身体机能损伤已无法改变，所以要想解决他们的居家活动困难，就只能改造居家建筑环境。居家建筑环境对老年人有不同程度的障碍，主要是下肢移动的困难、上肢活动的困难，以及手眼协调的困难。常见居家建筑环境障碍与《国际功能、残疾和健康分类》活动和参与困难对照如表 8-1 所示。

表 8-1　常见居家建筑环境障碍与《国际功能、残疾和健康分类》活动和参与困难对照

居家生活作	居家建筑环境障碍	对照《国际功能、残疾和健康分类》活动和参与困难
进门	有阶梯 斜坡太陡 有门槛	轮椅乘坐者无法推行(d465) 下肢无力者无法通过或行走(d455)
开门	门把手是圆形 门把手一侧离墙边太近 门宽度小于 700 mm	上肢障碍者无法抓握并旋转(d440) 轮椅乘坐者无法开门进出(d465)
洗手、洗脸	洗脸盆底下无空间 水龙头离墙太近	轮椅乘坐者无法接近水管盥洗(d510) 轮椅乘坐者手够不着水龙头(d510)
如厕	蹲厕 坐厕无扶手	下肢障碍者无法如厕(d530) 轮椅乘坐者或下肢障碍者无法转移(d420)
洗澡	沐浴器安装得太高 淋浴房地面太滑 浴盆旁边无扶手	轮椅乘坐者够不着沐浴器(d510) 下肢障碍者易摔倒(d570) 下肢障碍者转移困难(d420)
做饭	厨台下面无空间 厨台太高 炉灶太高	轮椅乘坐者无法接近台面(d550) 轮椅乘坐者切菜困难(d550) 轮椅乘坐者炒菜困难(d550)
房间内行走	走廊太窄 走廊无扶手	轮椅乘坐者无法行走(d465) 下肢障碍或平衡障碍者易摔跤(d570)
柜中取物	厨柜太高 挂衣柜太高	轮椅乘坐者够不着柜中物品(d570) 视障者取物不便(d570)

二、老年人居家建筑无障碍环境改造的内容

（一）住宅门口

1. 门前

（1）无障碍出入口包括平坡出入口、同时设置台阶和轮椅坡道的出入口和同时设置台阶和升降平台的出入口 3 种形式。老年人居家建筑环境宜采用平坡出入口，平坡出入口的地面坡度不应大于 1∶20，有条件时不宜大于 1∶30（如图 8-2 所示）。

（2）出入口是老年人容易发生摔倒等事故的重点区域，出入口地面装修材料经常是建筑内装材料的延续，如果处理不当，在雨雪天气时地面会特别湿滑，因此，出入口地面防滑处理非常必要。出入口的地面、台阶、踏步区、坡道等均应采用防滑材料铺装，应有防止积水的措施，寒冷、严寒地区还应采取防结冰措施。

（3）出入口排水沟的水沟盖与路面不齐，或空洞大于 15 mm 时，会因羁绊、卡住拐杖和轮椅小轮等造成危险，因此，出入口地面应平整。同时，除平坡出入口外，在门完全开启的状态下，门前平台的净深度不应小于 1.5 m×1.5 m 的轮椅活动面积。

（4）老年人借助扶手可以大大提高上下台阶的安全性，所以出入口台阶两侧都应该设置连续的扶手。扶手要安装牢固，具有足够的承重能力，扶手的材质宜选用防滑、热惰性指标好的材料。

（5）门前设置雨篷既可以防雨，又可以防止出入口上部物体坠落伤人。雨篷覆盖范围增大，可以保证出入口平台不积水。

（6）门前有台阶时，要建坡道，坡道两侧应安装双层扶手，下层扶手主要供轮椅乘坐者和儿童使用，可根据功能和现场条件选择设置。轮椅坡道应设置连续扶手；轮椅坡道除直线形外，根据实际需要也可有直角形和折返形（如图 8-3 所示）。

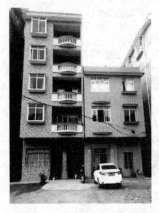

图 8-2　住宅平坡出入口

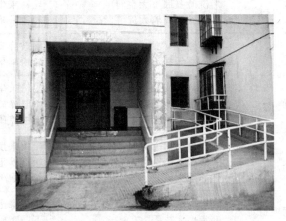

图 8-3　住宅门前折返形坡道及扶手

（7）坡道的最大高度和水平长度应符合《无障碍设计规范》(GB 50763—2012)，具体要求如表 8-2 所示。标准坡度是 1：12，最多 9 米长，接着是 1.5 米长的休息平台，然后才能再接坡道。

表 8-2　坡道的坡度与高度的最大容许值

坡度(高：长)	1：20	1：16	1：12	1：10	1：8
最大高度/m	1.20	0.90	0.75	0.60	0.30
水平长度/m	24.00	14.40	9.00	6.00	2.40

2. 大门

（1）旋转门不利于轮椅或助行器等通行，对行动不便的老年人也存在安全隐患。对于门两侧都有人的情况，推拉门比平开门更安全。

（2）不宜采用弹簧门和玻璃门；确需采用玻璃门时，应设置明显的提示标识，防止老年人看不到玻璃，发生碰撞。

（3）自动门开启后通行净宽度不应小于 1 m。

（4）平开门、推拉门、折叠门开启后的通行净宽度不应小于 0.8 m，有条件时，不宜小于 0.9 m。

（5）在门扇内外应留有直径不小于 1.5 m 的轮椅回转空间。

（6）单扇平开门、推拉门、折叠门的门把手一侧的墙面宽度应不小于 0.4 m。

（7）平开门、推拉门、折叠门的门扇应设距地面 0.9 m 的把手,宜设视线观察玻璃,并宜在距地面 0.35 m 范围内安装护门板。

（8）门槛高度及门内外地面高度的差不应大于 15 mm,并应以斜面过渡。

3. 门厅

门厅是老年人从居室到公共区域、从室内到室外的交通枢纽和集散地。在门厅处设置醒目易懂的指示标牌,可以有效引导老年人通达各个空间。有条件的话,在门厅处设置休息空间,既可以方便老年人歇脚,又可以促进他们相互交流。

（二）楼梯、台阶

1. 楼梯形式

老年人动作不灵活,边旋转边上下的楼梯容易造成老年人眩晕和跌倒事故,因此,老年人使用的楼梯严禁采用这种形式,宜采用直线形。

2. 楼梯尺寸

老年人运动能力和反应能力衰退,故老年人使用的楼梯踏步应比普通楼梯平缓,踏步太高或太低都不好。一般要求老年人使用的楼梯踏步踏面宽度应不小于 0.28 m,踏步高度应不大于 0.16 m。

3. 楼梯结构

（1）为防范在楼梯踏步处发生跌倒或羁绊,楼梯踏面前缘不宜前凸,踏面下方不应透空。当在踏步上设置防滑条、警示条时,可采用不同颜色加以区分。如果防滑条、警示条太厚,会有羁绊的危险,因此踏步上的防滑条、警示条等附着物均不应突出踏面。

（2）老年人视力下降,为防止老年人在上下楼梯时发生羁绊或踏空的意外事故,起终点处应通过不同颜色、材料将楼梯踏步和走廊地面加以区分。

（3）楼梯设置扶手可以方便老年人通行并防止跌倒。老年人在使用楼梯扶手时手臂用力方向不同,因此建议在老年人住宅内的楼梯梯段两侧均设置连续扶手。

（4）如采用栏杆式楼梯,在栏杆下方宜设置安全阻挡措施,以防拐杖向侧面滑出造成摔伤。

（5）楼梯上行及下行的第一台阶宜在颜色或材质上与平台有明显区别。

4. 台阶

（1）3 级及 3 级以上的台阶应在两侧设置扶手。

（2）公共建筑的室内外台阶踏步宽度不宜小于 0.3 m,踏步高度不宜大于 0.15 m,同时应不小于 0.1 m。

（3）踏步应防滑。

（4）台阶上行及下行的第一阶宜在颜色或材质上与其他阶有明显区别。

（三）电梯

（1）乘坐电梯是老年人上下楼最便利和安全的方式,所以二层及二层以上的老年人居住建筑均应设置电梯。每单元设置电梯应不少于 2 台,这主要是考虑到当其中一台电梯处于维修状态时,老年人可通过另一台电梯上下楼。

（2）老年人在家中突发疾病的情况很多,需要及时救助,因此,老年人居住的建筑中应至少有1台电梯轿厢尺寸能满足搬运担架所需的最小尺寸。普通住宅可容纳担架的电梯轿厢最小尺寸为1.5 m×1.6 m,且开门净宽应不小于0.9 m,可利用对角线放置铲式担架车。为进一步保证救助的效率,提高适应更多型号担架的能力,有条件的老年人居住建筑可以考虑采用具备容纳担架条件的其他电梯型号,以及病床专用电梯。

（3）候梯厅要有一定的深度,以保证轮椅和担架能顺利出入,候梯厅深度一般不宜小于1.5 m。候梯厅墙面的扶手要尽量保证与走廊扶手的连接、延续,以供行动不便的老年人扶持。候梯厅应设电梯运行显示装置和抵达音响,呼叫按钮高度应为0.9~1.1 m(如图8-4所示)。

（4）电梯轿厢内的三面墙上应设高0.85~0.9 m的扶手,轿厢正面高0.9 m至顶部应安装镜子或采用有镜面效果的材料。电梯内应设运行显示装置和报层音响,选层按钮高度应为0.9~1.1 m(如图8-5所示)。

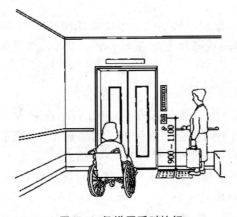
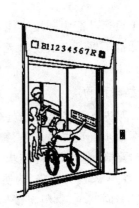

图8-4　候梯厅呼叫按钮　　　　　　图8-5　电梯轿厢内选层按钮

（四）公用走廊

（1）作为交通与疏散的重要通道,公用走廊的净宽应满足步行双向,担架、助行器与轮椅等设备均双向通行的空间与视觉要求。老年人使用的走廊的通行净宽应不小于1.8 m(如图8-6所示),确有困难时应不小于1.4 m。

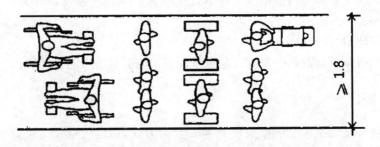

图8-6　老年人使用的走廊的通行净宽(单位:m)

（2）当走廊的通行净宽大于 1.4 m 且小于 1.8 m 时,走廊中应设通行净宽不小于 1.8 m 的轮椅错车空间,错车空间的间距不宜大于 15 m。轮椅回转空间宜设置在户门处,也可以结合防火分区的尽端设置。受到身体条件的限制,老年人外出行动不便,因此可以利用轮椅回转空间增加老年人活动交往空间,创造融洽的邻里关系。

（3）公用走廊内部以及公用走廊与相邻空间的地面应平整、无高差,不应设置门槛。平整、无高差的公用走廊可以为老年人步行,使用拐杖、助行器或者轮椅提供方便,从而降低老年人在公用走廊跌倒的风险。走廊的地面应选择耐磨、防滑、防反射的材料。使用耐磨、防滑的地面材料有助于防范老年人跌倒,而使用防反射的材料有助于减少眩光,可以避免老年人因晕眩而跌倒的情况。公用走廊的墙角应尽量做成圆弧形,以防止碰撞和摔伤。

（4）由于地形、结构、构造等原因,当公用走廊内部以及公用走廊与相邻空间的地面高差无法避免时,应设置无障碍坡道,坡度宜不大于 1∶12。当轮椅坡道的高度大于 0.1 m 时,应同时设置无障碍台阶。为避免室内局部光照度不足或坡道不明显,坡道处应同时设置警示标识。

（5）公用走廊的墙面应设置明确的标识,说明楼层、房间号及疏散方向等信息,不同楼层的墙面宜通过不同颜色、字体或字形变化进行区分,以增强识别性,帮助老年人克服认知能力衰退带来的不便,这也有助于老年人在危险状况下有序、快速疏散。公用走廊墙面 1.8 m 以下不应有影响通行及疏散的突出物。

（6）公用走廊两侧应设连续扶手,为老年人提供行走支持。扶手高度应为 0.85～0.9 m。有条件的建议设置双层扶手,下层扶手高度宜为 0.65～0.7 m。扶手的直径宜为 40 mm,扶手到墙面的净距离宜为 40 mm。楼梯及坡道扶手端部宜水平延伸不小于 0.3 m,末端宜向内拐到墙面,或向下延伸不小于 0.1 m。扶手的材质宜选用防滑、热惰性指标好的材料。当墙面出现突出物时,宜采取相应措施保持扶手的连贯。

（五）安全疏散

（1）建筑物的主要出入口至机动车道路之间应留有满足安全疏散需求的缓冲空间。

（2）老年人用房与救护车辆停靠的建筑物出入口之间的通道,应满足紧急送医需求。紧急送医通道的设置应满足担架抬行和轮椅推行的要求,且应连续、便捷、畅通。

（3）公用走廊、楼梯间、候梯厅和门厅等公共空间均应设置疏散导向标识和应急照明装置,还宜设置音频呼叫装置。

（六）卫生间

1. 位置

供老年人使用的卫生间与老年人卧室应邻近。

2. 配置

供老年人使用的卫生间应至少配置坐便器、洗浴器、洗面器这 3 件洁具。3 件洁具集中配置的卫生间的使用面积应不小于 3.0 m²,并应满足轮椅移动的空间需求。卫生间门的宽度应不小于 0.80 m,以便轮椅进出。水龙头宜采用光电感应式、触摸式等,便于操作。卫生间地面应平整并应选用遇水不滑的地面材料,室内排水应通畅便捷,并应符合水封要求。有条件的话,浴室应配备助浴设施,并应留有助浴空间。

3.坐便器

(1)坐便器的高度应与标准轮椅坐高一致(0.45 m),坐便器两侧需设置0.7 m高的水平抓杆,该尺寸是普通人从坐位到起立时需要支撑的高度。一般情况下,坐便器靠墙侧的L形扶手是固定在墙上的,其中的垂直安全抓杆是如厕后起立时用来防止摔倒的[如图8-7(a)所示]。坐便器另一侧的L形扶手一般是活动扶手,通常是立于地面[如图8-7(b)所示]。当轮椅乘坐者靠近坐便器时,可将水平杆向上旋转90°靠在后墙上,便于轮椅乘坐者转移到坐便器上。另外,活动扶手的墙端和中点均为铰链,且水平杆要向外延伸200 mm后再向下延伸,这是根据扶手的设计规范设计的。

(2)要方便取手纸。

4.洗浴器

(1)浴盆的外沿高度不宜高于0.45 m,浴盆上宜安放活动坐板或在浴盆一端设置0.45 m高的洗浴坐台,以便轮椅转移,浴盆内侧的墙面要有两层水平抓杆或水平连垂直的抓杆,外侧应有0.9 m高的扶手,以便淋浴时扶稳和洗浴后的转移支撑(如图8-8所示),且浴盆底部要有防滑垫。

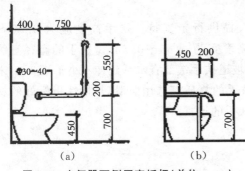

图8-7 坐便器两侧固定抓杆(单位:mm)

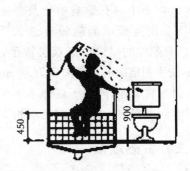

图8-8 淋浴池侧坐台及扶手(单位:mm)

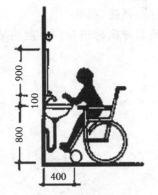

图8-9 手盆及镜子高度
(单位:mm)

(2)安装的若是淋浴,则淋浴椅的高度要与轮椅一致,且至少要在一侧墙面安装扶手,淋浴器宜采用软管淋浴器和杠杆式单把龙头,与喷淋头相连的金属软管长度应不小于1.5 m。地面要有防滑垫。

5.洗面器

(1)洗面器的最大高度一般为0.8 m,应采用单杠杆水龙头或感应水龙头。

(2)洗面器下部距地面应不小于0.65 m,且净深不宜小于0.4 m,以方便轮椅乘坐者靠近(如图8-9所示)。

(3)洗面器上方的镜子底边距地面一般应为0.9 m,镜子顶端宜向前倾斜15°,这样站立者和轮椅乘坐者都可使用。镜子旁边的电源插座要设在使用方便的地方。

6. 应急

(1) 供老年人使用的卫生间应设紧急呼叫按钮。

(2) 卫生间的门扇宜向外开,门上最好设置应急观察窗口。

(3) 卫生间内应安装老年人开关方便的电灯。

（七）厨房、餐厅

1. 门

厨房和餐厅合一且为开敞式的设计方便老年人使用,厨房和餐厅之间若有门,则推拉门比较方便实用。

2. 案台

适合坐姿操作的厨房操作台面高度不宜大于 0.75 m,这个高度,轮椅乘坐者和可立姿的老年人、残疾人都可使用;为了便于轮椅乘坐者深入,案台下面的空间净高不宜小于 0.65 m,最小空间宽度是 0.70 m,且净深最好是 0.45 m（如图 8-10 所示）。案台长度应不小于 2.1 m,电炊操作台长度应不小于 1.2 m,操作台前通行净宽应不小于 0.90 m。案台最好是高度可调的,案台两侧可设抽屉式落地柜。电炊操作台应设置洗涤池、案台、排油烟机、储物柜等设施或为其预留位置。

3. 吊柜

案台上的吊柜底面距案台宜为 0.3 m,吊柜自身高度可为 0.6~0.8 m,深度可为 0.25~0.3 m,这样便于取餐具、调料、食物和开关柜门（如图 8-11 所示）。如果条件允许,最好安装高度可调的吊柜。

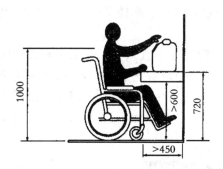

图 8-10　案台高度和深度(单位：mm)

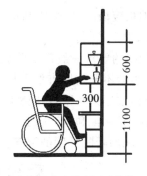

图 8-11　吊柜高度和深度(单位：mm)

4. 炉灶

应采用案台上安放的炉灶,控制开关宜设在案台前面。配置燃气灶具时,应采用带有自动熄火保护装置的燃气灶(强制性规定)。

5. 洗涤池

(1) 洗涤池应采用单杠杆水龙头或感应水龙头。

(2) 洗涤池的上口与地面距离应不大于 0.8 m,洗涤池深度宜为 0.1~0.15 m。

（3）洗涤池下方轮椅的空间要求同案台。

6. 设备

（1）冰箱和冰柜要便于老年人操作。

（2）微波炉、电水壶、电开关等要便于老年人使用。

7. 饭桌

饭桌的桌面高度和桌下空间要求同案台。此外，厨房面积要考虑到轮椅乘坐者进入和操作，以及回转等。

（八）卧室、起居室（厅）

（1）老年人卧室的使用面积应符合下列规定：

① 双人卧室应不小于 12 m^2；

② 单人卧室应不小于 8 m^2；

③ 兼起居室（厅）的卧室应不小于 15 m^2。

（2）起居室（厅）的使用面积应不小于 10 m^2，起居室（厅）内布置家具的墙面直线长度宜大于 3 m。

（3）床位的一侧要留有直径不小于 1.5 m 的轮椅回转空间，还要留有一定的护理、急救操作空间。

（4）家具（如床和椅子）的高度以坐在床边，踝关节、膝关节和髋关节屈曲 90 度，双脚正好平放在地面为宜，太高会造成坐姿不稳定，太低则不易站起。一般的参考高度与标准轮椅坐高一致，为 0.45 m，这个高度同时还便于转移。此外，相应位置要配备起身和转移辅助器具。

（5）地板应该防滑、坚固和稳定，避免在地板上使用小毛毯，那样老年人容易跌倒，助行器移动起来也不方便。

（6）光线的要求一般都是明亮但不刺眼，物品表面反光不宜太强。若家中有长期卧床的老年人，尽量不要使用直射顶灯，因为那样会对卧床者的眼睛产生较大刺激；宜采用带灯罩的黄光灯，或用床头壁灯代替顶灯（如图 8-12 所示）。光线太暗时老年人可能会出现视物不清的情况，易摔倒和碰到家具。夜间开启夜灯对于老年人显得尤为重要，这可以有效避免他们半夜起床如厕时跌倒的情况。

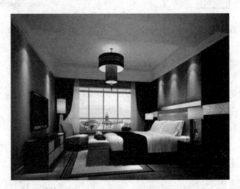

图 8-12　卧室的顶灯和床头壁灯

（7）家具的摆放要考虑轮椅乘坐者能通过并接近和操作，如轮椅到椅子和沙发的转移，轮椅乘坐者要能自行开关窗户和窗帘，电灯、电话、电视、音响、空调、插座等也要便于轮椅乘坐者操作。床头柜的摆放也要考虑老年人，尤其是轮椅乘坐者使用是否方便。卧室至卫生间的走道墙面距地面 0.4 m 处应设嵌装脚灯，卧室的顶灯宜采用双控开关。照明开关应选用带夜间指示灯的开关，安装位置应醒目，且颜色应与墙壁有所区分，高度宜距地面 1.1 m。

（九）过道、储藏空间

（1）过道的净宽应不小于 1 m。

（2）过道的必要位置宜设置连续单层扶手，扶手的安装高度宜为 0.85 m。

（3）入户过渡区应设更衣、换鞋和存放助老辅助器具的空间，并应留有设置座凳和助力扶手的空间。

（十）阳台、露台

（1）老年人居住的建筑套型内应设阳台。

（2）阳台栏板或栏杆净高应不低于 1.1 m。

（3）阳台应满足老年人使用轮椅通行的需求。阳台深度一般应在 1.5 m 以上，便于轮椅乘坐者休闲。阳台与室内地面的高差应不大于 15 mm，并应以斜坡形式过渡。

（4）阳台应设置便于老年人操作的低位晾衣装置。

（5）有条件的话，宜利用建筑露台为老年人创造活动场所，连接露台与走廊的坡道宽度应不小于 1 m。

（十一）门窗

（1）套内各部位门洞的尺寸应不小于表 8-3 所示的尺寸。

表 8-3　套内各部位门洞的最小尺寸

类　别	洞口宽度/m	洞口高度/m
户门	1.0	2.0
起居室(厅)门	0.9	2.0
卧室门	0.9	2.0
厨房门	0.9	2.0
卫生间门	0.9	2.0
阳台门(单扇)	0.9	2.0

注：1. 表中门洞口高度不包括门上亮子高度，宽度以平开门为准。2. 洞口两侧地面有高低差时，以高地面为起算高度。

（2）入户门应采用平开门，门扇宜向外开启。

（3）入户门不应设置门槛，户内外地面高度差应不大于 15 mm。

（4）厨房和卫生间的门扇应设置透光窗。

（5）老年人的卧室门、卫生间门、公用卫生间厕位门、盥洗室门、浴室门等，均应选用内外均可开启的锁具及方便老年人使用的横执杆式把手，且宜设应急观察装置。

（6）门窗应采取安全防护措施及方便老年人辨识的措施。

（7）门窗五金件不应有尖角，应易于单手持握或操作，外开窗宜设关窗辅助装置，窗把手的高度要适合轮椅乘坐者使用。

三、老年人居家建筑无障碍环境改造的步骤

居家环境在进行无障碍改造时，要考虑老年人本身的功能、经济状况和环境空间等，并把握可及性、安全性、舒适度等，要把提升独立生活功能与避免二度伤害原则综合起来考虑。具体实施居家环境改造时，第一，要以调整老年人生活方式为优先考虑；第二要沿着老年人的生活动线，进行家具位置的调整，通过移动家具，扩大老年人行动的空间，方便其行走；第三是辅助器具的协助，在保证安全有效的情况下，选择使用适合的辅助器具来解决问题；第四才是建筑物的改造，由于建筑改造涉及建筑设计、施工等复杂事项（如防水层、承重墙等），因此要慎重。

任务三　创建老年人公共建筑无障碍环境

◇◇◇◇ **情境引入** ◇◇◇◇

北京是我国第一个进行无障碍建设的城市，"双奥之城"又完成了新一轮无障碍建设，打造了安全、顺畅、有温度的无障碍环境。除了硬件设施外，北京还在社会的各项服务中贯彻无障碍理念，通过提供无障碍的精细化服务来方便残疾人和老年人。北京今天的无障碍环境，无论是规范性、适用性还是系统性水平，都得到了显著提升，无障碍设施正在由点及面、连线成网。

知识要点

在现代社会里，单纯与世隔绝的居家生活是不存在的。每位家庭成员或多或少都有超出私宅的外出活动。老年人除在家里活动外，外出活动可能最多就是在社区。参照《国际功能、残疾和健康分类》活动和参与的内容与代码，老年人的外出活动主要有邻居互访（d9205），市场购物（d620），去活动中心训练（d9201）、下棋（d9200）和休闲活动（d9204），去电影院（d9202），去银行（d860），去教堂（d9300），送孙辈去幼儿园（d815），送孙辈去学校（d820），此外，可能还有去餐馆、医院、邮局、图书馆等。这些对老年人来说都是重要且不可或缺的社会活动。而这些活动都超出了私宅的范围，活动空间都属于公共环境。在这些"活动线"上遇到的障碍，包括到达目的地的道路交通障碍和目的地内的公共建筑障碍等，都需

要进行无障碍改造。这些活动中涉及的无障碍辅助器具已经在前几章介绍了,剩下就是社区建筑环境无障碍改造,这可以参照《国际功能、残疾和健康分类》中"环境因素"的 e150 公共建筑物的设计、施工及建造的产品和技术,内容有 3 项:① 公共建筑物的出入口设施;② 公共建筑物内的设施;③ 公共建筑物为指示道路、行进路线和目的地而设计、施工及建造的产品和技术。

　　实施老年公共建筑无障碍环境改造时,可参照 2012 年发布的强制性国家标准《无障碍设计规范》(GB 50763—2012)和 2016 年发布的国家标准《社区老年人日间照料中心设施设备配置》(GB/T 33169—2016),以及 2018 年发布的强制性国家标准《城镇老年人设施规划规范》[GB 50437—2007(2018 版)]和住建部行业标准《老年人照料设施建筑设计标准》(JGJ 450—2018),以上国家标准和行业标准是本任务内容的依据。

一、到达公共活动场地的途径要无障碍

　　到达公共活动场地的途径,无论是社区内还是社区外,如果是走着去,则道路要无障碍;如果是乘车去,则交通要无障碍。

(一)道路无障碍

　　道路包括人行道、人行横道、人行天桥、人行地道、桥梁、隧道、立体交叉的人行道等。

　　(1)人行道在所有交叉路口处应设缘石坡道(宽度应不小于 1.5 m,坡度应不大于 1∶20)。

　　(2)主要道路、建筑物和居住区的人行天桥和人行地道,应设轮椅坡道和安全梯道,坡道要求参见本书表 8-2,在坡道和梯道两侧应设扶手(高度为 0.85 m)。

　　(3)城市中心地区可设垂直升降梯,以取代轮椅坡道。

　　(4)盲道:盲道分行进盲道和提示盲道(如图 8-13 所示)。行进盲道用表面呈长条形的凸起标识,用于指引视力障碍者继续向前直行;提示盲道用表面呈圆点形的凸起标识,表示盲道要拐弯或为终点,具有提醒注意的作用。

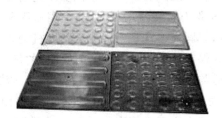

图 8-13　盲道

盲道建设应符合以下具体要求。

　　① 城市中心区道路、广场、步行街、商业街、桥梁、隧道、立体交叉及主要建筑物地段的人行道应设盲道;人行天桥、人行地道、人行横道及主要公交车站应设提示盲道;

　　② 城市中心区、政府机关地段、商业街及交通建筑等重点地段应设盲道,公交候车站地段应设提示盲道;

③ 城市中心区、商业区、居住区及主要公共建筑设置的人行天桥和人行地道应设符合轮椅通行的轮椅坡道或电梯，坡道和台阶的两侧应设扶手，上口和下口及桥下防护区应设提示盲道；

④ 桥梁、隧道入口的人行道应设缘石坡道，桥梁、隧道的人行道应设盲道；

⑤ 立体交叉的人行道口应设缘石坡道，立体交叉的人行道应设盲道。

（5）设有红绿灯的路口，宜设盲人过街音响装置。

（二）交通无障碍

交通无障碍包括乘坐公共交通无障碍（如无障碍巴士，无障碍出租车，以及地铁），以及老年人自己驾驶车辆（如老年代步汽车、电动代步车和电动轮椅等）出行无障碍。

二、室外公共活动环境要无障碍

室外公共活动环境主要包括社区的公共场所，以及运动场、公园、游乐园等。

（一）场地道路无障碍

（1）老年人视力、听力等下降，行动迟缓，借助轮椅、助行器等代步工具出行情况普遍。因此，老年人室外活动场地的设计应符合现行国家标准《无障碍设计规范》（GB 50763—2012）的相关规定，满足老年人无障碍通行的需求。

（2）老年人活动的设施场地内人行道、车行道应分设，防止老年人因行动迟缓，视力、听力差而发生意外事故。随着家用汽车的普及，本着方便老年人使用的原则，在老年人设施场地内靠近入口处应设有一定量的停车位。

（3）老年人使用轮椅、助行器等代步工具比较普遍，因此，步行道路应有足够的净宽，并应符合无障碍通行系统的设计要求。步行道路的局部有效净宽应达到 1.8 m 以上，以满足两辆轮椅或多人并行时交错通行的需要。在设计中既可以局部变化道路宽度，又可以利用景观小品、健身设施、行道树间隔、道路交叉口等空间实现轮椅交错通行。

（4）随着我国家庭机动车保有量快速增长，社会上用车服务也日益便利，老年人乘坐机动车出行的比例很高。同时，我国交通法规对老年人驾驶机动车的年龄限制已经放宽，老年驾车者将越来越多。因此，为保证使用便利，设于非地面层的停车场，如多层停车场、地下车库等.应以无障碍电梯及通道与建筑物出入口连通，为老年人无障碍通行提供保障。

（5）老年人驾车的机会明显增加，因此应在建筑物出入口附近设置一些无障碍机动车位，以方便老年人使用。数量应不小于总停车位的 2%，这是综合考虑了残疾人、老年人占人口的比例情况得出的数据。电动汽车是技术发展的必然趋势，且已经逐步推广普及，因此相关场所宜预留机动车充电桩安装条件。另外，建筑物出入口（也包括地下车库）通往各单元的电梯间，宜就近设置无障碍停车位。

（6）老年人使用非机动车（如自行车、三轮车等）的情况比较普遍。为保证老年人使用非机动车的便利与安全，建筑物周边应单独设置非机动车停车场，并应与机动车停车场保持一定距离。此外，非机动车停车场应装有遮雨、遮阳的设施，这一方面可以保证老年人取用、停放非机动车时环境的舒适性,另一方面也可以避免非机动车受到日晒雨淋,进而给老年人使用带来不便。也有不少老年人会使用电动代步车,如果条件允许,应在停车场中设充电装置,便于老年人为电动代步车充电。

(二)场地设施无障碍

(1)老年人由于生理机能衰退,往往会出现年老体弱、行动迟缓、步履蹒跚等生理特点,以及内心孤独等心理特征。因此,老年人对环境的要求比普通人更高,老年人所用设施的规划和建设必须符合老年人的特点。

(2)在步行中摔倒对老年人来说是极其危险的,因此老年人室外活动场地设施首先应满足老年人的安全需要,室外场地表面应平整防滑、排水畅通,坡度应不大于1∶40。当场地之间的坡度大于1∶40时,通过竖向设计可将高差集中处理。在步行道路高差较大处设置台阶的同时,应按照无障碍要求设置轮椅坡道。室外设施临水和临空的活动场所、室外踏步及坡道等,均应设置安全护栏、扶手,以保证老年人行动的方便和安全。

(3)室外活动场地内容应充分考虑老年人活动的特点,场地布置时宜动静分区。一般将有活动和健身运动器材的场地作为"动区",将供老年人休憩的场地作为"静区"。"静区"一般宜设置花架、座椅、阅报栏等设施。"动区"和"静区"应适当隔离,避免不同爱好的老年人之间相互干扰。

(4)老年人使用室外场地时间长、频率高,烈日暴晒和寒风侵袭都容易增加老年人发生疾病的风险。在老年人居住建筑的室外环境设计中,可以通过日照及风环境分析,合理安排场地位置,在条件不利的位置采取必要的遮阳、防风措施,优化场地条件。

(5)根据老年人的生理特点,在集中的室外活动场地附近应设置便于老年人使用的公共无障碍厕所。公共无障碍厕所宜不分性别设置,配备无障碍设施,方便护理人照顾异性老年人如厕。

(6)由于老年人身体机能衰退,体力、视力、听力、记忆力等都明显下降,动作的准确度降低,方向感减弱,容易迷失方向,因此,老年人活动的场地内应设置完整、连贯、明显、清晰、简明的标识系统,为老年人提供包括识别、警示、说明等方面的内容。

(7)由于老年人的视力减弱,散步道、活动场地、台阶等处应设置必要的照明设施,以保障老年人夜间出行的安全。

三、室内公共活动环境要无障碍

室内公共活动环境主要包括银行、超市、医院、邮局、学校、饭店、旅店、剧场、影院、音乐厅、博物馆、图书馆、会议厅、体育馆、健身房等。

(一)出入口无障碍

(1)无台阶、无坡道的建筑入口称为无障碍入口。

(2)入口处有坡度时,地面坡度应不大于1∶30;以平坡为好。

（3）入口处有台阶时，必须设轮椅坡道和扶手。高度差允许时宜设为直线坡道，高度差不允许时可采用直角形或折返形坡道。

（4）入口处有台阶时，还可以采用轮椅升降机。

（二）门开启无障碍

（1）门扇同时开启的最小间距应不小于 1.5 m，一般应采用自动门，也可采用推拉门、折叠门或平开门。

（2）如果主门是旋转门，则一侧应另设老年人、残疾人使用的门，轮椅通行门的净宽应不小于 0.8 m。

（三）大厅和走廊无障碍

（1）可参考居家环境无障碍的相关内容，但走廊宽度应不小于 1.8 m，以便两台轮椅可并排通过。

（2）走廊两侧应设扶手，走廊内不得设置障碍物，走廊转弯处的阳角应为弧墙面或切角墙面。

（3）建筑物内的地面应平整、不光滑，相邻两处地面的高度差大于 15 cm 时，应以斜面过渡。

（四）楼梯和台阶无障碍

（1）楼梯应采用有休息平台的直线形梯段和台阶，其宽度应不小于 1.5 m，两侧应设扶手。扶手应以高 0.85 m，直径 0.35～0.45 cm 为宜。

（2）距踏步起点与终点 25～30 cm 处应设提示盲道。

（五）电梯无障碍

（1）肢残人、老年人和轮椅乘坐者活动场所若为楼房，要配有电梯。

（2）电梯口应设提示盲道，电梯按钮高度以 0.9～1.1 m 为宜。

（3）电梯轿厢门宽应不小于 0.8 m，电梯深度应不小于 1.4 m，轿厢宽度应不小于 1.1 m，正面和侧面应设高 0.85～0.9 m 的扶手，正面应有高 0.9 m 至顶部的镜子，侧面应设高 0.9～1.1 m 带盲文的选层按钮（候梯厅等同），电梯内应有上下运行、数显和报层音响。

（六）公共厕所无障碍

（1）无障碍隔间厕位。

除常规的男、女公共厕所外，还应设一个残疾人专用厕所，厕所内以 2 m×2 m 为宜，厕所内应设有坐便器、洗手盆、放物台、挂衣钩、呼叫按钮和安全抓杆等（如图 8-14 所示）。

（2）坐便器及扶手的尺寸和位置应符合要求，且应设水平抓杆和垂直抓杆等。

（3）若厕所内设有小便池，则小便池两侧和上方应设安全抓杆。

（4）洗手盆两侧和前缘 50 mm 处应设有安全抓杆。

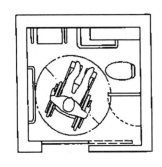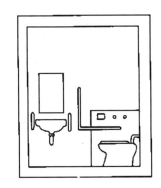

图 8-14　老年人、残疾人专用公共厕所

（七）其他设施无障碍

（1）考虑到轮椅乘坐者的使用需求，相应场地（如服务台、收款窗口、售票口、挂号口、取药口、饮水器处、公用电话处、电灯开关处等）要有低位服务设施。

（2）残疾人停车车位的地面应平整、坚固、不积水，地面坡度应不大于 1：50。

（3）残疾人专用停车车位应该位于距建筑物入口及车库最近的地方，停车位的一侧或与相邻停车位之间应留有宽 1.2 m 以上的轮椅通道，以方便肢体障碍者上下车，相邻两个无障碍机动车停车位可共用一个轮椅通道。

（4）公共活动的前排应该留有专供轮椅乘坐者的席位，轮椅席位的深度以 1.1 m 为宜（与标准轮椅的长度基本一致），轮椅席位的宽度以 0.8 m 为宜（这是轮椅乘坐者的手臂推动轮椅时所需的最小宽度）。轮椅席位旁宜设置一定数量的陪护席位。

（5）相应场所应为听力障碍者提供手语服务或字幕。

（6）楼门口、服务台、门厅、楼梯口及楼梯平台、电梯、电话、洗手间等处应设提示盲道。

（7）紧急出口、洗手间、电梯口、服务台、公用电话等处要有指示牌，建筑物外要有无障碍通道、停车场、残疾人停车位等标识。

参 考 文 献

[1] 范佳进.社会福利之残疾人辅助器具服务的技术与管理[M].深圳：海天出版社,2014.

[2] 朱图陵.辅助技术在老年人康复中的应用[J].中国康复理论与实践,2017,23(08)：971-975.

[3] 朱图陵.康复工程与辅助技术的基本概念与展望[J].中国康复理论与实践,2017,23(11)：1330-1335.

[4] 朱图陵.功能障碍者辅助器具基础与应用[M].深圳：海天出版社,2019.

[5] 陈长香.老年护理学[M].北京：人民卫生出版社,2011.

[6] 陈强.辅助沟通系统及实用技术[M].北京：科学出版社,2011.

[7] 陈正英.社区护理学[M].长沙：中南大学出版社,2011.

[8] 丁志宏.我国老年人休闲活动的特点分析及思考——以北京市为例[J].兰州学刊,2010(09)：89-92.

[9] 胡鸿雁,黄明勇.康复护理技术[M].南京：东南大学出版社,2011.

[10] 胡旭君.助听器学[M].杭州：浙江大学出版社,2010.

[11] 井莉.影响城市老年人休闲生活的因素及对策[J].重庆科技学院学报,2010(02)：44-46.

[12] 雷磊,冀飞,周其友.门诊老年性听力损失调查研究[J].中华耳科学杂志,2011,9(02)：179-183.

[13] 卢桂珍,李映兰,黄岩松.老年健康照护[M].天津：天津大学出版社,2008.

[14] 中华人民共和国国家质量监督检验检疫总局 中国国家标准化管理委员会.手动轮椅车(GB/T 13800—2009)[S].北京：中国标准出版社,2009.

[15] 世界卫生组织.世界残疾报告摘要[R].日内瓦：世界卫生组织,2011.

[16] 石柱国.老人与拐杖[J].养生月刊,2012,33(02)：168-171.

[17] 吴英黛.辅具评估专业技术手册[M].北京：华夏出版社,2009.

[18] 郗昕.言语测听的基本操作规范(上)[J].听力学及言语疾病杂志,2011,19(5)：489-490.

[19] 张悦歆,李庆忠.视觉康复指南[M].北京：国家图书馆出版社,2009.

[20] 赵悌尊.社区康复学[M].北京：华夏出版社,2005.

[21] 朱图陵.残疾人辅助器具基础与应用[M].北京：求真出版社,2010.

[22] AbleDate. AbleData database of assistive technology[EB/OL]. http://www. abledata. com/able-data. cfm? pageid＝19327＆ksectionid＝19327[2012-08-20].

[23] About Love to Know Senior Citizen. Assistive Devices for the Elderly[EB/OL]. http://seniors. lovetoknow. com/Assistive_Living_for_the_Elderly[2012-08-20].

[24] AgingCare. com-Connecting people caring for elderly parents. Elder Care[EB/OL]. http://www. agingcare. com/Elder-Care[2012-08-02].

[25] D. H. Metz. Mobility of older people and their quality of life[J]. Transport Policy,2000,7：149-152.

[26] eHow. com. Discover the expert in you. Assistive Technology for the Elderly[EB/OL]. http://www. ehow. com/facts_6309150_assistive-technology-elderly. html[2012-08-2].

[27] European Assistive Technology Information Network(EASTIN). Assistive Products Searched by ISO product classification[EB/OL]. http://www. eastin. eu/en-GB/searches/products/isoSearch [2012-12-10].

［28］Information System on Vocational Rehabilitation(REHADAT). Information about the Technical Aids database［EB/OL］. http：//www. rehadat. de/rehadat/eng/Reha. KHS［2012-10-12］.

［29］International Standard Organization. Assistive products for persons with disability—Classification and terminology. ISO 9999-2011.

［30］Long Tien Truong，Sekhar Somenahalli. Exploring mobility of older people：a case study of Adelaide，Australasian Transport Research Forum 2011 Proceedings，28-30 September 2011，Adelaide，Australia［C］. http：//www. patrec. org/atrf. aspx.

［31］Oldagesolutions. org-portal on Technology Solution for Elderly. Assistive Devices for the Elderly ［EB/OL］. http：//www. oldagesolutions. org/assitivesdevices/assdev. aspx［2012-08-02］.

［32］Robert Elliot. Assistive Technology for the Frail Elderly：An Introduction and Overview［R］. University of Pennsylvania，1992. http：//aspe. hhs. gov/daltcp/reports/asttech. htm［2012-08-02］.

［33］Sandra C. Webber，Michelle M. Porter，Verena H. Menec. Mobility in Older Adults：A Comprehensive Framework［J］. The Gerontologist，2010，50(4)：443-450.

［34］Wheelchairs—Part 1：Guidelines for the application of the ISO 7176 series on wheelchairs. ISO-TR-13570-1-2005［EB/OL］. http：//www. doc88. com/p-375880849399. html［2012-11-12］.

［35］World Health Organization. Guidelines on the provision of Manual Wheelchairs in less resourced settings［R］. Geneva：WHO，2008.

［36］World Health Organization. International classification of functioning，disability and health (ICF) ［S］，Geneva：WHO，2001.